U0388063

脑部 药物递释和治疗系统

Brain Drug Delivery and
Treatment System

赵应征 主编

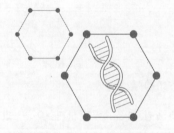

化学工业出版社

·北京·

内容简介

本书基于作者团队的研究成果，结合国内外研究进展，针对脑部疾病的药物递释和治疗系统进行阐述，系统剖析了脑部药物递释的生理屏障、疾病特点和治疗现状，整理了脑部疾病的动物模型，详细阐述了近年来脑部药物递释策略和治疗系统的研究进展，为临床开展脑部疾病的药物递释和治疗研究提供了充分的理论和实践指导。

本书适用于从事新药研发和药物制剂研究的技术人员及相关专业高校师生。

图书在版编目（CIP）数据

脑部药物递释和治疗系统/赵应征主编 . —北京：化学工业出版社，2024.3
ISBN 978-7-122-44770-8

Ⅰ.①脑⋯　Ⅱ.①赵⋯　Ⅲ.①脑病-药物学　Ⅳ.
①R971

中国国家版本馆 CIP 数据核字（2024）第 037231 号

责任编辑：杨燕玲　　　　文字编辑：朱　允
责任校对：王　静　　　　装帧设计：史利平

出版发行：化学工业出版社
　　　　　（北京市东城区青年湖南街 13 号　邮政编码 100011）
印　　装：河北鑫兆源印刷有限公司
787mm×1092mm　1/16　印张 12½　彩插 4　字数 304 千字
2024 年 5 月北京第 1 版第 1 次印刷

购书咨询：010-64518888　　　　售后服务：010-64518899
网　　址：http://www.cip.com.cn
凡购买本书，如有缺损质量问题，本社销售中心负责调换。

定　　价：98.00 元　　　　　　版权所有　违者必究

编写人员名单

主　　编　赵应征

副 主 编　鲁翠涛　　徐荷林　　姚　情
　　　　　诸葛德力

编写人员
　　　　　赵应征　　鲁翠涛　　徐荷林
　　　　　姚　情　　诸葛德力　童梦琪
　　　　　王恒彩　　杜楚楚　　余润洁
　　　　　陈杭波　　黄蓝天　　林高隆
　　　　　姚露露　　史嫣楠　　徐佳微
　　　　　刘嘉懿　　杨　伟　　胡淑平
　　　　　伍文奇　　王　雪　　包晓燕
　　　　　田吉来　　吕海峰　　杨思婷
　　　　　王欣霁　　余德栋　　潘协华
　　　　　陆爱玲　　高文丽　　陈萱赫
　　　　　顾　沁　　林　依　　黄志伟
　　　　　张宜家　　陈梦纯

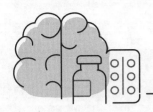# 前 言

　　人脑是自然界进化的奇迹，是由上百亿个神经元构成的极为复杂的生物组织。其结构和功能复杂，迄今尚未被完全阐释。作为机体最重要的器官之一，人脑具有完善的保护结构和机制，特别是血脑屏障的存在，可以较大限度地避免外来物质对脑组织和细胞的损害，维护中枢神经系统的正常功能。

　　随着社会的发展、科技的进步，人类的生活水平不断提高，人类的寿命逐渐延长。但是脑部疾病，特别是中枢神经系统退行性疾病和原发性脑肿瘤等重大疾病的发病呈现年轻化趋势，严重危害人类的健康和生命，脑部疾病及其诊疗已成为21世纪全社会最关注的重大健康问题之一。

　　脑部特殊的解剖结构和保护机制，使得脑部疾病的药物有效治疗面临重大挑战。现有的药物制剂很难突破血脑屏障的阻碍有效地将治疗药物递送至脑部，为此全世界的有关医药工作者都在努力开发新技术，提升脑部药物的递送效率和治疗效果。

　　本书针对药物治疗脑部疾病的瓶颈，结合笔者研究团队的研究成果以及国内外脑部药物递送和治疗技术的最新研究进展，整理编著脑部药物递释和治疗系统相关内容，旨在为从事脑部疾病药物治疗的工作者提供借鉴和参考，为推动脑部药物递送技术的创新与发展尽绵薄之力。

　　全书共分为八章，前四章侧重于脑部的生理屏障、药物治疗脑部疾病现状和脑部疾病动物模型，后四章侧重于药物入脑的递送策略、脑部药物递释和治疗系统的制备和评价等。

　　本书的编辑和出版得到温州医科大学药学院、温州医科大学附属第一医院、温州医科大学附属第二医院、温州医科大学慈溪生物医药研究院的大力支持，在此表示感谢。

　　由于作者在现代脑部药物递送技术方面的研究工作积累和水平有限，本书难免有内容不妥之处，诚望各位读者予以指正。

赵应征

2023 年 5 月

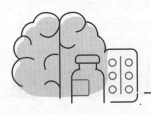

目 录

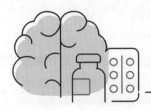

第一章

脑部药物递释的生理屏障

》 第一节 血脑屏障和血-脑脊液屏障的解剖结构 《

人的大脑结构极其复杂，对于大脑功能，主要有以下两种观点：一是大脑主要是由环境的瞬间需求而驱动的；另一种观点认为，大脑的运作主要是内在的，包括获取和维护用于解释、响应甚至预测环境需求的信息。以上两种观点的基础都离不开大脑生理结构各个组织结构间高效、有序的运转。

脑部主要由大脑、小脑、硬脑膜、穹窿、脑脊液、脑室、镰形内突、基底神经节、胼胝体、小脑幕和脑干（包括中脑、脑桥和延髓）组成 [图 1.1(a)]。冠状截面图显示出了大脑中灰质、白质和脑室中脑脊液的分布位置 [图 1.1(b)]。

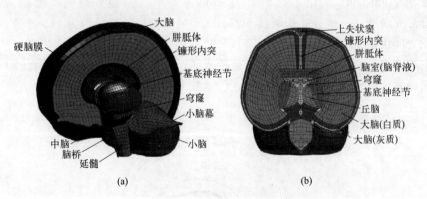

图 1.1　基于解剖结构的人脑模型

（a）大脑整体解剖结构；（b）冠状截面图

摘自：Atsumi N，Nakahira Y，Tanaka E，et al. Human brain modeling with its anatomical structure and realistic material properties for brain injury prediction. Annals of Biomedical Engineering，2018，46（5）：736-748.

所有中枢神经系统（central nervous system，CNS）发育良好的生物都有血脑屏障（blood-brain barrier，BBB）。在包括人类在内的哺乳动物的大脑和脊髓中，形成毛细血管壁的内皮细胞参与构成血脑屏障，这些微血管构成了最大的血脑交换界面。

血脑屏障是人脑微血管内皮细胞（human brain microvascular endothelial cell，HB-MEC）组成的专门系统（图 1.2）。它可使大脑免受血液中有毒物质的影响，为脑组织提供营养，并将有害化合物从大脑过滤回血液。脑微血管内皮细胞与神经血管单位的其他组成部分（星形胶质细胞、周细胞、神经元和基底膜）之间的相互作用可确保中枢神经系统的正常运转。跨越血脑屏障的运输受到物理障碍和代谢障碍严格限制。在脑微血管内皮细胞的腔面和腔面之间存在功能极性。

由于通透性受限，血脑屏障是治疗药物进入中枢神经系统的限制因素。血脑屏障的破坏或运输系统的改变在许多中枢神经系统疾病（如 HIV-1 脑炎、阿尔茨海默病、缺血、肿瘤、多发性硬化症和帕金森病）的发病机制中起着重要作用。研究表明，促炎物质和特定的疾病相关蛋白常常介导这种血脑屏障功能障碍。

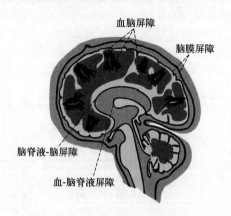

图 1.2 血脑/血-脑脊液屏障的分布

摘自：Ross E C, Olivera G C, Barragan A. Early passage of Toxoplasma gondii across the blood-brain barrier. Trends in Parasitology, 2022, 38 (6)：450-461.

脑脊液（cerebrospinal fluid，CSF）是中枢神经系统细胞外液的主要组成部分（图 1.3）。脑脊液充满脑室、椎管和蛛网膜下腔，人类的脑脊液总容量约为 140 毫升。脑脊液与神经元组织之间由室管（排列脑室和椎管）和软脑膜（覆盖大脑外表面）隔开。脉络丛的上皮细胞紧密连接在一起，这些连接基本上是疏水的，允许界面上的细胞调节血液和脑脊液之间的分子通道，形成血-脑脊液屏障（blood-CSF barrier）。

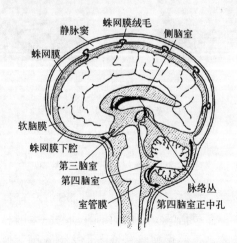

图 1.3 脉络丛的位置和脑脊液在人脑中的分布

摘自：Brown P D, Davies S L, Speake T, et al. Molecular mechanisms of cerebrospinal fluid production. Neuroscience，2004, 129 (4)：957-970.

血脑屏障是维持中枢神经系统内环境平衡的重要结构。生物分子交换、离子平衡、营养输送和毒性分子预防依赖于血脑屏障的正常功能。血脑屏障的功能障碍和调节失衡会影响神经功能紊乱和神经变性的进展。

一、血脑屏障和血-脑脊液屏障的结构

血脑屏障是一个特殊的多层膜结构，由脑微血管内皮细胞层、基底膜、星形胶质细胞的足突等组成（图1.4），是一种有高度选择性、半渗透性的膜。

1. 内皮细胞

内皮细胞（endothelial cell）是位于血管内侧相互嵌合的一薄层扁平细胞，细胞间形成紧密连接，脑毛细血管内皮细胞间的紧密连接比周围毛细血管内皮细胞间的连接要紧密50～100倍，形成紧密连接的成分主要有密封蛋白（claudin）、闭合蛋白（occludin）、连接黏附分子、胞质辅助蛋白 ZO-1 等，紧密连接与内皮细胞共同形成血脑屏障的基础。内皮细胞还间接参与大脑生理活动的调节，内皮细胞葡萄糖代谢产物（如谷氨酰胺和 γ-氨基丁酸）可以跨过血脑屏障进入大脑，进而被加工成神经递质。

2. 基膜

基膜（basement membrane）位于脑毛细血管内皮细胞的下表面，是由胶原蛋白、层粘连蛋白、纤维连接蛋白等蛋白纤维构成的连续网状结构，对组织结构起支持、连接作用，同时也是渗透性的障碍，兼具调节分子和细胞运动的功能。

3. 周细胞

周细胞（pericyte）是沿毛细血管（和毛细血管后小静脉）的壁上间隔存在的细胞。在中枢神经系统中，它们对血管形成、血脑屏障的维持、免疫细胞进入中枢神经系统的调节以及脑血流的控制都很重要。周细胞在病理学中也起着关键作用，如在脑缺血时，周细胞收缩毛细血管，捕获血细胞，从而阻止脑卒中患者血栓清除后的微循环再灌注。

4. 星形胶质细胞

星形胶质细胞（astrocyte）位于血管壁外侧，与神经元相连接并通过血管周足促进内皮细胞间紧密连接的形成与维持，阻止物质通过细胞间进入大脑。星形胶质细胞包裹的毛细血管构成了神经血管单元（neurovascular unit，NVU）最开放的一层。它们通过表达水通道蛋白4（Aqp4）的极化末端与脑血管系统的外基底膜接触。星形胶质细胞终足产生细胞外基质蛋白，这些蛋白有助于大脑毛细血管形成独特的基底膜。

5. 小胶质细胞

小胶质细胞（microglia）分布于脑血管周围，但不与脑血管直接接触，是中枢神经系统内的固有免疫细胞。在发育早期，小胶质细胞起源于卵黄囊，并作为第一批胶质细胞迁移至大脑中，它们与神经元同时发育成具有高度可塑性和移动性的细胞。在生理或病理条件下，小胶质细胞总是首先对中枢神经系统的损伤作出反应。小胶质细胞静息时呈高度分枝状，激活时形态呈阿米巴样，其激活通常局限于损伤和疾病活动的部位。激活后的小胶质细胞通过介导细胞因子的释放、吞噬病原体和蛋白质聚集的免疫反应来维持大脑稳态。

二、血脑屏障和血-脑脊液屏障的生理作用

1. 维持离子平衡和营养

血脑屏障通过特定的离子通道和转运体的组合提供一个可控的微环境，使各种无机离子

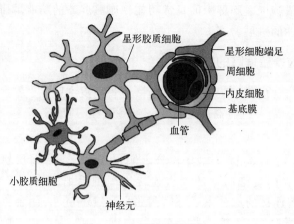

星形胶质细胞

星形细胞端足

周细胞

内皮细胞

基底膜

血管

小胶质细胞

神经元

图 1.4　血脑屏障的结构

摘自：Nishanth G，Schlüter D. Blood-brain barrier in cerebral malaria：pathogenesis and therapeutic intervention.
Trends in Parasitology，2019，35（7）：516-528.

比例保持最佳。例如，脑脊液和间质液中的钾离子水平维持在 2.5～2.9mmol/L，血浆浓度约为 4.5mmol/L。其他离子（如钙离子、镁离子）和 pH 也在血脑屏障和血-脑脊液屏障中受到调节。钙离子和钾离子的动态平衡控制神经元的兴奋，此外，钙离子还参与了血脑屏障完整性和内皮细胞形态的调节。

2. 调节神经递质水平

由于中枢和外周神经系统可利用许多相同的神经递质，血脑屏障的存在有助于保持中枢和外周递质库的分离，最大限度地减少串扰（crosstalk），即减少不同的信号通路之间的相互作用或影响，从而保护大脑免受血浆水平变化的影响。

3. 限制血浆大分子渗入大脑

在正常情况下，血浆产生的脑脊液在脉络丛中通过一个有效的过滤过程来去除不需要的血浆蛋白。这一过程有助于控制脑脊液中的蛋白质含量，并使脑脊液中蛋白质的含量低于血浆蛋白质水平。

4. 保护大脑免受神经毒素的侵害

许多潜在的神经毒素存在于血液循环中，包括内源性毒素，如代谢物或蛋白质；以及外源性毒素，如饮食中摄入的毒素或以其他方式从环境中获得的毒素。血脑屏障的功能是根据中枢神经系统的需要，调节血液循环中物质的进入。以 ATP 结合盒转运体为代表的转运屏障占据了血脑屏障的管腔表面，它积极地将许多这样的毒素从大脑中排出。

三、血脑屏障和血-脑脊液屏障的模型

1. 体内血脑屏障模型

由于体内试验的复杂性和高昂的成本，近几十年来发展起来的体内血脑屏障模型很少。尽管如此，在缺乏先进的体外模型的情况下，体内模型仍然是检验治疗中枢神经系统疾病药物有效性的重要手段。体内血脑屏障模型能模拟人体血脑屏障的生理环境，可用于预测新药的有效性和治疗疾病的效果。构建体内模型最常见的方法包括静脉注射、脑灌流、正电子放射断层造影术和微透析采样。体内血脑屏障模型可以为人类中枢神经系统疗法获取可靠的数

据。然而，活体动物血脑屏障模型不能直接用于预测和模拟人类中枢神经系统的实际活动。虽然已经有研究尝试了在相同的实验条件下模拟人类血脑屏障活动，但在人与动物之间、人类血脑屏障功能和环境间仍然存在较大差异。使用体内模型还会增加成本和人力，以及低效率的高通量筛选。

2. 体外血脑屏障模型

体外血脑屏障模型是一种高效的模型，该模型易于构建血脑屏障结构，便于实验操作。体外血脑屏障培养体系的构建方法很多，分为静态模型和动态模型。静态模型通常是传统的单细胞培养、多细胞培养、脑片培养和平行人工膜渗透模型培养。静态模型易于控制和观察。在动态模型方面，2006 年出现了基于光纤的动态血脑屏障（dynamic fiber-based BBB）模型。随着微流控技术的发展，近年来又出现了微流体血脑屏障（microfluidic BBB，μBBB）模型。

（1）静态血脑屏障模型

静态的体外血脑屏障模型已经使用了几十年，为理解血脑屏障的组成和活动作出了很大贡献。首先，利用传输井来提供模拟血脑屏障结构的膜，膜整合细胞培养系统的存在使得区分血侧和脑侧变得容易。单细胞培养（侧重于屏障特性）和多细胞培养（细胞-细胞相互作用）系统都被研究过。Transwell 模型在测试药物通过内皮细胞层的药物传递效率和渗透性方面具有优势。如前所述，内皮细胞层是控制生物分子穿越屏障的关键屏障组件。Transwell 模型中通常使用三种不同类型的内皮细胞，即人脐静脉内皮细胞（HUVEC）、人脑微血管内皮细胞（HBMEC）和原代人血管内皮细胞。最近，人类多能干细胞（HPSC）来源的脑微血管内皮细胞已成为体外血脑屏障模型的内皮细胞来源。静态血脑屏障模型易于建立，被广泛用于模拟生物分子在体外通过血脑屏障的转运过程。例如，Wainwright 等采用小鼠 bEnd. 3 细胞和原代猪脑内皮细胞（PBEC）两种不同的细胞模型，研究了治疗线粒体呼吸链疾病的初级辅酶 Q_{10}（CoQ_{10}）的转运。在正常和病理生理模型中研究了辅酶 Q_{10} 的转运机制。这是首次建立与辅酶 Q_{10} 相关的脂蛋白跨细胞吞噬模型，并发现了调节辅酶 Q_{10} 在血脑屏障两侧摄取和外流的机制。除了传统的 Transwell 模型外，还引入了水凝胶培养系统来制作模拟体内微环境的 3D 血脑屏障模型。Augustine 等使用甲基丙烯酰化明胶（GelMA）修饰的 Transwell 模型建立了 3D 培养系统，用于研究抗转移性乳腺癌的药物。将星形胶质细胞与甲基丙烯酰化明胶混合，然后通过紫外线照射使系统交联化，再将内皮细胞接种到凝胶上，形成紧密连接层，最后接种癌细胞。利用这个模型，证明了抗转移药物顺铂可以抑制癌细胞跨血脑屏障的迁移。

除星形胶质细胞外，体外血脑屏障模型还模拟脑周细胞。例如，Stebbins 等设计了一个多细胞培养模型，以证明周细胞在血脑屏障的形成和生理功能中发挥重要作用。从人多能干细胞来源的神经脊干细胞分化出的脑周细胞样细胞与内皮细胞、神经元和星形胶质细胞共培养。这个整合的培养系统重建了一个相同基因的人血脑屏障模型。但是，该模型没有施加剪应力，可能会导致计算结果不准确。因此，需要将静态血脑屏障模型与微流控装置相结合，以揭示剪应力作用下血脑屏障调节的机制，从而更好地开发神经疾病的临床治疗方法。

（2）动态血脑屏障模型

由于静态模型中缺乏剪应力，动态血脑屏障模型在过去的十年中受到了越来越多的关注。首先，建立了人源化的体外动态血脑屏障（DIV-BBB）模型，在该模型中，内皮细胞在毛细血管中培养，可以施加管腔内血流产生的生理剪应力水平。此外，毛细血管周围还有其他腔室，可以模拟不同的大脑区域。这种三维动态体外血脑屏障系统可以产生更可靠的数据。例如，Cucullo等使用该模型研究了抗癫痫药物的脑渗透。然后，他们修改了原有的DIV模型，增加了跨壁微孔，以允许免疫细胞的运输。这些微孔并不抑制紧密连接势垒的产生，他们成功地研究了蔗糖、苯妥英钠和地西泮的渗透性水平，微孔的存在也使免疫细胞跨血脑屏障迁移成为可能。

然而，一些限制，例如需要较长的培养时间才能达到跨内皮细胞电阻（TEER）的最大值，导致这种DIV-BBB模型并没有得到广泛的应用。所有的血脑屏障区域都在一个集成小室中，这使得观察细胞行为变得困难。此外，毛细管壁比多孔膜要厚得多，会减少内皮细胞与周细胞、星形胶质细胞或神经元的接触。

为了克服静态血脑屏障模型和DIV-BBB模型的缺点，结合微流控技术的发展，设计了BBB-on-Chip模型。BBB-on-Chip模型考虑了神经组织中血液流动的影响，可用于运输分子的特定筛选。Prabhakarpandian等开发了一个简单的微流体血管模型的血脑屏障水平排列的结构。Partyka等建立了由两个水平通道和位于两个通道中心的水凝胶储存库组成的BBB的3D模型。然而，许多动态的血脑屏障模型都是建立在二维系统之上，忽略了三维血管的结构。管状3D结构的使用可以使BBB细胞与其环境更好地接触，即神经组织和胶质细胞可以与内皮细胞屏障有更大的相互作用。虽然很难在体外建立稳定、完整的3D结构，但已经有研究人员尝试利用人工通道来开发体外3D血脑屏障模型。例如，Kim等开发了一种嵌入胶原蛋白基质中的3D体外脑微血管系统。他们使用40kDa萤光素异硫氰酸酯-葡聚糖通过微血管模型来表征渗透性，还考察了该模型中脑损伤的恢复行为。

四、血脑屏障、血-脑脊液屏障与中枢神经系统疾病

严格控制脑间质液的化学成分对于维持血脑屏障的完整性至关重要，血脑屏障的完整性丧失会导致血管通透性的增加，使得有毒的血液衍生分子、细胞和微生物能够进入大脑，从而引发炎症和免疫反应的加剧。这一过程可能在多个途径上导致神经退行性疾病的发生。

中枢神经系统（CNS）疾病是由各种复杂的缺血性、出血性、炎症性、神经退行性和发育性疾病引起的，是一类具有普遍性且治疗效果不佳的疾病。治疗中枢神经系统疾病的主要挑战之一是血脑屏障，这是一种天然的保护屏障，具有动态、适应性强和高度复杂的特性。尽管已发现许多具有治疗潜力的药物，但由于无法有效跨越血脑屏障，其转化为临床实践中的有效疗法存在困难。本书旨在概述跨越血脑屏障实现药物脑递送的策略，包括干扰血脑屏障的紧密连接或外排系统、提高候选分子在血脑屏障上的透过性以及使用载体将药物传递至脑部。通过探索这些策略，有望为中枢神经系统药物的开发提供学术参考和理论指导。

随着人口老龄化的发展，阿尔茨海默病、帕金森病、多发性硬化、脑卒中、脑肿瘤等中枢神经系统疾病的发病率越来越高。然而，中枢神经系统药物开发的成功率很低，其中最重要的制约因素就是药物难以通过血脑屏障。几乎所有的大分子药物，包括多肽、重组蛋白、单克隆抗体（monoclonal antibody，mAb）和基于RNA干扰技术的药物，以及98%以上的小分子药物均无法通过血脑屏障，这严重阻碍了中枢神经系统疾病的有效临床治疗。因此，中枢神经系统药物在具有安全性和有效性的同时，还必须能够通过血脑屏障，实现在中枢神经系统中的充分暴露，这是中枢神经系统药物研发成功的关键。

1. 血脑屏障、血-脑脊液屏障与阿尔茨海默病

阿尔茨海默病（Alzheimer's disease，AD）多发生于老年群体，是以进行性认知障碍和行为损害为特征的中枢神经系统退行性病变，临床可见记忆障碍、失语、失认、抽象思维和计算力损害等症状。有研究表明，血脑屏障参与了 AD 的发病机制。血脑屏障是一种高选择性、半渗透性的结构和化学屏障，可以维持大脑内部环境的稳定，防止异物入侵脑组织。β-淀粉样蛋白（amyloid-β protein，Aβ）是与 AD 相关的重要蛋白质，Aβ 的异常聚集和沉积是 AD 的特征之一。血脑屏障功能障碍导致 Aβ 不能通过血脑屏障转运到外周循环，尤其是血脑屏障低密度脂蛋白受体相关蛋白 1（low density lipoprotein receptor-related protein 1）水平降低和晚期糖基化终末产物受体（receptor for advanced glycation end product，RAGE）水平升高可导致 Aβ 转运失败。AD 的发病与血脑屏障结构成分有关，包括周细胞、星形胶质细胞、血管内皮细胞和紧密连接。血脑屏障功能障碍会引发神经炎症和氧化应激，进而增强 β 分泌酶和 γ 分泌酶的活性，最终促进 Aβ 的增加。Aβ 在大脑中的进行性积累和血脑屏障功能障碍可能会成为一个反馈循环，导致认知障碍和痴呆的发生。因此，调节血脑屏障功能可能成为治疗 AD 的一种新手段。

2. 血脑屏障、血-脑脊液屏障与帕金森病

帕金森病（Parkinson's disease，PD）是第二种常见的与年龄相关的神经退行性疾病，全球约有 630 万人受到影响。帕金森病主要是一种运动障碍疾病，具有四种主要运动障碍症状：震颤（休息时手臂抖动）、行动迟缓、肌肉僵硬（肌肉活动和面部表情的僵硬和紧张）以及姿势不稳（站立和行走时失去平衡）。帕金森病的一些其他症状，如吞咽困难、嗅觉丧失、排尿困难、失眠、焦虑、抑郁和轻度认知障碍是重要的诊断特征。帕金森病的病理特征是黑质致密部（substantia nigra pars compacta，SNpc）多巴胺能神经元的缺失和以 α-突触核蛋白为主要成分的胞浆蛋白聚集体在神经元内沉积，称为"路易体"（Lewy body，LB）。脑脊液、血液、尿液和唾液是获取脑源性蛋白质和其他代谢物信息的重要来源，反映了帕金森病患者中枢神经系统发生的分子变化。研究表明，帕金森病患者血液和脑脊液中 α-突触核蛋白和 DJ-1 水平较高，β-苯乙胺、5-羟基吲哚乙酸（5-HIAA）、尿酸和载脂蛋白 A1（apolipoprotein A1，ApoA1）水平较低。脑脊液中活性蛋白的含量及种类可反映帕金森病引起的中枢神经系统变化，因此调节血脑屏障和血-脑脊液屏障可能成为治疗帕金森病的一种策略。

3. 血脑屏障、血-脑脊液屏障与缺血性脑卒中

在美国，脑卒中是第五大致死疾病，也是成人致残的首要原因，其中缺血性脑卒中（ischemic stroke，IS）占 87%。研究表明，在病理情况下，如缺血性脑卒中，血脑屏障可能被破坏，随后血液成分渗入大脑，正常神经功能受损。大量的基础和临床研究揭示了多种脑卒中危险因素，阐明了缺血性脑卒中的机制。然而，目前对急性缺血性脑卒中的治疗在很大程度上仍然依赖于组织型纤溶酶原激活物（tissue-type plasminogen activator，tPA）介导的溶栓治疗。在缺血性脑卒中期间和之后，血脑屏障的破坏加快了损伤的进展，增加了出血的风险，并限制了 tPA 的使用。脑卒中合并症的存在，如高血压和高血糖，会导致中枢血管系统的结构和功能改变，并加剧脑卒中后血脑屏障的破坏。血脑屏障研究的重点应放在与血脑屏障相关的神经血管损伤机制上，并开发治疗策略来改善缺血性脑卒中后血脑屏障的完整性。神经血管单元中的中枢神经细胞以及血液传播的外周细胞不断调节血脑屏障，并影响缺血性脑卒中之后其分解和修复。脑卒中危险因素和合并症的参与加剧血脑屏障功能障碍的

解剖和功能改变，使神经血管损伤的发病机制进一步复杂化。血脑屏障的破坏在缺血性脑卒中的神经功能障碍的发展中起重要作用。血源性物质和细胞由于血脑屏障内皮细胞之间紧密连接而限制了进入大脑的通道。脑卒中发生后，血脑屏障紧密连接完整性丧失，细胞旁通透性增加，从而导致血管性水肿、出血性转化和死亡率增加。血脑屏障损伤的生化特征包括紧密连接蛋白的表达降低和组成改变，以及内源性血脑屏障转运蛋白的功能性表达的调节异常。因此，可通过靶向紧密连接以确保它们维持正确的结构，或靶向转运蛋白控制生理底物的通量以保护内皮稳态，进而在发生缺血性脑卒中时预防血脑屏障功能障碍（即血管保护作用）。

4. 血脑屏障、血-脑脊液屏障与癫痫

癫痫（epilepsy）是由于中枢神经系统的稳态失衡，大脑神经元突发性异常放电，导致短暂的大脑功能障碍的一种慢性疾病。而血脑屏障可在血浆与脑细胞间形成一种屏障，进而防止异物质由血液进入脑组织，通过维持中枢神经系统的稳态而避免癫痫的发生。周细胞是血脑屏障神经血管单位的组成部分，在血脑屏障完整性中起着至关重要的作用。已经有研究表明周细胞、血脑屏障功能障碍和癫痫的病理生理学之间的关系，并确定了癫痫和周细胞之间的联系。临床研究表明，顽固性癫痫患者的脑血管区域有形态改变的周细胞积聚。在体外，包括 IL-1β、肿瘤坏死因子 α 和 IL-6 在内的促炎细胞因子引起人源性周细胞的形态变化，其中 IL-6 导致细胞损伤。使用癫痫动物模型的实验研究表明，脑血管周细胞经历了重新分布和重塑。这些周细胞相关的修饰是由促炎细胞因子引起的，其中最显著的变化是由 IL-1β 引起的，这是一种参与癫痫发病机制的细胞因子。此外，在癫痫发作的过程中，在海马区检测到渗漏毛细血管（leaky capillary）中的周细胞-神经胶质瘢痕的形成过程。因此，周细胞可能是炎症反应的感受器，可作为治疗癫痫的潜在靶点。

5. 血脑屏障、血-脑脊液屏障与脑胶质瘤

脑胶质瘤（glioma）是一种复杂的、异质性的脑肿瘤，目前常用的治疗手段包括手术及放化疗，但效果不理想，预后差。故近年来提出免疫治疗的方法，而血脑屏障给免疫治疗带来了一定的困难，主要为血脑屏障的屏障作用致使肿瘤早期时药物无法进入颅内发挥作用，因此错过最佳治疗时间。这也说明血脑屏障的屏障作用对脑胶质瘤的治疗具有阻碍作用，因此，在肿瘤治疗中需要突破血脑屏障。脑胶质瘤细胞可以改变周围环境，创造一个适合肿瘤生长的微环境。胞外体通过传递各种生物活性分子，包括蛋白质、脂质和核酸，参与了肿瘤的发生和发展。非编码 RNA（noncoding RNA，NcRNA），包括微小 RNA（microRNA）、长非编码 RNA（long-noncoding RNA）和环状 RNA（circular RNA），它们在人类转录组中占有很大比例，在各种病理生理过程中发挥着重要作用，特别是在癌症中。此外，非编码 RNA 可以选择性地包装、分泌和在外体细胞之间转移，并调节脑胶质瘤的许多特征，如增殖、侵袭、血管生成、免疫逃逸和耐药性。因此，特异性靶向胞外体非编码 RNA 可能是潜在的治疗策略。外切体是存在于血脑屏障和其他组织屏障上的一类蛋白质，它们在药物跨越屏障时起着重要的作用。外切体能够通过血脑屏障，在几乎所有类型的人体生物液中都能很容易接触到，这使它们成为脑胶质瘤的生物标志物。此外，考虑到外切体的生物相容性，它们可以被改造成治疗因子，如 RNA、蛋白质和药物，输送到靶细胞用于治疗应用。

6. 血脑屏障、血-脑脊液屏障与视神经脊髓炎

视神经脊髓炎（optic neuromyelitis，NMO）是一种免疫介导的主要累及视神经和脊髓

的原发性中枢神经系统炎性脱髓鞘疾病。目前，视神经脊髓炎的病因及发病机制尚不清楚。Lennon 等学者在视神经脊髓炎患者血清中发现了具有相对敏感性和特异性的抗体，即 NMO-IgG，并发现其靶抗原为位于星形胶质细胞足突的水通道蛋白 4 （aquaporin-4，AQP4），目前认为视神经脊髓炎的可能发病机制为 AQP4-Ab 与 AQP4 两者的特异性结合。研究表明，AQP4-Ab 在血液循环中产生，只有在血脑屏障被破坏后，AQP4-Ab 才能进入中枢神经系统与 AQP4 结合，因而血脑屏障的破坏在 NMO 的发生发展过程中具有重要作用。研究发现，蛛网膜下腔的脑脊液能够经贯穿全脑的血管旁途径即"神经胶质-淋巴通路"通过脑实质并与间质中的液体进行交换。因而脑脊液中的 AQP4-Ab 能够经血管旁途径实现在颅内的广泛分布进而与星形胶质细胞选择性结合并伴随补体依赖性细胞毒途径发挥致病作用。因此，正常条件下，血脑屏障限制循环中的 AQP4-Ab 进入中枢神经系统，血脑屏障破坏引起的 AQP4-Ab 渗漏和炎症因子进入中枢神经系统是视神经脊髓炎发展的关键环节。

7. 血脑屏障、血-脑脊液屏障与其他中枢神经系统疾病

除上述血脑屏障与中枢神经系统疾病中阿尔茨海默病、帕金森、缺血性脑卒中、癫痫、脑胶质瘤、视神经脊髓炎的相关论述外，还有研究表明单纯疱疹病毒 1 （herpes simplex virus 1，HSV-1） 感染能够引起单纯疱疹脑炎的发生，而 HSV-1 感染还能够破坏血脑屏障完整性和通透性，并导致病毒、免疫细胞和细胞因子向脑实质的运动增加，这导致中枢神经系统炎症反应增强，并进一步损害大脑，说明只有保护血脑屏障免受病原体侵害，才能够减少单纯疱疹脑炎对大脑的损害。

》 第二节　药物经血脑屏障和血-脑脊液屏障转运的机制 《

脑毛细血管内皮严格控制着脑组织和血液的物质交换，在正常生理条件下能够保证脑内营养物质的平衡（如氧、葡萄糖及其他物质），积极摄取脑细胞所需物质，并排出代谢产物等脑细胞不能利用的物质。由于血脑屏障的生理结构，血液和脑内的物质交换存在多种转运机制，主要为跨细胞膜转运和细胞旁路通道转运。

一、跨细胞膜转运

大多数脑组织所需物质进入脑内是通过脑毛细血管内皮细胞的跨膜转运实现。内源、外源性分子要跨越血脑屏障，首先必须通过脑毛细血管内皮细胞单层，而脂溶性物质相对更容易通过，因此依靠改变分子的脂溶性而增加小分子在脑毛细血管内皮细胞单层的通透性，已经成为增加药物脑内转运的常用策略之一。然而随着对血脑屏障细胞生物学的深入研究，血脑屏障上存在的多种机制介导的物质跨细胞膜转运对血液与脑之间的物质交换具有更为重要的意义，其中包括选择性葡萄糖、氨基酸等的载体蛋白转运机制、特异性识别转铁蛋白和低密度脂蛋白等的受体内化机制。血脑屏障上存在 3 种典型的载体蛋白参与的转运方式。其一，是从血液到脑的脑内摄取，为亲水性小分子和其他脑内必需分子包括己糖、氨基酸和核苷酸等的脑内转运提供了有效的途径；其二，是进入脑内的外源性化合物从脑内向血液的外排载体蛋白系统；其三，是从脑内质液向血液外排代谢产物、神经毒性物质的脑-血液外排

载体蛋白系统。以上系统也显著影响药物向脑内的递释，所以了解血脑屏障上载体参与的转运机制对于小分子药物有效的脑内靶向转运至关重要。

血脑屏障上存在的载体蛋白参与的药物脑内摄取，主要包括 GLUT1 介导的脑内己糖转运、LAT1 介导的中性氨基酸转运、胆碱转运、维生素转运等（表 1.1）。载体蛋白转运机制对于多种小分子化合物的脑内递送极为重要，为适用于治疗脑部疾病的小分子药物结构、作用靶点设计提供了新思路。适于向脑内递送的小分子药物的结构最好是可被血脑屏障上表达的载体蛋白摄取入脑，但又不被血脑屏障上的外排载体系统识别。

血脑屏障上的受体介导转运是脑内外物质交换的另一个重要途径。受体介导的跨细胞转运（receptor-mediated transcytosis）是在脑毛细血管内皮上表达的受体对配体的特异性识别、结合并介导其穿过细胞进入脑内的过程。脑内摄取离子、胰岛素和瘦素等都是受体介导的跨细胞膜转运，主要是通过在脑毛细血管内皮细胞腔膜侧的配体和受体的特异性结合，细胞膜内陷形成内化运输小泡，从而引发细胞的内化。运输小泡是服从细胞本身对其的导向转运。在跨细胞转运过程中，含有受体-配体结合物、含有降解配体的小泡被输送到极性内皮细胞膜的基底侧，然后被释放到细胞外。借助这条途径，配体分子可跨越内皮细胞，进入脑内而不经过降解。

吸附介导的跨细胞转运不同于受体介导途径，是正、负电荷吸附介导的非特异性过程。吸附介导跨细胞转运是由于带阳离子的分子和细胞膜表面负电荷的结合作用。但是，该转运方式缺乏特异性，可能造成其他组织广泛的摄取增加。和吸附介导的跨细胞转运方式相似，蛋白转导方式在体内广泛分布，该转运方式同样缺乏特异性靶向转运。表 1.1 列举了脑毛细血管内皮细胞上转运蛋白的表达。目前受体介导的跨细胞转运是脑内药物递送的主要方法之一。

表 1.1　脑毛细血管内皮细胞上转运蛋白的表达

转运蛋白/能量转运系统	底物	位置	转运方向
GLUT1	D-葡萄糖	L，A	In
MCT1	L-乳酸盐，单羧酸盐	L，A	In
CRT	肌酸	L，A	In
氨基酸转运系统			
LAT1/4F2he（L 系统）	大中性氨基酸	ND	In
CAT1（y+ 系统）	阳离子氨基酸	ND	In
EAAT1，EAAT2，EAAT3	阴离子氨基酸	A	Ef
ASCT2	L-天冬氨酸，L-谷氨酸	A	Ef
ATA2（A 系统）	小中性氨基酸	ND	Ef
xCT/4F2he（x_c^- 系统）	L-胱氨酸/L-谷氨酸	ND	In
TAUT（β 系统）	牛磺酸，β-丙氨酸	ND	In，Ef
ASC 系统/B^{0+} 系统	L-丙氨酸等	ND	Ef
神经递质转运系统			
GAT2/BGT1	酪氨酸	ND	Ef
SERT	5-羟色胺	L，A	ND
NET	去甲肾上腺素	A	ND
有机阴离子转运系统			
OAT3	对氨马尿酸，高香草酸，吲哚酚硫酸盐	A	Ef
Oatp2	地高辛，有机阴离子转运	L，A	In，Ef
Oatp14	甲状腺激素	ND	In
OCTN2	肉碱	ND	In

转运蛋白/能量转运系统	底物	位置	转运方向
腺苷转运系统			
CNT2	腺苷	ND	In
4ABC 转运体			
ABCA1	胆固醇	ND	ND
ABCB1/MDR1	长春新碱,环孢素	L	Ef
ABCC4/MRP4	托泊替康	L	Ef
ABCG2/BCRP	盐酸米托蒽醌,托泊替康	L	Ef

注:缩写符号表示位置。脑毛细血管内皮细胞的腔膜侧(L)和基底侧(A);转运方向:向脑内转运(In)和向脑外转运(Ef);ND 为未检测。

二、细胞旁路通道转运

细胞旁路通道转运和跨细胞膜转运具有不同的生理特征:细胞旁路通道转运都是被动进行的,与电化学、流体力学和渗透压梯度有关,而跨细胞膜转运可以通过主动和被动的方式进行。相对于跨细胞膜转运,细胞旁路通道转运具有高传送效率和低选择性的特征,细胞旁路通道转运没有转运方向选择性。

在血脑屏障上,细胞旁路通道转运是由内皮细胞骨架收缩力、细胞间紧密连接和细胞外基质控制的。这些细胞结构的动态变化控制细胞旁路通道的开放和关闭,由此调节脑组织和血液的物质交换。影响细胞旁路通道转运的因素可能造成细胞间隙的短暂开放,可使血浆蛋白(如清蛋白)和白细胞等进入脑内。

血脑屏障的短暂开放可能是由于紧密连接相关蛋白或者细胞骨架蛋白的变化。紧密连接和黏着小带相关蛋白与磷酸化的状态密切相关。紧密连接相关蛋白(如 occludin、ZO-1、ZO-2 和 claudin-5)由于磷酸化水平的变化影响它们之间的作用,穿膜蛋白的定位改变导致它们的再分配。磷酸化的紧密连接和黏着小带相关蛋白会导致脑毛细血管内皮间的黏附连接状态改变。

当考虑使用细胞旁路通道转运来干扰血脑屏障时,应该努力限制干扰仅发生在病变区域内的血脑屏障,并且持续时间应尽可能短暂,同时确保开放通道的尺寸控制在所需转运药物的范围内。目前有多种方法用于控制血脑屏障的细胞旁路通道转运,其中动脉内注射高渗溶液如甘露醇,已经用于动物和临床上转运化疗药物治疗脑胶质瘤、神经外胚层瘤、中枢神经系统淋巴瘤和肿瘤脑转移。另外,缓激肽和它的类似物 RPM-7 也被用于干扰血脑屏障治疗脑胶质瘤。动脉内注射 Alkylglycerols 也可提高药物或高分子在血脑屏障的穿透性,使放疗和化疗药物可同时跨越血脑屏障。但是该法对于入脑物质的选择性差,可能导致中枢神经系统的毒副作用。

三、血脑屏障转运系统

1. 内皮溶质载体介导的转运

载体介导的转运使碳水化合物、氨基酸、单羧酸、激素、脂肪酸、核苷酸、无机离子、胺、胆碱和维生素等溶质能够通过底物特异性转运蛋白穿过血脑屏障。

(1) 碳水化合物转运体

GLUT1 单转运蛋白将中枢神经系统的关键能量代谢物——葡萄糖沿浓度梯度向下转

运。GLUT1 有一个单一的结合位点，葡萄糖（和其他己糖）可从管腔或管腔内皮细胞膜的任一侧与其结合。由于脑间质液中的葡萄糖浓度比血浆中低，GLUT1 有利于循环中的葡萄糖由血液向脑内运输。

（2）氨基酸转运体

所有必需氨基酸都要通过血脑屏障被转运到大脑中，通过大型中性氨基酸转运蛋白 1 和 2（LAT1、2）双向运输大分子的中性氨基酸，如色氨酸和酪氨酸；通过阳离子氨基酸转运蛋白 1 和 3（CAT1、3）来转运赖氨酸和精氨酸等阳离子氨基酸。与血浆相比，脑间质液中必需氨基酸的浓度较低，有利于从血液到脑的转运。

（3）单羧酸转运体

运动时从骨骼肌释放的乳酸和来自肝脏的脂肪酸代谢产生的酮体由单羧酸转运体 1（MCT1）通过血脑屏障从血液输送到大脑，然后被大脑利用。

（4）激素转运体

激素内皮细胞转运体包括转运 T_3 甲状腺激素的 MCT8 转运体和转运 T_4 甲状腺激素的有机阴离子甲状腺激素转运体。

（5）脂肪酸转运体

必需脂肪酸对大脑发育和神经功能完整性非常重要。脑内皮细胞表达脂肪酸的管腔转运蛋白，包括脂肪酸转运蛋白 1 和 4（FATP1、4）和 MFSD2A。MFSD2A 仅在脑内皮细胞中表达，是血脑屏障发育和功能完整性不可缺少的蛋白。

（6）核苷酸转运体

核苷酸和碱基，如在 RNA 和 DNA 中发现的胞嘧啶、鸟嘌呤和腺嘌呤，在 DNA 中发现的胸腺嘧啶，以及在 RNA 中发现的尿嘧啶，都通过钠非依赖性的浓缩核苷转运体 2（CNT2）和钠非依赖性的平衡核苷转运体 1 和 2（ENT1、2）跨血脑屏障转运。它们为大脑提供了合成 DNA 和 RNA 的关键底物。

（7）有机阴离子和阳离子转运体

有机阴离子通过有机阴离子转运蛋白 3（OAT3）、有机阴离子转运多肽 1A4（OATP1A4）和 2B1（OATP2B1）转运。OATP1A4 是一种已知的他汀类药物的血脑屏障转运体。有机阳离子转运体 2（OCTN2）转运肉碱，肉碱是线粒体脂肪酸氧化的重要辅助因子。此外，有机阳离子通过有机阳离子转运体 1～3（OCT1～3）运输。OCT1 和 2 还可转运一种导致帕金森病样运动障碍的神经毒素 1-甲基-4-苯基-1,2,3,6-四氢吡啶（MPTP）。

（8）其他转运体

胺、胆碱和维生素也通过血脑屏障运输。脑质膜单胺转运体（PMAT）将有机阳离子从脑转运到血，类胆碱转运体 1（CTL1）通过血脑屏障双向转运胆碱，钠依赖的多种维生素转运体（SMVT）从血液到脑转运多种维生素。

2. 内皮受体介导的转运

大多数循环中的蛋白质和大分子（如纤维蛋白原、免疫球蛋白、白蛋白、凝血酶、纤溶酶原、生长因子）不能通过血脑屏障。然而，一些蛋白质和多肽可利用受体介导的转运体（receptor-mediated transporter，RMT）来穿越血脑屏障并进入大脑。一般来说，循环肽的转运速度慢于营养物质在血脑屏障中的转运。

（1）转铁蛋白与胰岛素受体

转铁蛋白受体（TFR）、胰岛素受体（IR）和瘦素受体（LEPR）分别介导转铁蛋白（铁蛋白载体）、胰岛素和瘦素跨血脑屏障由血转运到脑。特洛伊木马技术利用转铁蛋白受体和胰岛素受体来转运中枢神经系统药物。此外，升压素受体 V1 介导血管内皮细胞精氨酸血管升压素的双向转运。

（2）脂蛋白受体

在人类和啮齿类动物中，低密度脂蛋白受体相关蛋白 1 和 2（low density lipoprotein receptor related protein 1、2，LRP1、2）表达于脑内皮细胞，并共存于血脑屏障的开口侧。LRP1 与致阿尔茨海默病毒素 Aβ 结合，并介导其从脑到血的清除。

3. 血管内皮主动外流

三磷酸腺苷结合盒（ABC）转运蛋白利用三磷酸腺苷作为能量来源，主要在血脑屏障内皮细胞的管腔一侧表达。结合盒的功能是防止药物、外源物质-药物结合物和核苷从血管内皮细胞主动外排到血液中，从而防止在大脑中积累。例如 ABCB1（也称为 P-糖蛋白，P-gp）、ABCA2、乳腺癌耐药蛋白（BCRP）和多重耐药相关蛋白 1～5（MRP1～5）。ABCB1 有助于阿尔茨海默病致病毒素 Aβ 从脑到血的清除。ABCB1 的表达减少或功能障碍在阿尔茨海默病和帕金森等神经退行性疾病中被发现。

4. 内皮细胞离子转运

血脑屏障在控制中枢神经系统中的离子浓度方面起着重要作用，这对中枢神经系统的正常功能非常重要。

（1）钠泵

钠泵是钠离子（Na^+）进入脑内和钾离子（K^+）流出脑的关键调节因子，调控两种离子的含量，维持脑内高 Na^+ 和低 K^+ 水平。这反过来对于调节神经细胞的电生理活动，包括静息膜和动作电位，以及维持血脑屏障的 Na^+ 浓度梯度（细胞外＞细胞内）是至关重要的。

（2）Na^+-Ca^{2+} 交换体

Na^+-Ca^{2+} 交换体介导内皮细胞向脑内的钙离子转运，维持微血管内皮细胞内低浓度的钙离子水平。动脉内皮细胞系和脑微血管内皮细胞系均表达瞬时受体电位（TRP）通道，又称非选择性阳离子通道。TRP 通道调节 Ca^{2+} 内流到脑内皮细胞，释放可溶性因子，如 NO、前列腺素和内皮衍生超极化因子，启动内皮依赖性血管扩张。

（3）钾离子通道

毛细血管内皮细胞表达电压门控 K^+ 通道 K_V1 和内向整流 K^+ 通道 $K_{IR}2$。在生理条件下，毛细血管内皮 K^+ 通道介导外向 K^+ 电流，引起内皮细胞超极化，将血管扩张信号向上传播到小动脉，有助于血流调节。

（4）其他离子转运体

腔内 Na^+-K^+-Cl^- 共转运蛋白（NKCC1）介导 Na^+、K^+ 和 Cl^- 从血液进入血管内皮细胞。碳酸氢盐（HCO_3^-）-Cl^- 交换器调节细胞外 Cl^- 的进入和胞内 HCO_3^- 的释放。腔内 Na^+-H^+ 交换器将 H^+ 从内皮细胞输送到血液中，以换取细胞内 Na^+ 的内流，是内皮细胞 pH 的关键调节器。

5. 周细胞转运体

最近的转录学研究表明，周细胞表达多种转运体、受体和离子通道。

（1）溶质载体介导的转运

周细胞表达碳水化合物转运体，如胰岛素调节的葡萄糖转运体 GLUT4、促进性葡萄糖转运体 GLUT10 和钠/肌醇共转运体 SMIT。

最近的研究在周细胞中发现了几种氨基酸转运蛋白，包括高亲和力兴奋性氨基酸转运蛋白 EAAT2、钠依赖性中性氨基酸转运蛋白 SLC6A17，以及钠离子、氯离子依赖性转运蛋白 SLC6A20（GAT1；GAT2），这些蛋白负责小氨基酸（如甘氨酸和脯氨酸）和 GABA 的运输。这些蛋白有助于从大脑中清除过多的兴奋性和富含氮的氨基酸，以防止兴奋性毒性作用，类似于内皮细胞中的转运蛋白。

周细胞还表达介导肌酸转运的单羧酸转运蛋白 12（MCT12）和二羧酸的钠依赖性转运蛋白 SLC13A3。有机阴离子通过有机阴离子转运蛋白 OATP3A1 转运。此外，周细胞还表达维生素转运体还原叶酸载体 1（RFC1）。

（2）受体介导的转运

周细胞表达低密度脂蛋白受体 LRP1，它介导细胞摄取 Aβ，然后在细胞内降解和清除。Aβ 的积累会导致周细胞死亡。此外，周细胞上的 LRP1 以 APOE 依赖性方式调节脑血管完整性。对表达人类 APOE 亚型的转基因小鼠的研究表明，星形胶质细胞分泌的 APOE2 和 APOE3 在体内与周细胞上的 LRP1 结合，抑制促炎性 CypA-MMP-9 通路，从而阻止血脑屏障（BBB）的紧密连接和基底膜蛋白的降解。另一方面，APOE4 对 LRP1 具有低亲和力，LRP1 激活 CypA-MMP-9 通路导致 BBB 分解。脑脊液和死后脑组织分析表明，在人类 APOE4 携带者中也显示了与 BBB 分解相关的 CypA-MMP-9 通路的激活。此外，周细胞表达的 LRP-3 可以转运亲脂性分子。

参考文献

［1］ Chen X，Liu C，Muok L，et al. Dynamic 3D on-chip BBB model design，development，and applications in neurological diseases. Cells，2021，10（11）：3183.

［2］ Cheng J，Meng J，Zhu L，et al. Exosomal noncoding RNAs in glioma：biological functions and potential clinical applications. Molecular Cancer，2020，19（1）：1-14.

［3］ Damisah E C，Hill R A，Tong L，et al. A fluoro-Nissl dye identifies pericytes as distinct vascular mural cells during in vivo brain imaging. Nature Neuroscience，2017，20（7）：1023-103.

［4］ Fu B M，Zhao Z，Zhu D. Blood-brain barrier（BBB）permeability and transport measurement in vitro and in vivo. Methods in Molecular Biology，2020，2367：105-122.

［5］ Hillebrand S，Schanda K，Nigritinou M，et al. Circulating AQP4-specific auto-antibodies alone can induce neuromyelitis optica spectrum disorder in the rat. Acta Neuropathologica，2019，137（3）：467-485.

［6］ Huang Y，Chen S，Luo Y，et al. Crosstalk between inflammation and the BBB in stroke. Current Neuropharmacology，2020，18（12）：1227-1236.

［7］ Jeong S，Seo J H，Garud K S，et al. Numerical approach-based simulation to predict cerebrovascular shear stress in a blood-brain barrier organ-on-a-chip. Biosensors and Bioelectronics，2021，183：113197.

［8］ Khadka N，Bikson M. Neurocapillary-modulation. Neuromodulation：Technology at the Neural Interface，2022，25（8）：1299-1311.

［9］ Langen U H，Ayloo S，Gu C. Development and cell biology of the blood-brain barrier. Annual Review of Cell and Developmental Biology，2019，35：591.

[10] Nishibori M，Wang D，Ousaka D，et al. High mobility group box-1 and blood-brain barrier disruption. Cells，2020，9 (12)：2650.

[11] Oddo A，Peng B，Tong Z，et al. Advances in microfluidic blood-brain barrier (BBB) models. Trends in Biotechnology，2019，37 (12)：1295-1314.

[12] Prinz M，Priller J. The role of peripheral immune cells in the CNS in steady state and disease. Nature Neuroscience，2017，20 (2)：136-144.

[13] Reeves C，Pradim-Jardim A，Sisodiya S M，et al. Spatiotemporal dynamics of PDGFR β expression in pericytes and glial scar formation in penetrating brain injuries in adults. Neuropathology and Applied Neurobiology，2019，45 (6)：609-627.

[14] Sweeney M D，Sagare A P，Zlokovic B V. Blood-brain barrier breakdown in Alzheimer disease and other neurodegenerative disorders. Nature Reviews Neurology，2018，14 (3)：133-150.

[15] Sweeney M D，Zhao Z，Montagne A，et al. Blood-brain barrier：from physiology to disease and back. Physiological Reviews，2019，99 (1)：21-78.

[16] Umlauf B J，Shusta E V. Exploiting BBB disruption for the delivery of nanocarriers to the diseased CNS. Current Opinion in Biotechnology，2019，60：146-152.

[17] Wang X，Hou Y，Ai X，et al. Potential applications of microfluidics based blood-brain barrier (BBB) -on-chips for *in vitro* drug development. Biomedicine & Pharmacotherapy，2020，132：110822.

[18] Winkler A，Wrzos C，Haberl M，et al. Blood-brain barrier resealing in neuromyelitis optica occurs independently of astrocyte regeneration. Journal of Clinical Investigation，2021，131 (5)：e141694.

[19] Yang Z，Lin P，Chen B，et al. Autophagy alleviates hypoxia-induced blood-brain barrier injury via regulation of CLDN5 (claudin 5) . Autophagy，2021，17 (10)：3048-3067.

[20] Zhou X，Smith Q R，Liu X. Brain penetrating peptides and peptide-drug conjugates to overcome the blood-brain barrier and target CNS diseases. Wiley Interdisciplinary Reviews：Nanomedicine and Nanobiotechnology，2021；13 (4)：e1695.

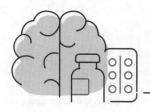

第二章

神经系统变性疾病

神经系统变性疾病，是一系列原因不明的神经系统疾病，可累及神经系统各部分。病理上主要表现为逐渐的（通常是对称性的和不断进行的）神经元损害。很多与遗传因素有关，同一家族中常不止一个成员患病，所以也常称为遗传变性病。研究表明，神经系统变性疾病是由受侵犯部分的某种代谢障碍所致。一些神经系统代谢性疾病的临床症状与体征的两侧性对称性分布和逐渐进行的病程与神经系统变性疾病极为相似。

》 第一节　神经系统退行性疾病 《

一、阿尔茨海默病

阿尔茨海默病（AD）是一种慢性神经退行性疾病，临床表现以选择性记忆减退为征兆，随后包括失语、失用、失认和执行功能受损。阿尔茨海默病严重影响老年人的身心健康和生活质量。

阿尔茨海默病患者可能表现得过分整洁、有条理、遵守纪律，亦可能邋遢、不拘小节，情绪欣快或暴怒，行为动作幼稚愚蠢。失语症表现为患者命名障碍，只能使用含糊词汇描述物体；在病程晚期表现为词汇识别困难。失用症表现为做饭、穿衣和绘画等日常活动的执行障碍，驾驶障碍和交通事故常见。阿尔茨海默病患者的判断、推理、计划、执行等智能活动均会受损。患者在药物、疾病、身体和心理压力以及环境变化的刺激下，常见谵妄发生。少数患者情感淡漠、生活习惯刻板、情绪急躁、易与人争吵。患者可出现迫害妄想、被窃或疑病妄想的症状。患者躯体方面痛觉反应消失，神经系统检查常无其他明显性体征。脑电图呈 α 节律减慢，CT检查可见大脑皮质萎缩及脑室扩大。临床表现为典型皮质型痴呆综合征，主要症状见图2.1。

1. 阿尔茨海默病的临床症状

（1）记忆障碍

记忆障碍是AD早期突出且普遍的症状。AD患者通常表现为记忆保存（3min内不能记住3个无关词）和学习新知识困难。由于AD患者通常年龄较大，患者记忆缺失常被错误归因于衰老，通常在就诊回顾病程时才被认为是阿尔茨海默病的发病征兆。患者表现为丢三落四，词汇运用困难，故难以进行语言交流，表现出社会性退缩。疾病早期接受新事物能力减退，只能从事简单重复的工作。随着病程进展，记忆减退也逐渐严重。

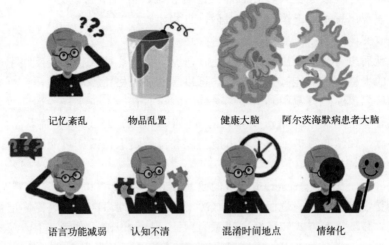

记忆紊乱　　　物品乱置　　　　　健康大脑　　阿尔茨海默病患者大脑

语言功能减弱　　认知不清　　　混淆时间地点　　　情绪化

图 2.1　阿尔茨海默病的典型症状

一般记忆力减退在疾病开始的 2～4 年进展缓慢，通常持续 8～10 年。阿尔茨海默病患者与那些担心由正常衰老导致的轻度、非致残性记忆障碍的人不同，他们通常不会意识到自己的记忆障碍。

（2）视空间和定向障碍

视空间定向障碍是阿尔茨海默病的主要早期症状之一。个体的空间认知是一项复杂的认知任务，它包括地形学习、环境感知和描述物体与自我空间关系的能力。AD 会影响上述的所有能力，导致患者很难在运动过程中寻找路径。出现如常在熟悉环境或家中迷失方向，找不到厕所在哪儿，走错自己的卧室，散步或外出迷途不知返而浪迹于街头，画图测验不能精确临摹简单立体图，韦氏成人智力量表检查视空间技能（如方块造型）分值低等情况。功能性脑成像研究已经揭示了一个由海马和海马旁回、枕顶联合区和枕颞腹皮层组成的控制空间定向的大脑区域网络。

（3）言语障碍

患者言语障碍表现为谈话内容空洞、重复或者赘述，呈特定模式，也可出现阅读和书写困难，继而出现失命名能力或命名性失语（能认识物体或能正确使用，但不能准确说出其名称）。最初仅限于少数不常见物品，以后扩展到普通常见物体命名。神经病理学改变主要位于 Wernicke 区后部。经皮质的感觉性失语也很常见。言语障碍进一步发展为语法错误，错用词类，语句颠倒，胡乱发音甚至缄默不语。

（4）失认

认知缺陷是阿尔茨海默病的一个显著特征，是病程发展的直接结果。阿尔茨海默病的病理失认会影响认知及行为的各个方面，不仅包括对疾病的感知，还包括与认知功能（如记忆、执行功能、语言和社会认知）相关的意识，以及对行为的判断，包括自我照顾能力、社会互动、驾驶和日常生活的工具使用等。另有一种失用为观念性失用，表现为由于意念中枢受损，运动记忆和顺序概念丧失，不能正确理解并使用物体完成复杂动作的病理状态。

（5）智力障碍

智力活动与思维、记忆和注意力密切相关。严重记忆障碍常伴有智力缺损。AD 患者表现出包括理解、推理、判断、抽象概括和计算等认知功能在内的全面性智力减退。AD 患者思维能力迟钝缓慢。健康成年人具有的抽象逻辑思维、区分事物能力、分析归纳能力，AD患者均降低。表现出思维缺乏逻辑性，说话常自相矛盾。

（6）人格改变

阿尔茨海默病患者通常会出现性格变化，研究者认为这些人格改变反映了进行性脑损伤的影响。患者的人格改变可能有几种模式，可以是既往人格特点的发展，也可向另一极端偏离。如患者懒散、退缩、自我中心、敏感多疑、乖戾自私、不负责任、训斥他人或骂人、言语粗俗，其中有些是继发于人格改变，有的则是认知缺陷所致。这些症状常在疾病中期出现。但并非必然，在精心看护下，患者可能很随和温顺，人格改变可能并不突出。

（7）灾难反应

灾难反应（catastrophic reaction）指的是患者由于主观意识到自己的智力开始逐渐减退，但不愿接受，极力反对，进而在应激状况下产生继发性激越。如为掩饰记忆力减退，患者用改变话题、开玩笑等方式转移对方注意力。一旦被人识破或对患者生活模式干预，如强迫患者完成一些日常活动如如厕、更衣等，则不堪忍受，表现出灾难反应，即情绪失去控制，发脾气，伴有肢体或言语攻击。

（8）日落综合征

日落综合征（sundowner syndrome, sundowning）见于过度镇静的老人。当外伤感染、环境改变或外界刺激减弱，如在光线黯淡的黄昏，人物景象不易辨认时发生。其特征为嗜睡、精神错乱，共济失调或意外摔倒。精神药物（如镇静安眠药）不能耐受。躯体疾病也可诱发日落综合征。此时患者痴呆与谵妄共存，导致认知功能急剧衰退。一旦躯体疾病好转，患者的认知功能也渐趋平稳。

（9）Klüver-Bucy 综合征

Klüver-Bucy 综合征（KBS）是一种与颞叶功能有关的行为异常，在 AD 患者中发生率可高达70%，与动物切除双侧颞叶的 KBS 类似。表现出视觉认知不能，不能识别亲人面貌或镜中的自我。患者常表现出用口探索物体（口探索症），也可表现为强迫性咀嚼口香糖或抽烟，以及用手抚弄、触摸眼前物体和食欲过度、随便乱吃物品。

（10）Capgras 综合征

Capgras 综合征是一种较为特殊的妄想症状，认为自己的近亲被冒名顶替，虽然他承认这个替身很像他的亲人，但坚信他们是不同的两个人。这种情况很少见，文献报告以女性精神分裂症和躁狂抑郁症患者较多见。根据临床特点、心理学测验和大脑放射学检查结果，某些患者疑似有器质性改变基础。约10%患者出现听幻觉，患者能听见说话声或与"人"对话。应警惕幻觉可能为叠于痴呆的亚急性谵妄症状。情感淡漠是 Capgras 综合征的早期常见症状，约40%～50%患者可出现历时短暂的抑郁心境，经劝导或改善环境常可获得缓解。严重而持续的抑郁不多见，也可出现欣快、焦虑和激惹，可能伴有肌张力增高、震颤等锥体外系症状，也可出现伸趾、强握、吸吮等原始反射。晚期可见癫痫样发作。

2. 阿尔茨海默病的病理改变

AD 的神经病理改变表现为脑皮质弥漫性萎缩、沟回增宽、脑室扩大，组织病理学额、颞叶皮质细胞大量死亡脱失，除此之外，尚有以下显著特征：细胞外老年斑或轴突斑、细胞内神经原纤维缠结和颗粒空泡变性，称为三联病理改变。

（1）神经病理

阿尔茨海默病的主要组织病理学表现为脑重减轻，可有脑萎缩、脑沟回增宽和脑室扩充。特征是胞外老年斑（senile plaque，SP）和神经原纤维缠结（neurofibrillary tangle，NFT）大量出现于大脑皮质。神经炎斑块的主要成分是胞外 β-淀粉样肽（Aβ）。神经原纤维缠结的主要成分是胞内微管相关 tau 蛋白的过度磷酸化。镜下特征包括弥漫性斑块、淀粉样血管病、神经纤毛线和颗粒空泡变性。

普遍认为 Aβ 在阿尔茨海默病的发展中起着关键作用，会导致系列分子变化启动，最终出现临床症状。级联开始时，β-淀粉样前体蛋白裂解为包含 39～43 个氨基酸的 Aβ 片段，这些片段均具有相同的氨基末端。Aβ1-42 和 Aβ1-43 倾向于聚集成不溶性纤维，最终通过一个或多个步骤（例如兴奋性神经毒性、氧化性神经毒性、细胞内钙离子增加、补体激活、轻度炎症或其他机制）导致突触和神经元的丢失。阿尔茨海默病的每一个已知遗传风险因素都会影响这一级联过程，特别是 Aβ1-42 和 Aβ1-43 的产生和聚集。

有研究认为，tau 蛋白在阿尔茨海默病的发展中起着关键作用。正常情况下，去磷酸化的 tau 蛋白聚集成微管，细胞骨架负责分子上下神经元的运输。在病理条件下，tau 蛋白过度磷酸化，导致螺旋细丝（神经原纤维缠结的底物）的形成和神经元死亡。19 号染色体上载脂蛋白 E 等位基因的保护性变异体与阿尔茨海默病的风险相关，它与 tau 蛋白紧密结合，可防止过度磷酸化并促进微管形成。

（2）神经化学

神经化学上，阿尔茨海默病的特征是多种神经递质系统的分泌减少，包括乙酰胆碱（主要由于 Meynert 基底核中产生的胆碱能神经元的减少）、5-羟色胺（主要由于中轴核中产生的 5-羟色胺能神经元的减少）、去甲肾上腺素（主要由于蓝斑中产生的去甲肾上腺素能神经元的减少）、多巴胺（主要由黑质和腹侧被盖区产生的多巴胺能神经元的丢失），以及谷氨酸、γ-氨基丁酸、生长抑素和促肾上腺皮质激素释放因子（主要由于大脑皮质中间神经元的丢失）。由于乙酰胆碱的浓度首先受到影响，其与神经炎斑块的密度成反比，并且对记忆功能有重要意义，该系统受到研究者的广泛的关注。

3. 阿尔茨海默病各期的临床表现

（1）阿尔茨海默病早期阶段（1～3 年）

临床回顾发现，在阿尔茨海默病临床诊断确认前五年左右，心理测试可能就会发现患者存在轻微的认知障碍。诊断发现前期亦有获取新信息能力损害的症状。其他要求高认知能力的任务也会受到影响。诸如制订计划或记忆存储等。早期阿尔茨海默病和其他疾病（如抑郁症痴呆综合征）很难区分。在此阶段，患者可以利用一些手段或策略来弥补他们的认知缺陷。患者倾向于回避困难挑战，淡化或掩饰他们的记忆问题。

此外，包括社交退缩和抑郁不安等非认知行为方面的改变，可能在临床诊断前 5 年就已经存在。

（2）阿尔茨海默病轻度阶段（2～10 年）

学习和记忆能力的显著降低是此阶段突出的临床特征。短期记忆、早期陈述性记忆受到的影响程度较陈述性近期记忆小。记忆障碍会影响患者认知领域的各个方面，在 AD 患者的症状中起关键作用。患者计划、判断和组织能力降低表现在各种复杂的任务上，包括一些相对困难的家务（管理银行账户、准备食物等）。交流过程出现词汇量减少、流畅性下降、表达含糊等问题。患者的空间定向障碍可以在心理测试的绘画任务中表现出来，且由于患者估计距离和速度的能力下降，可能会导致驾驶中重大问题的发生，故 AD

患者不应驾驶车辆。

抑郁症状可能出现在阿尔茨海默病的早期阶段。此类情绪障碍通常轻微且易波动，但也会发生全面的抑郁表现。患者可能会对认知及生活技能的减退表现出情绪抵触。有严重抑郁倾向的患者存在蓝斑和其他胺能脑干核的细胞计数减少的症状。冷漠症状严重的患者出现背额叶血流量减少的病理改变。

第二阶段为中度痴呆期，表现为远近记忆严重受损。在处理问题、辨别事物的相似点和差异点方面受到严重损害；计算不能；出现各种神经症状，可见失语、失用和失认；情感由淡漠变为急躁不安，常走动不停，可见尿失禁。

（3）阿尔茨海默病中度阶段（8~12年）

由于记忆严重受损，此阶段的患者表现为"活在过去"。在这个阶段，患者的逻辑推理、计划和组织能力明显下降。语言障碍会随着找词困难和错语增加变得更加明显。阅读能力及对文本的理解能力下降。由于大量的语法错误和拼写遗漏，写作变得越来越困难。患者情绪暴躁，心烦意乱，逐渐失去对自己病情的洞察力。难以组织较复杂的活动。丧失基本的日常生活能力，如使用家用电器、穿衣和吃饭技能等。

在此阶段，患者亦可发生视觉失认症状。三分之一的阿尔茨海默病患者出现由认知缺陷引起的妄想症状。高达20%的患者出现幻觉，与严重的胆碱能缺陷有关。患者会出现灾难反应。处于该状态的患者如果没有监护者的陪同，将无法独立生活。在这一阶段，由于患者的非认知行为问题和躯体症状，会对照顾者产生巨大的压力。强烈的攻击性、定向障碍和尿失禁是导致家庭破裂的最常见因素。许多患者因步态犹豫、摇摆不定和弯腰驼背导致跌倒的风险增加。

（4）阿尔茨海默病重度阶段

此阶段为重度痴呆期。患者几乎丧失所有的认知功能。语言被简化成单句短语甚至单个单词。患者无法表达简单的需求。然而，许多患者在失去语言能力后还能接收和回复情感信号。患者经常误解护理者的帮助，会导致出现攻击性反应。患者会表现出大喊大叫或四处游荡以及昼夜节律紊乱，很大一部分患者表现出极度的冷漠和疲惫。患者不可独立进食，甚至最基本的运动功能（咀嚼和吞咽）也可能因失用症而受损。其他运动障碍（例如，僵硬和原始反射）可能会干扰护理者。在较小比例的重度AD患者中观察到肌阵挛和癫痫发作，但与一般老年人群相比更为频繁。许多卧床不起的患者会出现褥疮性感染。

临床诊断为AD后，患者预期寿命将减少三分之一。并发症是阿尔茨海默病患者死亡的主要因素。肺炎继发心肌梗死和败血症是AD患者最常见的死亡原因。

二、帕金森病

帕金森病（PD）是一种常见的神经系统疾病，是一种以运动和非运动症状为表现的神经退行性疾病。1817年，詹姆斯·帕金森（James Parkinson）在《震颤性麻痹论文》（*An Essay on the Shaking Palsy*）中首次将其描述为一种特定综合征。工业化国家帕金森病患病率为0.3%左右。40岁以下患者少见，发病率随年龄增长而增加。多项研究表明，男性帕金森病患者的发病时间比女性平均早2年，男性患者人数是女性患者的两倍。临床主要特征为震颤、僵硬和运动缓慢等；此外还可伴有大量非运动症状，如嗅觉减退、便秘、抑郁、睡眠障碍等。一些运动并发症，包括药物疗效减退、"开-关"现象、异动症等，在疾病的后期经常发生（图2.2），极大地影响了患者的生活质量。

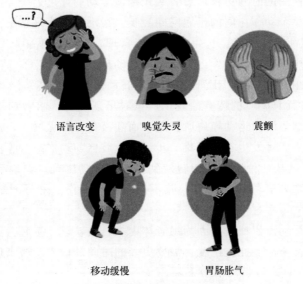

语言改变　　　　嗅觉失灵　　　　震颤

移动缓慢　　　　　胃肠胀气

图 2.2　帕金森病的症状

1. 帕金森病的主要症状

（1）首发症状

在 PD 病程早期已发现数种非运动症状，其中一些可能先于运动症状出现。这些症状包括快速眼动睡眠行为障碍（RBD）、嗅觉减退或嗅觉丧失、便秘、日间嗜睡、有症状的低血压、勃起功能障碍、泌尿功能障碍和抑郁等。帕金森病的首发症状存在着个体差异，以多动为主要表现者易于早期诊断。

（2）震颤

运动症状是帕金森的典型表现。1967 年，Hoehn 和 Yah 在一篇研究 183 名帕金森病患者的论文中描述了静止性震颤、运动迟缓、姿势不稳和强直等症状。震颤为帕金森病的典型表现，通常为单侧震颤。这种震颤最常发于一侧肢体（有时仅累及一侧手指或拇指）。与典型的特发性震颤（8～10Hz）相比，当肢体处于休息姿势时震颤较缓（4～6Hz）。"静止性震颤"一词有一定误导性，因为患者完全放松常可消除震颤。对于部分患者，帕金森震颤是该病的唯一表现。

（3）强直

强直指的是由静止肌张力增高而导致被动运动的阻力增加。当 PD 患者在其活动范围内使用关节时，医生会注意到在关节的整个活动范围和运动轨迹中存在阻力。当震颤叠加在刚性上时，阻力呈棘轮状，称为齿轮样强直。在对侧肢体的自主运动中，强直变得格外明显，这有助于检测轻微强直。同样，患者在自主运动（包括眼球运动）及从事专注性高的任务时，强直感提高。当关节做被动运动时，增高的肌张力始终保持一致，而感均匀的阻力，称为"铅管样强直"。疾病进展时，这些姿势障碍逐渐加重。严重者腰部前弯几乎可成为直角；头部前倾严重时，下颌几乎可触胸。肌强直严重者可引起肢体的疼痛。

（4）运动障碍（运动不能或运动减少）

运动迟缓是帕金森病的核心临床特征。虽然运动迟缓常被用来描述自主运动水平下降。具体来说，运动迟缓指的是运动时间延长，或指从运动开始到完成自主运动的时间延长。帕金森病患者自主运动使用的时间更长，患者纠正错误运动的速度迟缓。同时，当患者连续进行一系列动作时，在每个动作之间的延迟时间更长。运动障碍表现如下。

① 运动启动困难和速度减慢：日常生活不能自理，坐下后不能起立，卧床时不能自行翻身，剃须、洗脸及刷牙等日常动作迟缓。重复运动易疲劳。

② 多样性运动缺陷：患者很少眨眼睛，双眼转动减少，表情呆滞，即使自己有意地做表情也显得很僵硬，"面具脸"的特有面貌，严重时出现发音、咀嚼和咽下困难，大量流涎是由口、舌、腭及咽部等肌肉运动障碍所引起，而唾液分泌并无增加，仅因患者不能把唾液自然咽下所致。严重患者可发生吞咽困难，步行中上肢伴随动作减少、消失。

③ 运动变换困难：从一种运动状态转换到另一种运动困难。如说话时不能系皮带、叠衣服等，连续轮替动作常有停顿，患者上肢不能做精细动作，书写困难，所写的字弯曲不正，越写越小，称为"写字过小症"等。

帕金森病患者的运动障碍或许是因为患者体内多巴胺缺乏，基底神经不能充分有效地激活运动皮层，达到激活阈值。此类情况，需要更多的时间及传入刺激来启动运动，导致运动潜伏期增加，表现为 PD 患者运动活力下降。

（5）姿势保持与平衡障碍

晚期帕金森病的并发症包含中轴体征，包括言语、步态、姿势及平衡困难，执行功能和情绪调节退化。这些运动和认知功能障碍经常叠加，严重影响了患者的生活质量。运动中轴体征通常被统称为姿势不稳和步态异常（postural instability and gait difficulties，PIGD）。尽管步态、平衡和姿势障碍常同时发生，但这些现象并不总是伴随出现。因此，一些患者可能仅有步态困难，但无平衡障碍，而另一些患者可能会出现明显的姿势异常，但步态异常现象轻微。

普遍观点认为平衡和姿势异常具有共同的潜在机制，会对相同的治疗方式给出反应。事实上，虽然帕金森病的潜在机制尚不明确，但极有可能涉及几种神经递质系统的变化。研究表明，改善某些运动中轴体征，对其他症状没有任何益处。

Martin（1967）认为姿势与步态的异常是由于伴随主动运动的反射性姿势调节障碍，可出现于帕金森病的早期，表现为起步困难、步行慢、前冲步态、步距小。行走时，起步困难，但一旦迈步后，即以极小的步伐向前冲去，越走越快，不能即时停步或转弯，呈慌张步态。转弯困难，因躯干僵硬加上平衡障碍，故当患者企图转弯时，采取连续小步使躯干和头部一起转向，由于姿势反射调节障碍，患者行走常发生不稳、跌倒，立位时轻推（拉）患者有明显不稳。因平衡与姿势调节障碍，患者头前屈、前倾，躯干前屈、屈膝、屈肘，双手置于躯干前，手指弯曲，构成本病特有的姿态。

（6）其他

临床上常用的分级方法仍采用 1967 年 Margaret Hoehn 和 Melvin Yahr 发表的量表，称为 Hoehn-Yahr 分级：Hoehn-Yahr 各分期定义如下。

1 级：一侧肢体受累症状。

1.5 级：一侧肢体受累症状，伴有躯体肌肉受累症状。

2 级：双侧肢体受累症状，无平衡障碍。

2.5 级：双侧肢体轻度受累，伴有轻度平衡障碍（姿势稳定性试验，后拉双肩后可自行恢复）。

3 级：双侧肢体中度受累，伴有明显的姿势不稳，患者的许多功能受限制，但生活能自理，转弯变慢。

4 级：双侧肢体严重受累，勉强能独立行走或站立。

5 级：卧床或生活在轮椅上（帕金森病晚期）。

2. 帕金森病的病理改变

帕金森病多发于中老年人，发病平均年龄约为 55 岁，多见于 60 岁以上，40 岁以下相对少见。发病的因素较多，其中包括一定的遗传因素。在全部发病原因中，约有 10% 为遗传因素，患者可能存在家族史。但大多数帕金森病的患者都是散发，其病因包括年龄增长、长期接触有毒有害气体、生活方式不佳、脑外伤等。

帕金森病的主要病理变化为黑质纹状体多巴胺通路的进行性变性，黑质致密部（compact part of substantia nigra，SNpc）神经元的大量丧失和多巴胺的消耗。在病程中，常伴有非运动功能损伤（如痴呆和胃肠道功能障碍）。其病理标志主要包括 α-突触核蛋白聚集物组成的丝状细胞质包涵体的积累，以路易小体（Lewy body，LB）或路易神经突（Lewy neurite，LN）的形式存在。α-突触核蛋白磷酸化及成纤维化导致 LB 形成并诱导神经元死亡。LB 见于中枢神经系统的某些区域，如基底神经节、迷走神经背运动核、嗅球、蓝斑核、脊髓中外侧核，以及 PD 患者的周围神经系统，如腹腔神经节和肠神经系统等。

帕金森病患者黑质多巴胺能神经元变性、丢失，黑质纹状体多巴胺能通路变性，可能引起纹状体多巴胺递质水平的显著降低。如果其水平降低至 70%～80%，帕金森病患者可有临床症状出现，包括静止震颤、肌强直、运动迟缓、姿势障碍等。也就是说，帕金森病患者症状的严重程度与多巴胺递质降低的程度呈正相关。

» 第二节　脑血管病及中枢神经系统肿瘤 «

一、脑卒中

脑卒中是全世界致残、致死的首位疾病，具有高发病率、高致残率、高死亡率、高复发率、高经济负担五大特点。脑卒中可大致分为缺血性脑卒中和出血性脑卒中，后者包括脑出血及蛛网膜下腔出血。缺血性脑卒中由脑、脊髓或视网膜的梗死导致，约占全球所有脑卒中的 71%。随着脑部成像技术的发展，基于组织病理变化已经代替临床判断成为缺血性脑卒中的判断依据。随着社会经济的发展，人口老龄化及城镇化进程的加速，脑血管病危险因素流行趋势明显，导致脑血管病的发病人数持续增加。脑卒中的发病机制见图 2.3。

2021 年 7 月，中国卒中学会在第七次学术年会期间正式发布了识别卒中早期症状的"BE FAST"口诀，前 5 个字母各代表一个早期症状，最后 1 个字母是提醒一旦发现卒中症状，就要马上拨打急救电话，立刻就医：

"B" ——Balance（平衡），平衡或协调能力丧失，突然出现行走困难；

"E" ——Eyes（眼睛），突发的视力变化，视物困难；

"F" ——Face（面部），面部不对称，口角歪斜；

"A" ——Arms（手臂），手臂突然无力感或麻木感，通常出现在身体一侧；

"S" ——Speech（语言），说话含糊不清、不能理解别人的语言；

"T" ——Time（时间），上述症状出现时，应及时就医。

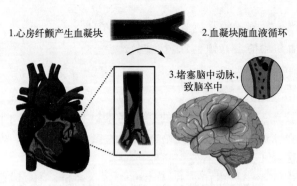

1. 心房纤颤产生血凝块　　2. 血凝块随血液循环

3. 堵塞脑中动脉，致脑卒中

图 2.3　脑卒中的发病机制

1. 脑卒中的先兆症状

（1）意识障碍

在意识方面，脑卒中的先兆症状表现为精神萎靡不振。患者常整日昏昏欲睡，处于嗜睡状态，这是脑组织缺血缺氧状态的表现。有研究发现，70％的脑卒中患者在发病前 5～10 天内有频繁打哈欠的异常表现。脑卒中发生前患者常出现短暂意识丧失或个性与智力的突然变化。

（2）语言障碍

在脑卒中发生前，患者脑部动脉供血不足，使得位于大脑皮质的语言中枢受损，常表现出言语不利、吐字困难、措辞无能或失语等现象，患者感觉暂时性吐字不清或讲话不灵。语言障碍为最常见的先兆症状。

（3）视觉异常

视觉异常是脑卒中的预警信号。大脑内血流量减少，微小血栓通过视网膜动脉。眼动脉作为颈动脉第一条分支，对颈动脉的缺血十分敏感。所以，黑蒙可看作脑卒中的最早预警信号，患者双眼突感一时看不清眼前出现的事物，但是往往数秒钟后可以恢复；短暂性视力障碍亦可发生，患者出现视物模糊或视野缺损呈阵发性发作，一般在 1 小时内自行恢复，这是视网膜中心动脉或分支动脉因大脑血流量减少引起闭塞的结果，是早期脑卒中的预警信号。

（4）感觉异常

卒中前，患者常出现肢体麻木，突然感到一侧面部或手脚麻木，部分患者表现为唇麻或舌麻。有耳鸣、听力减退或视物旋转感。还有些患者突然感到天旋地转、站立不稳，甚至出现不明原因的突然跌倒或晕倒。这是椎-基底动脉系统供血不足影响了人体的平衡器官小脑所致。

（5）运动神经功能障碍

运动神经功能障碍是卒中前的重要先兆之一，表现为一侧的面部或者上下肢力量减弱，不受支配，患者会感全身明显乏力，肢体软弱无力。出现口角歪斜、流涎、吞咽困难。患者扭头向一侧时，突感手指无力，甚至还伴有言语不清，1～2 分钟后恢复。还有些患者会出现某一侧肢体不自主抽动的症状。

（6）血压异常

脑卒中前患者常出现恶心呕吐或是血压波动的症状，血压若持续升高至 200/120mmHg 以上，可能是脑出血先兆；血压若突然降至 80/50mmHg 以下，是脑血栓形成先兆。

（7）疼痛表现

脑出血或蛛网膜下腔出血的患者往往有剧烈头痛的前兆。头痛形式较往常不同，程度会逐渐加重或由间断变成了持续。卒中前有些患者会出现舌痛，因为舌头的血液循环十分丰富，舌头血管中血液成分的微小变化都可以在舌头上迅速反映。

2. 风险因素

许多行为习惯已被证明会导致脑卒中发生概率提升，包括但不限于饮食习惯、吸烟、酗酒、高血压和糖尿病。其中许多危险因素会对心血管系统造成负担。

50 岁以下的人群脑卒中发病率的提升与 50 岁以上患者的危险病理因素（包括高胆固醇血症、高血压和糖尿病等疾病）之间已经建立了关系。这些疾病发病率及其与年轻患者脑卒中发生的关系尚未被广泛研究。脑卒中发生率在 35～44 岁间高胆固醇血症和高血压患者中增幅最大。应该指出的是，这些统计数据中涉及的风险因素之一是吸烟。每个年龄组的年轻脑卒中患者死亡率都很高，但在 35～50 岁的人群中，死亡率显著提高。根据现有信息很难确定两者的直接因果关系，但年轻脑卒中发生与早期特定危险因素患病率增加之间肯定存在相关性，不应忽视。

一项脑卒中病理学的调研了 27 名被诊断患有急性缺血性脑卒中的年龄在 65～75 之间的患者。27 名患者中 22 名患者患有高血压。另一个常见的危险因素是心房颤动，见于 14 例患者，其次是 10 例患者存在的高胆固醇血症，9 例患者存在冠状动脉疾病病史，8 例患者患有糖尿病。该调研还核对了每位患者的脑血管缺血疾病家族史，发现其中 6 个患者存在家族病史。27 名患者中 15 例患者在缺血性脑卒中发作后三天内死亡，4 例患者在 8～11 天后死亡，19 例在缺血性卒中后 21 天或更长时间死亡。该研究将几种情况称为早期死亡率的"预测因素"。在此之中昏迷是最常见的，其他因素包括高血压、糖尿病和急性冠脉综合征等。如上所述，很难在脑卒中发生和所涉及的风险因素之间得到确定的因果关系，特别是许多患者可能同时存在多种危险因素。该研究的样本量也相对较小，意味着这些结果可能无法推广到更大人群。然而，该研究的结果与其他发现脑卒中与评估的几种危险因素（如高血压、高胆固醇血症和糖尿病）之间存在相关性的结果一致。

久坐不动的生活方式也会导致更高的脑卒中风险。运动已被证明是预防脑卒中的有效方法，因为它可以降低心脑血管疾病发生风险。运动还可以上调某些神经保护因子的表达，例如内皮一氧化氮合酶、脑源性神经营养因子和胰岛素样生长因子 1（IGF-1）等。

总体而言，许多与缺血相关的危险因素是可控的。控制糖尿病和高血压等因素的发生以及定期锻炼，大大有助于高危人群预防缺血性脑卒中发生。

二、脑胶质瘤

脑胶质瘤（glioma）是最常见的颅内肿瘤，约占所有原发脑瘤的 30％，占恶性脑瘤的 80％，是原发性脑瘤死亡的主要原因。脑胶质瘤来源于神经胶质干细胞或祖细胞，根据其与神经胶质细胞类型的形态学相似性，在组织学上可分为星形细胞瘤、少突胶质细胞瘤、混合少突胶质细胞瘤或室管膜瘤等。脑胶质瘤可根据其生长部位（如脑桥或视神经）、分化模式（如毛细胞增生或黏液乳头状）和增生特征（包括高有丝分裂活性、微血管增生或坏死）进一步分类。世界卫生组织（WHO）将脑胶质瘤分为 I～IV 级，IV 级表示最恶性。胶质母细胞瘤（glioblastoma，GBM）占恶性胶质瘤的 82％，其组织学特征是细胞具有有丝分裂活性、血管增生和坏死。由于胶质母细胞瘤中的细胞在大小和形状上各不相同，因此胶质母细胞瘤被称为多形性胶质母细胞瘤。胶质母细胞瘤和其他恶性胶质瘤具有高度侵袭性，可浸润周围脑实质，但它们通常局限于中枢神经系统（CNS），不会转移。胶质母细胞瘤患者经过系统治疗后其中位生存时间仍少于15个月。目前，胶质母细胞瘤经过手术、放化疗等治疗后效果仍达不到患者及家属的心理预期。

在成年患者中，常见的胶质瘤包括不同级别的浸润性星形细胞瘤［弥漫性星形细胞瘤（WHO分级为Ⅱ级）、间变性星形细胞瘤（WHO分级为Ⅲ级）、胶质母细胞瘤（WHO分级为Ⅳ级）］、少突胶质细胞瘤和少突星形细胞瘤。其他如毛细胞型星形细胞瘤、多形性黄色星形细胞瘤和室管膜瘤等发生的频率较低；有此类肿瘤的患者往往预后较好。在儿童中，最常见的胶质瘤是毛细胞型星形细胞瘤和弥漫性中线胶质瘤，包括不同级别的弥漫性固有脑桥胶质瘤。如图2.4所示，目前脑胶质瘤治疗存在诸多难点。

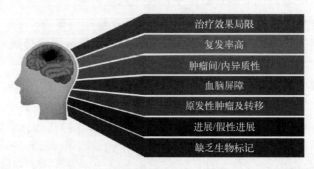

图 2.4　脑胶质瘤现存的治疗难点

摘自：Kan L K，Drummond K，Hunn M，et al. Potential biomarkers and challenges in glioma diagnosis，therapy and prognosis ［J］. BMJ Neurol Open，2020，2（2）：e000069.

1. 脑胶质瘤的主要症状

（1）头痛

约50%的患者在诊断时出现头痛，通常伴有非特异性疼痛模式。50岁以上患者的进行性头痛严重程度、单侧局限性和新发头痛是区分肿瘤相关头痛和良性头痛的一些特征。早期头痛表现为间接、搏动性隐痛或胀痛。随着肿瘤生长，头痛症状越来越严重。经常发生在晨起时，并具有局限或完全头痛的特点。在严重情况下，还伴有恶心、呕吐和其他症状。当头痛严重时，患者经常坐卧不安，大声哭喊。

（2）呕吐

由于迷走神经或延髓呕吐中枢被刺激，脑胶质瘤首发症状是呕吐，通常在早上空腹时出现。由于肿瘤发生，颅内压升高，呕吐呈喷射状。由于儿童颅缝分离，头痛表现不明显，呕吐症状在儿童后颅窝肿瘤中出现较早且频繁，是早期最常见的症状。

（3）视力下降

颅内压升高会导致视乳头水肿。如今患者通常在疾病早期获得影像学检查，现发生较少。由于额叶底部肿瘤会压迫同侧视神经，造成原发性萎缩，对侧视神经乳头会因颅内压升高而水肿，病情加重后会导致视力下降。

（4）癫痫

癫痫是脑胶质瘤的常见症状，约20%～40%的患者会表现出癫痫症状。虽然其发生机制未明，但癫痫可由多种因素引起，包括肿瘤对周围皮层的影响、脑水肿、颅内压升高、异常放电等；也有可能由治疗相关的代谢紊乱、并发疾病或药物治疗引起。通常呈局灶性发作，与弥漫性新细胞瘤、毛细胞型星形细胞瘤等有关，但生长过快的恶性胶质母细胞瘤的发病率很低。脑胶质瘤相关的癫痫发作可能是伴有或不伴意识改变的局灶性癫痫发作、全身强直阵挛发作或伴继发性全身性的局灶性癫痫发作。

（5）其他症状

肿瘤对周围组织的刺激、压迫或破坏会导致局部症状。如额叶神经部发生的胶质肿瘤会造成运动区损伤、书写和运动语言中枢损伤；顶叶神经胶质肿瘤可引起皮质感觉障碍或计算障碍等；颞叶胶质瘤可导致耳鸣、感觉性失语症或眩晕。具体的表现症状需要结合肿瘤实际发生部位考量。

2. 风险因素

许多因素已被确认与胶质瘤发生相关，包括变态反应或特定疾病史的风险降低以及电离辐射暴露的风险增加。还研究了非电离辐射（如手机）和职业暴露的潜在影响，结果尚无定论。

（1）变态反应

对大量不同病例的流行病学研究认为，包括哮喘、花粉症、湿疹和食物过敏在内的过敏性疾病可降低胶质瘤发生风险。分析结果显示变态反应可将神经胶质瘤风险降低近40%。然而，过敏持续时间与胶质瘤风险间的关联并不一致。一项分析发现，胶质瘤风险随着过敏类型（如季节性、药物、宠物、食物）、过敏诊断年龄和过敏诊断后时间的增加而降低。另有研究发现，这些疾病导致的胶质瘤风险的降低因当前或最近的诊断而得到加强。过敏与胶质瘤风险之间的关系在胶质瘤的病理组织学类型中可能存在不一致。对7项病例对照研究的评估表明，在单独有哮喘病史或结核过敏史的受试者中，少突胶质细胞瘤和间变性少突胶质细胞瘤发生的风险显著降低。

（2）电离辐射

原子弹研究、核试验沉降物数据、癌症和良性疾病的治疗性辐射以及职业和环境研究中观察到高剂量电离辐射与所有脑肿瘤发生均相关。在脑肿瘤流行病学文献中，高剂量电离辐射与已确定形式和剂量的脑肿瘤之间的联系被认为是确定的，但这一结论在辐射科学文献中并未得到普遍接受。这可能源于几个因素：①长期以来，人们一直认为大脑是一个高度分化的器官，有丝分裂活性低，使其具有一定的抗辐射能力；②这些罕见肿瘤的病例对照证据可能存在偏倚；③提供暴露剂量范围经验的队列研究数量有限；④缺乏对脑肿瘤特定组织学的定量风险评估。虽然暴露于高水平电离辐射与所有脑肿瘤之间的关联的证据是有说服力的，但神经胶质瘤的特定部位数据仍需要量化。

（3）非电离辐射：手机

移动电话技术在20世纪80年代推出，20世纪90年代中期在全球范围内流行起来。当把手机举至头顶时，大脑是吸收射频场最多的器官。手机的使用可能是一个新出现的风险因素，研究者对神经胶质瘤发展风险与手机使用之间的关系已经进行了广泛的调查。2011年，国际癌症研究机构（International Agency for Research on Cancer，IARC）关于人类致癌风险评估的专著计划将射频场归为可能的致癌物（IARC 2B组），流行病学发现，重度手机使用者患胶质瘤和前庭神经鞘瘤的风险增加。

（4）职业暴露

职业暴露与脑肿瘤之间是否存在关联已经被研究多年，但研究结果均未定论。先前的研究观察到胶质瘤在以下职业中风险增加：医生、消防员、化学和其他工业工人、军事人员。研究结果表明，1995 年至 1998 年期间，农业工作和胶质瘤风险之间无明确联系。研究结果的差异可能是研究人群的不同导致的。在 UMHS 和加拿大的一项研究中，工程师、建筑师或测量员都与神经胶质瘤的风险增加有关。加拿大的研究发现教师患神经胶质瘤的风险增加，而 UMHS 没有观察到这种关联。

研究人员整理了从文献中收集的 21 种有可能的职业暴露清单。这些接触范围从农药（农民、农药施用者）到铅（加油站服务员、水管工）到多氯联苯（电力工人、建筑工人）到 N-亚硝基化合物（橡胶制造工人）等。在这 21 种暴露职业中，暴露于生肉和可能暴露于非电离辐射与神经胶质瘤的风险升高有关。

（5）溶剂

有研究发现，胶质瘤风险发生可能与接触氯化溶剂有关，包括总体和仅对女性的累积接触（百万分之一/年）。研究者通过对谷胱甘肽 S-转移酶 P1、M3 和 T1（GSTP1、GSTM3 和 GSTT1）的血液样本进行基因分型，研究了可能的基因-环境作用。具有功能性 GST 基因的受试者暴露于溶剂中，患胶质瘤的风险没有增加，这表明暴露于氯化溶剂和氯化溶剂的细胞毒性代谢物均不是胶质瘤的主要危险因素。

参考文献

[1] Sun B L，Li W W，Zhu C，et al. Clinical research on Alzheimer's disease：progress and perspectives . Neuroscience Bulletin，2018，34（6）：1111-1118.

[2] Frantellizzi V，Conte M，De Vincentis G. Hybrid imaging of vascular cognitive impairment. Semin Seminars in Nuclear Medicine，2021，51（3）：286-295.

[3] Arvanitakis Z，Shah R C，Bennett D A. Diagnosis and management of Dementia：review. The Journal of the American Medical Association，2019，322（16）：1589-1599.

[4] Nguyen T T，Nguyen T T D，Nguyen T K O，et al. Advances in developing therapeutic strategies for Alzheimer's disease. Biomedicine & Pharmacotherapy，2021，139：111623.

[5] Rodríguez-Martín J L，López-Arrieta J M，Qizilbash N. Thiamine for Alzheimer's disease. Cochrane Database of Systematic Reviews，2000，（2）：Cd001498.

[6] Wang X，Huang W，Su L，et al. Neuroimaging advances regarding subjective cognitive decline in preclinical Alzheimer's disease. Molecular Neurodegeneration，2020，15（1）：55.

[7] Khan S，Barve K H，Kumar M S. Recent advancements in pathogenesis，Diagnostics and treatment of Alzheimer's disease. Current Neuropharmacology，2020，18（11）：1106-1125.

[8] Pan Y，Nicolazzo J A. Impact of aging，Alzheimer's disease and Parkinson's disease on the blood-brain barrier transport of therapeutics. Advanced Drug Delivery Reviews，2018，135：62-74.

[9] Borges C R，Poyares D，Piovezan R，et al. Alzheimer's disease and sleep disturbances：a review. Arquivos de Neuro-Psiquiatria，2019，77（11）：815-824.

[10] Lanska D J. The Klüver-bucy syndrome. Frontiers of Neurology & Neuroscience，2018，41：77-89.

[11] DeTure M A，Dickson D W. The neuropathological diagnosis of Alzheimer's disease. Molecular Neurodegeneration，2019，14（1）：32.

[12] Lashley T，Schott J M，Weston P，et al. Molecular biomarkers of Alzheimer's disease：progress and prospects. Disease Models and Mechanisms，2018，11（5）：dmm031781.

[13] Atri A. The Alzheimer's disease clinical spectrum: diagnosis and management. American Journal of Managed Care, 2019, 103 (2): 263-293.

[14] Elmaleh D R, Farlow M R, Conti P S, et al. Developing effective Alzheimer's disease therapies: clinical experience and future directions. Journal of Alzheimer's disease, 2019, 71 (3): 715-732.

[15] Ferrari C, Sorbi S. The complexity of Alzheimer's disease: an evolving puzzle. Physiological Reviews, 2021, 101 (3): 1047-1081.

[16] Jankovic J, Tan E K. Parkinson's disease: etiopathogenesis and treatment. Journal of Neurology Neurosurgery & Psychiatry, 2020, 91 (8): 795-808.

[17] Opara J, Małecki A, Małecka E, et al. Motor assessment in Parkinson's disease. Annals of agricultural and environmental medicine, 2017, 24 (3): 411-415.

[18] Chen Z, Li G, Liu J. Autonomic dysfunction in Parkinson's disease: Implications for pathophysiology, diagnosis, and treatment. Neurobiology of Disease, 2020, 134: 104700.

[19] Vijiaratnam N, Simuni T, Bandmann O, et al. Progress towards therapies for disease modification in Parkinson's disease. Lancet Neurology, 2021, 20 (7): 559-572.

[20] Simon D K, Tanner C M, Brundin P. Parkinson disease epidemiology, pathology, genetics, and pathophysiology. Genetics and Pathophysiology, 2020, 36 (1): 1-12.

[21] Pajares M, I Rojo A, Manda G, et al. Inflammation in Parkinson's disease: mechanisms and therapeutic implications. Cells, 2020, 9 (7): 1687.

[22] Marogianni C, Sokratous M, Dardiotis E, et al. Neurodegeneration and inflammation-an interesting interplay in Parkinson's disease. International Journal of Molecular Sciences, 2020, 21 (22): 8421.

[23] Powers W J. Acute ischemic stroke. New England Journal of Medicine, 2020, 383 (3): 252-260.

[24] Faulkner H, Arnaout O, Hoshide R, et al. The surgical resection of brainstem glioma: outcomes and prognostic factors. World Neurosurgery, 2021, 146: e639-e650.

[25] Liang S, Fan X, Zhao M, et al. Clinical practice guidelines for the diagnosis and treatment of adult diffuse glioma-related epilepsy. Cancer Medicine, 2019, 8 (10): 4527-4535.

[26] Reifenberger G, Wirsching H G, Knobbe-Thomsen C B, et al. Advances in the molecular genetics of gliomas-implications for classification and therapy. Nature Reviews Clinical Oncology, 2017, 14 (7): 434-452.

[27] Hervey-Jumper S L, Berger M S. Insular glioma surgery: an evolution of thought and practice. Journal of Neurosurgery, 2019, 130 (1): 9-16.

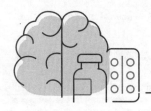

第三章

脑部疾病治疗现状

帕金森病（PD）是仅次于阿尔茨海默病的第二大常见的神经退行性疾病，65 岁以上的老年人患病率达 1.7%。帕金森病的特点是中脑黑色致密部中多巴胺能神经元逐渐丢失，导致多巴胺含量减少。如图 3.1 所示，帕金森病的临床表现为运动功能缺陷、认知功能下降和抑郁等。组织学上，其特征包括存在路易小体和主要由纤丝 α-突触核蛋白组成的细胞质内含体。大多数生化研究表明，直接或间接的活性氧/活性氮（reactive oxygen species/reactive nitrogen species，ROS/RNS）是帕金森病发病机制中的重要介质。

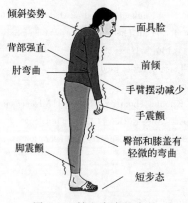

倾斜姿势
面具脸
背部强直
前倾
肘弯曲
手臂摆动减少
手震颤
脚震颤
臀部和膝盖有
轻微的弯曲
短步态

图 3.1　帕金森病的症状

》》　第一节　帕金森病发病机制　《《

一、氧化应激

对 PD 患者死后大脑的研究表明，PD 患者黑质（substantia nigra，SN）中脂质过氧化的副产物 4-羟基-2-壬烯醛（4-hydroxy -2-nonenal，HNE）水平升高。神经毒素诱导的动物模型也验证了氧化应激和 PD 发病机制之间有一定的联系，如 1-甲基-4-苯基-1，2，3，6-四氢吡啶（1-methyl-4-phenyl-1，2，3，6-tetrahydropyridine，MPTP）、鱼藤酮和 6-羟多巴胺（6-OHDA）诱导的动物模型，它们导致 ROS 的产生和多巴胺能神经元的进行性丢失。氧化应激是活性氧产生速率和清除速率不平衡引起的 ROS 过度积累。这些 ROS 攻击生物大分子，包括脂类、蛋白质和核酸，引发炎症反应，导致细胞损伤、线粒体功能障碍、DNA 氧化损伤和神经炎症，这些都被认为是 PD 神经退行性过程的关键因素。氧化应激通过激活级联事件导致这些多巴胺能神经元的退化，是帕金森病发展的一个重要因素。

1. 线粒体抑制和 ROS 的产生

线粒体是重要的细胞器，通过氧化磷酸化为细胞产生和供应能量，维持细胞内环境稳定。氧化磷酸化的过程涉及未配对电子与分子 O_2 的相互作用，导致超氧自由基的生成，这是一种不易透过生物膜的自由基。然后，超自由基在线粒体中被线粒体超氧化物歧化酶或锰超氧化物歧化酶转化成过氧化氢（H_2O_2）。H_2O_2 是一种相对不活跃的化合物，从线粒体释放到细胞质和细胞核发生氧化应激。在还原亚铁存在下，H_2O_2 可以转化为高度活性的羟基自由基，导致进一步的氧化损伤。人们普遍认为，呼吸链复合物 I 抑制和随后产生的 ROS 的增加是 PD 中多巴胺能神经元丢失的主要原因。复合物 I 抑制与随后的氧化应激和 PD 发病机制之间的联系的第一个证据是认识到复合物 I 抑制剂 MPTP 可导致人类急性和不可逆的帕金森症状。随后，对 MPTP 神经毒性的分子机制也进行了深入的研究。MPTP 是一种亲脂分子，可以迅速穿过血脑屏障。在大脑中，它被氧化形成有毒的代谢物 1-甲基-4-苯基吡啶（1-methyl-4-phenylpyridine，MPP^+）B 型单胺氧化酶。MPP^+ 是多巴胺转运体的底物，可选择性地进入多巴胺能神经元，在线粒体中积累，抑制线粒体电子传递链（ETC）的呼吸复合物 I，导致 ROS 的产生（图 3.2）。对特发性 PD 患者的尸检研究发现 SN 中线粒体复合物 I 活性的疾病特异性缺陷。这种改变并不局限于大脑的 SN，PD 的外周组织，包括纹状体、大脑皮质组织、血小板、成纤维细胞、骨骼肌和淋巴细胞也有线粒体功能障碍和复合物 I 抑制的报道。鱼藤酮是一种复合物 I 抑制剂，会导致黑质多巴胺能神经元选择性损失和复合物 I 活性降低，这种毒性被亚甲基蓝显著减弱。虽然引起神经元细胞死亡的线粒体功能障碍的下游事件尚不完全清楚，但氧化应激引起的 ROS 参与了神经退行性过程。线粒体是细胞内 ROS 的主要来源，呼吸链复合物 I 是产生 ROS 的位点。ROS 的产生反过来会损害呼吸链的组成部分，特别是复合物 I，导致其进一步受到抑制并产生更多的 ROS。通常，活性氧的毒性可以通过多种防御机制来消除。例如，由于一级 ROS 超氧化物自由基可以被超氧化物歧化酶催化成 O_2 和 H_2O_2，而超氧化物歧化酶在几乎所有的生物体内都有表达，H_2O_2 可以被谷胱甘肽过氧化物酶和过氧化氢酶催化成 H_2O 和 O_2。当 ROS 的产生和抗氧化防御之间的平衡被扰乱时，就会发生氧化损伤，并且会产生过量的 ROS。过多的 ROS 会破坏生物大分子，包括脂类、蛋白质和核酸，导致其生理功能缺陷。此外，中枢神经系统特别是多巴胺能神经元更容易发生氧化损伤，导致细胞变性和 PD 的发生。

2. 氧化应激对多巴胺能神经元的损伤

中枢神经系统中含有大量线粒体且中枢神经系统细胞中的铁含量特别高（线粒体是产生 ROS 的主要细胞器），以满足机体高水平能量消耗的需要，导致产生更多的 ROS，引起氧化应激，并引发进一步的神经元的退化。铁促进高活性氧的生成，导致进一步的氧化损伤，特别是黑质多巴胺能神经元，它们似乎对铁诱导的氧化应激表现出更高的敏感性。对 PD 患者死后大脑的研究表明，与对照组相比，SN 中的铁含量更高。氧化铁失调与神经退行性过程的联系也得到 PD 动物模型的支持，在 PD 动物模型中可以检测到铁和羟基自由基水平的增加。在 PD 小鼠模型中，给予铁螯合剂去铁胺（desferrioxamine）可显著降低脑铁水平，保护铁和 MPTP 引起的神经退行性病变，进一步支持铁在 PD 神经退行性病变过程中的作用。此外，大脑富含脂质，参与膜流动性和通透性，并介导炎症过程和凋亡信号。脂质中的

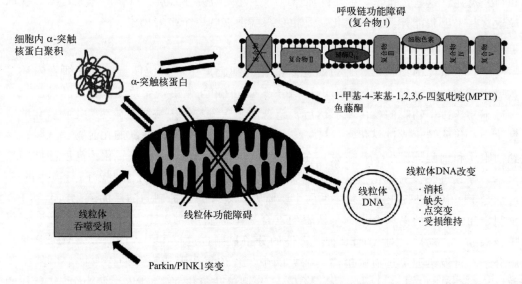

图 3.2　线粒体在神经退行性疾病中的作用

摘自：Monzio C G, Di F A, Corti S, et al. The role of mitochondria in neurodegenerative diseases:
the lesson from Alzheimer's disease and Parkinson's disease. Molecular Neurobiology, 2020, 57 (7): 2959-2980.

不饱和脂肪酸最易受 ROS 介导的损伤，依次导致神经元膜的结构损伤、神经元损伤、神经元死亡。氧化应激介导的死亡机制被认为是 PD 发病机制的基础。也有报道称，与 PD 的其他脑区相比，SN 的丙二醛水平更高，丙二醛是氧化条件下多不饱和脂肪酸过氧化产生的产物。与对照组相比，PD 大脑的脂质过氧化标志物胆固醇脂过氧化氢显著增加。PD 患者 SN 和脑脊液中检测到的 HNE 水平升高也进一步证明多不饱和脂肪酸的过氧化作用对多巴胺能神经元的氧化损伤。HNE 是一种脂质过氧化产物，通过激活 caspase 级联和随后诱导 DNA 片段而导致细胞死亡。HNE 还可以降低谷胱甘肽的水平导致神经元易受氧化攻击，因为谷胱甘肽是主要的非酶抗氧剂。此外，其他与多巴胺能神经元对氧化应激的脆弱性相关的原因已经被充分证明。综上所述，这些结果表明多巴胺能神经元更容易受到氧化攻击。尽管氧化损伤的机制针对氧化应激引起的多巴胺能神经元进行性变性 PD 尚不清楚，但线粒体功能障碍、氧化应激诱导的神经炎症和氧化 DNA 损伤可能在神经退行性变过程中发挥重要作用。这些不同机制之间的相互作用形成了一个正反馈回路，驱动失控的发病条件，导致 PD 的发展（图 3.3）。

3. 氧化应激和 MPTP 的开放

MPTP 是线粒体外膜（mitochondrial outer membrane，OMM）与线粒体内膜（mitochondrial inner membrane，IMM）接触处形成的多蛋白跨膜通道。尽管 MPTP 的结构成分存在争议，OMM 中的电压依赖性阴离子通道（voltage-dependent anion channel，VDAC）、IMM 中的腺嘌呤核苷酸转运体（adenine nucleotide translocator，ANT）、胞质中的 B 细胞淋巴瘤 2（Bcl -2）家族蛋白和基质中的亲环蛋白 D（cyclophilin D，CyPD）理论上都是必不可少的成分。一般情况下，MPTP 是不透水的，VDAC 和 ANT 被线粒体膜间隙（intermembrane space of mitochondria，IMS）隔开。MPTP 的开放发生在 ANT 与 VDAC 相互作用的过程中，CyPD 在这个过程中发挥了关键作用。CyPD 一般为线粒体基质蛋白，当在

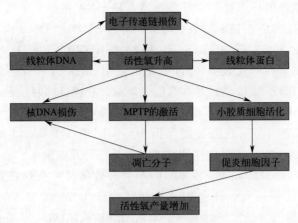

图 3.3　ROS 升高导致神经元退化过程

氧化应激条件下被激活时，该蛋白可以转移到 IMM，在 IMM 中与 ANT 相互作用并改变其构象，导致 ANT 与 VDAC 结合并随后激活 MPTP。OMM 的渗透依赖于 Bcl-2 蛋白家族，包括 Bcl-2 相关 X 蛋白（Bax）和 Bcl-2 同源杀手（Bak）。这些蛋白位于胞质中，但在氧化应激反应中转移和寡聚进入 OMM。ROS 促进 CyPD 向 IMM 的转移，Bax 和 Bak 向 OMM 的转移，在 MPTP 的开启中起着至关重要的作用。开放导致线粒体跨膜电位的崩溃，抑制 ATP 的产生，导致 ROS 的进一步生成，最终导致细胞死亡。线粒体凋亡蛋白从开孔释放到胞质中，在 MPTP 介导的细胞死亡中起着关键作用，其中细胞色素 c 是最有效的凋亡诱导剂。释放的细胞色素 c 通过与凋亡蛋白酶激活因子 1（Apaf1）的相互作用触发 caspase-9 的激活。Apaf1 是一种细胞质蛋白，包含与其功能和调节作用相关的几个域。细胞色素 c 与 Apaf1 的特殊结构域结合，导致蛋白形成低聚凋亡体，这是激活前 caspase-9 所必需的。凋亡诱导因子（apoptosis-inducing factor，AIF）是另一种由线粒体释放到细胞质中引发 caspase 非依赖性凋亡的凋亡因子。AIF 是 IMM 与 OMM 之间 IMS 中表达的一种线粒体蛋白，可通过凋亡信号通路释放。胞质 AIF 随后易位到细胞核，并与 DNA 结合，引发染色质凝结。有研究证明 MPTP 开放后释放的其他凋亡介质对细胞凋亡有一定贡献。已经揭示了几种拮抗 MPTP 开放的机制。①Bax 和 Bak 的易位和寡聚，例如，OMM 可以通过隔离和抑制抗凋亡蛋白 Bcl-2 和 Bcl-xL 从而激活这些促凋亡蛋白。②糖原合成酶激酶 3β（glycogen synthase kinase-3β，GSK-3β）也可能参与 MPTP 开放的调节。GSK-3β 是一种丝氨酸/苏氨酸蛋白激酶，表达于所有真核细胞的细胞质、细胞核和线粒体中，并参与调节广泛的生物学功能。GSK-3β 激活促进 Bax 水平的上调，并通过直接磷酸化促进其线粒体定位该蛋白的 Ser163。PD 的细胞和动物模型研究表明，通过抑制 GSK-3β 可以抑制 MPTP 开放，进而保护多巴胺能神经元免受 MPP$^+$ 的毒性。总之，氧化应激介导的 MPTP 开放是 PD 多巴胺能神经元凋亡的途径之一，了解其机制对开发有效的神经退行性疾病治疗方法至关重要。

4. 氧化应激对核酸的损害

DNA 的完整性是细胞生存所必需的。在生理病理条件下，DNA 往往受到内源性和环境毒性物质的损伤，而无法修复 DNA 损伤导致基因和蛋白质不稳定，并导致细胞死亡。核酸、RNA 和 DNA 特别容易受到氧化损伤，而 DNA 损伤是许多不同疾病的关键因素。多巴胺能神经元经常受到 ROS 的攻击，高水平的 ROS 产生导致 DNA 氧化损伤。在 PD 的 SN

中检测到 DNA 氧化损伤的标志物 8-羟基鸟嘌呤。核 DNA 链断裂的数量也有报道,与大脑其他区域相比,SN 中的 DNA 链断裂数量增加,并且 SN 中的 DNA 构象和稳定性改变的证据也已被证明。线粒体 DNA(mitochondrial DNA,mtDNA)比核 DNA 更容易受到氧化损伤。对 PD 患者大脑的尸检研究表明,SN 基础部位中 mtDNA 损伤标志物的水平升高。用神经毒素鱼藤酮处理 PD 小鼠模型的基本部位也显示,它通过抑制线粒体复合物引起氧化应激。碱基位点是指在 DNA 复制和转录过程中失去嘌呤或嘧啶碱基,导致聚合酶堵塞的 DNA 片段。这些研究表明多巴胺能神经元损伤可归因于核 DNA 和 mtDNA 的氧化损伤,这改变了其编码特性或干扰了正常的代谢功能,并最终导致细胞死亡。ROS 对 DNA 的攻击是否可逆主要取决于其修复的效率。受损 DNA 的有效修复需要保持其完整性和细胞的活力,特别是在多巴胺能神经元。许多细胞机制致力于 DNA 的修复。过往的研究确定了 DNA 修复变异与 PD 风险增加之间的关联。增殖细胞核抗原(proliferating cell nuclear anti-gen,PCNA)作为 DNA 修复的关键调节蛋白,通过与多种酶和调节蛋白的相互作用,在各种病理条件下受损 DNA 的修复中发挥着核心作用。据报道,在氧化条件下,增殖细胞核抗原的 DNA 修复有助于多巴胺能神经元的 DNA 完整性的储备。体外试验研究了 MPP^+ 诱导 PC12 细胞多巴胺能神经元变性的机制,它通过抑制复合物 I 引起 ROS 的产生,导致 DNA 氧化损伤和随后的神经元细胞死亡。结果表明,MPP^+ 处理显著降低神经元 PC12 细胞中 PCNA 的表达,增加细胞凋亡水平。PCNA 的逆转表达显著促进 MPP^+ 诱导的神经毒性 PC12 细胞的存活,支持 PCNA 依赖的凋亡通路作为 PD 发病的潜在分子机制的假说。这些结果可能为逆转 PD 发病机制中 DNA 氧化损伤介导的神经元死亡提供了一个潜在的靶点。

二、神经炎症反应

神经炎症反应是中枢神经系统对感染性损伤和损伤的一种保护机制,通过激活大脑中的固有免疫系统来破坏和清除有害物质和受损组织(图 3.4)。然而,不受控制的炎症会导致细胞过多和组织损害,最终导致慢性炎症和正常组织的进行性破坏。氧化应激在强烈的促炎反应的激活中起着重要的作用,氧化应激与炎症和组织损伤之间的联系已经被充分证明。炎症损伤是阿尔茨海默病、亨廷顿病、多发性硬化症和 PD 等神经退行性疾病的发病机制。炎症反应是一个复杂的过程,涉及一系列的细胞和分子过程,包括免疫细胞的激活、某些细胞内信号通路的诱导和大脑炎症介质的释放。小胶质细胞的活化是炎症介导的神经元损伤的启动因子。小胶质细胞是大脑中的固有免疫细胞,在脑损伤或炎症反应中被激活。活化的小胶质细胞是超氧化物和一氧化氮的重要来源,是神经毒性中氧化和硝化应激的触发器;它们还能产生促炎细胞因子,如谷氨酸和肿瘤坏死因子 α(TNF-α),这些因子在大脑微环境中具有潜在的毒性。炎症源性氧化应激和细胞因子依赖性毒性被认为参与了帕金森病多巴胺能神经元的丢失。在 PD 患者死后的 SN 中发现了诱导型 NO 合酶和炎症因子的存在,包括 TNF-α、IL-1β、IL-2 和 IL-6。一系列促炎细胞因子,包括 TNF-α、IL-1α、IL-1β、IL-6 以及活化的小胶质细胞也已在 PD 动物模型中发挥调节作用。作为一种重要的细胞因子,TNF 在炎症介导的神经退行性病变中发挥着关键作用,因为在 PD 的 SN 受累区域,该细胞因子水平的升高可以持续检测到。除了诱导促炎信号通路导致细胞损伤外,TNF 还可以通过增加小胶质细胞中 iNOS 的表达来促进 NO 的分泌。此外,TNF 具有激活 NADPH 氧化酶的作用,导致 ROS 的产生,氧化应激,进而引起不受控制的炎症反应。小胶质细胞在大脑的 SN 密度最高,多巴胺能神经元对小胶质细胞介导的毒性特别敏感。小胶质细胞激活促进促炎细胞因子的产生，导致 MPTP 模型中多巴胺能的黑纹状体神经元变性 PD。帕金森病动物模型显示，抑制炎症反应可保护神经元免受神经毒素引起的损伤。数据表明 PD 发病过程中小胶质细胞的活化与多巴胺能神经元的变性密切相关。多巴胺能神经元死亡在细胞外空间释放有害的内源性介质，包括氧化蛋白、脂质和 DNA，这些介质也可以激活小胶质细胞，导致多种促炎细胞因子的释放。促炎因子的产生随后通过氧化应激和细胞因子毒性加重了对神经元的损伤，导致受损神经元进一步释放有害的内源性介质，从而导致持续的炎症反应。激活的小胶质细胞和受损神经元之间的正反馈循环形成了神经毒性的恶性循环和不受控制的、延长的炎症过程，并被推测是 PD 多巴胺能神经元逐渐丢失的部分原因。因此，抑制由小胶质细胞激活产生的炎症反应可能对神经退行性疾病有好处。

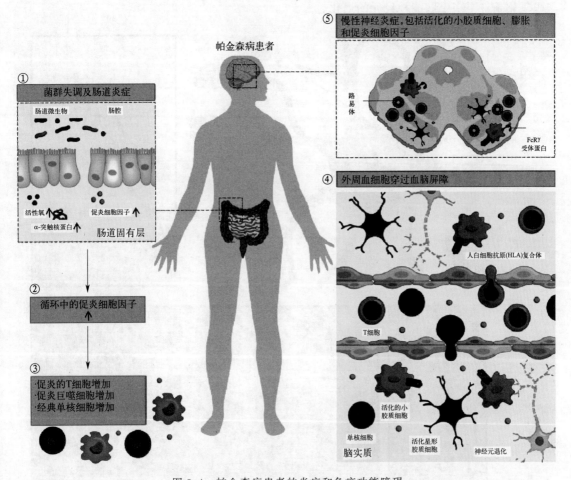

图 3.4　帕金森病患者的炎症和免疫功能障碍

摘自：Tansey M G，Wallings R L，Houser M C，et al. Inflammation and immune dysfunction in Parkinson disease. Nature Reviews Immunology，2022，22（11）：657-673.

三、线粒体功能异常

线粒体是细胞内 ROS 的主要来源，因此细胞器经常暴露在氧化应激中。电子传递链（electron transfer chain，ETC）复合物是 ROS 诱导的氧化应激的主要细胞靶点之一，ETC 的氧化损伤导致 ATP 的产生和 ROS 的进一步生成受到抑制（图 3.5）。因此，ETC 缺陷和随后产生的 ROS 之间的恶性循环驱动了不受控制的氧化应激，这可能在多巴胺能神经元的进行性退化中发挥核心作用，并被认为是 PD 发病机制的基础。ETC 复合体的蛋白质由线粒体和核基因组编码。线粒体 DNA（mtDNA）编码所有的 13 种蛋白质 ETC 复合体亚基参与氧化磷酸化和 ATP 的产生。由于接近 ETC 复合物和缺乏组蛋白保护，mtDNA 容易受到 ROS 的攻击。mtDNA 的损伤和随后这些蛋白质产生的缺陷可能导致线粒体功能障碍，涉及多种疾病的病理条件。在老年人和散发性 PD 患者的黑质多巴胺能神经元中检测到 mtDNA 缺陷的积累。在小鼠模型中，mtDNA 表达抑制导致多巴胺能神经元呼吸链功能障碍，并伴有进行性帕金森病。在鱼藤酮诱导的 PD 模型的中脑中也可以检测到高水平的 mtDNA 缺失，它抑制 ETC，导致 ROS 的产生。这些研究表明，氧化性 ETC 和 mtDNA 损伤可能参与了氧化条件下多巴胺能神经元的退化。

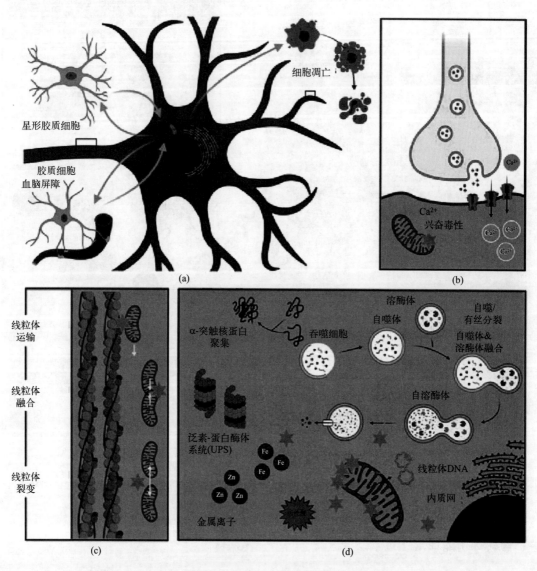

图 3.5　线粒体功能障碍参与帕金森病的发病过程

摘自：Prasuhn J, Davis R L, Kumar K R. Targeting mitochondrial impairment in Parkinson's disease: challenges and opportunities. Frontiers in Cell and Developmental Biology, 2021, 8：615461.

线粒体是 Ca^{2+} 储存的关键细胞器，线粒体 Ca^{2+} 在多种细胞功能的调节中非常重要。例如，ATP 的合成依赖于 Ca^{2+} 信号，通过增加线粒体来促进电子沿呼吸链向下流动，通过激活线粒体中的脱氢酶来调节 NSDH-NAD 的比值。细胞溶胶和线粒体基质之间 Ca^{2+} 梯度的维持对线粒体功能是重要的。线粒体 Ca^{2+} 摄取的驱动力主要依赖于线粒体内膜跨膜电位，它使 H^+ 转移到 IMS 并产生膜电位差。线粒体 Ca^{2+} 介导的一氧化氮合酶激活可能导致 NO· 的产生增加。NO· 与 O_2^-· 产生高活性自由基 $ONOO^-$·，从而进一步损害 ETC 并产生更多 ROS。事实上，据报道，线粒体 Ca^{2+} 的增加会增加神经元中 ROS 的产生，导致氧化性 ETC 损伤。这在频繁钙离子流入的多巴胺能神经元中尤其重要。Ca^{2+} 超载和 ROS 产生之间的相互作用导致 ETC 进一步受损和不可控的氧化应激，导致线粒体脂质、蛋白质和 DNA 氧化，随后产生细胞毒性。恶性循环 Ca^{2+} 超载和氧化应激有利于 MPTP 的持续开放，这导致线粒体膜电位崩溃和线粒体膨胀，导致促凋亡介质从线粒体释放到细胞质中。MPTP 的开放在神经退行性疾病的发病机制中具有重要地位。

》 第二节 药物递送系统在帕金森病治疗中的应用 《

药物递送系统（如纳米粒、微泡、水凝胶、脂质体及贴剂等）的优越性在于它们能够改善药物分子的缺点，如不良味道和气味、低生物利用度、不良反应以及所需组织或器官的靶向不足。药物或分子可以免受不必要的代谢和酶降解。这些系统具有各种优点，包括增加了安全性、有效性和生物利用度，同时减少了剂量需求、毒性和不良反应。然而，药物递送系统具有制备成本高、制作难度大等缺点。药物、分子或放射性造影剂可以附着到这些递送系统上，然后它们可以主动传递、定位和靶向到所需的细胞、组织或器官。通过控制治疗药物的释放速率，可以提高疗效和安全性；通过表面修饰，主动或被动靶向给药系统，可以减少分布体积。此外，通过将药物封装在递送系统中来保护药物免受酶降解以提高其生物利用度。

纳米级给药系统在药物脑部递送中具有重要的优势。纳米技术的概念由物理学家理查德·费曼提出。纳米医学可以被定义为纳米技术在健康中的应用，是一个相对较新的科学领域。一些常用的药物递送系统的例子包括脂质体、纳米体、胶束、纳米束、纳米球、纳米胶囊、纳米粒、微粒、微球、微泡、聚合物系统、树状大分子、胶体金、金纳米壳、量子磁点、超顺磁粒子、碳纳米管、环糊精和鞘醇体，用于诊断和/或治疗几种疾病（图 3.6）。为了允许血脑屏障穿透这些纳米级的药物递送系统，可以考虑许多特性，包括靶向性的表面功能化，延长血液循环的半衰期和避免 RES 调理，这被称为"隐形"效应。与传统药物不同，纳米尺寸和亲水性聚合物涂层的隐形药物递送系统往往被动地积累在病变区域，如炎症、感染和肿瘤部位。药物递送系统也可以通过靶向配体的附着或修饰来积极传递，如单克隆抗体、抗体片段、小肽、载体或亲和素-生物素复合物。

一、脂质体

脂质体在诊断成像和治疗中都是非常有前途的药物递送系统。脂质体的磷脂结构接近于自然膜，一直是药物递送系统研究的热点。磷脂的利用主要是由于其生物相容性、生物降解性、无毒和非免疫原性。这些特性使脂质体具有巨大的价值。磷脂的修饰使脂质体可以被动

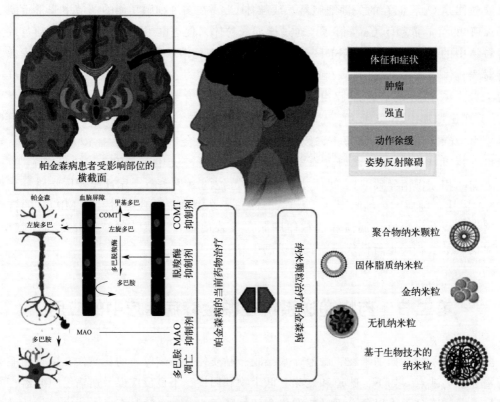

图 3.6 帕金森病目前的药物治疗和纳米粒的前景

摘自：Ankita P，Khushwant S. Parkinson's disease：current drug therapy and unraveling the prospects of nanoparticles. Journal of Drug Delivery Science and Technology，2020，58：101790.

地通过亲水聚合物进行表面涂层并将颗粒尺寸降低到纳米级，或者通过特定的配体偶联主动地靶向。

　　为了治疗帕金森病，各国研究者制备了多种高效脂质体。Picandy 等对含有表面活性剂司盘 20、司盘 40、司盘 80 以及司盘 80 和聚山梨酯 80 的脂质体中的多巴胺进行了研究。研究发现，ST80 配方在治疗 PD 方面比其他配方和 L-DOPA 对照溶液（Syndopa）更有效。DiStefano 等将脂质体配方中的 L-DOPA 衍生物作为潜在的前药进行了封装并用于 PD 治疗，减少副作用。与 L-多巴胺本身或游离前药相比，前药的脂质体配方的给药纹状体 L-DOPA 和多巴胺水平增加了 2.5 倍。在 Yurasov 等进行的另一项研究中，与游离 L-DOPA 相比，封装在纳米单层脂质体中的 L-DOPA 剂量减小至 1/10 并提高了疗效，脂质体制剂的副作用发生率也显著减少。在帕金森病大鼠模型中，含多巴胺的脂质体立体定向植入纹状体使多巴胺的持续释放长达 40 天。与对照组脂质体相比，多巴胺脂质体实现了更高的细胞外多巴胺水平和部分行为恢复。Alemdar 等采用脑部直接给药方式，将携载免疫抑制药物他克莫司和西罗莫司的脂质体递送入脑。与对照组相比，脂质体对多巴胺能神经元的神经保护作用更高。

二、纳米粒

　　纳米粒是一种粒径为 1～100nm 的固体胶体药物递送系统。它们由天然和合成的聚合物以及陶瓷或无机元素组成。药物可以溶解在纳米粒的组合物中，或附着、吸附，或连接在纳米粒的表面。纳米粒是神经退行性疾病的药物递送系统之一。聚合物纳米粒可以被动地用于穿透血脑屏障，也可以通过主动靶向所需脑部位的分子，并传递足够数量的药物。受体介导的纳米粒递送到大脑需要嵌合肽技术。一般来说，不能通过血脑屏障的药物可以与血脑屏障转运载体结合。

Hasadsri 等制备了 α-突触核蛋白特异性单抗修饰的聚氰基丙烯酸丁酯纳米粒。研究发现，这些颗粒在体外培养的神经元和神经元细胞系中治疗神经元疾病方面对蛋白的内吞摄取机制非常有效。Trapani 等制备了外表面有多巴胺修饰的壳聚糖纳米粒。实验显示，与单独注射多巴胺相比，装载多巴胺的纳米粒的细胞毒性更小，且大脑纹状体中多巴胺的含量和摄取增加。

有研究制备了封装溴隐亭的固体脂质纳米粒，并评价了其抗帕金森病作用。与游离溴隐亭相比，封装溴隐亭的固体脂质纳米粒释放时间延长 48 小时，其在 6-OHDA 损伤的帕金森病大鼠中非常有效。其他封装溴隐亭的壳聚糖纳米粒由 Md 等制备，采用离子凝胶法进行鼻腔给药应用。观察到装载溴隐亭的壳聚糖纳米粒恢复小鼠多巴胺能神经元的选择性退行性病变，发现在 PD 治疗中有效。开发了邻醛菌素偶联聚（乙二醇)-聚（乳酸-乙醇酸共聚物）(PEG-PLGA) 纳米粒，以降低凝集素的免疫原性，提高药物传递的鼻脑比（鼻腔滞留药物含量与进入大脑药物含量）。观察到在纳米粒偶联后，这些纳米粒的大脑传递得到了增强。在帕金森病大鼠中，鼻注射肽偶联纳米粒的增加证实了尿皮质素的治疗效果。

纳米粒的血脑屏障传递也可以通过鼻腔递送制剂来实现。盐酸罗匹尼罗负载壳聚糖黏附纳米粒，可以制备成 PD 治疗的鼻腔递送制剂。盐酸罗匹尼罗溶液装载壳聚糖纳米粒经鼻腔递送 18h 后，可观察到持续释行为，与 ^{99m}Tc 放射性标记后的盐酸罗匹尼罗溶液相比，药物在脑内的积累持续增强。将 L-DOPA 封装的纳米粒制备成鼻腔递送制剂，表现出更好的生物利用度和脑内运输效率。

此外，人们对金纳米粒也已进行了大量的研究。它们在纳米粒表面上发生光与电子相互作用后可产生独特的光学特性，金纳米粒在生物学（生物成像）和技术（光子学）上都有应用。这些系统作为药物载体、光热剂、造影剂和放射增敏剂进行了疾病诊断和治疗的研究。这些系统在包括癌症在内的各种疾病中的应用已被研究，包括金纳米粒在帕金森病诊断中的应用。如前所述，α-突触核蛋白的聚集是导致 PD 的一个潜在原因。金纳米粒的使用提供了通过等离子体吸光度对神经递质如多巴胺、左旋多巴、肾上腺素和去甲肾上腺素的定量比色检测。酪氨酸酶将酪氨酸氧化为 L-DOPA，其活性可以通过神经递质介导的金纳米粒的生长来探测。酪氨酸酶的活性对 PD 检测至关重要。

三、微球、微气泡和纳米气泡

微球可以定义为直径在 $1\sim1000\mu m$ 之间的小球形颗粒，有时微球被称为微粒。Garbayo 等进行了一项与 N-糖基化重组 GDNF 封装微球配方的研究。该配方在体内具有长达 5 周的合适释放动力学，在旋转行为测试中具有神经恢复作用，并在纹状体水平上增加了 TH^+ 纤维密度。Herran 的另一项研究，评估血管内皮生长因子（VEGF）、GDNF 封装的聚合物微球及其联合作用在 PD 严重阶段的大鼠中的神经再生作用。旋转行为测试和存活的 TH^+ 细胞证明，与对照组相比，GDNF 微球和 VEGF/GDNF 微球处理使黑质获得更高水平的神经再生/神经修复。

胶体气泡正在成为成像的重要造影剂和靶向给药的载体。微气泡是指直径在 $1\sim$

$1000\mu m$ 之间的气泡。它们可作为超声成像的造影剂用于医学诊断。当施加声能场时，充满气体（空气或全氟碳）的微气泡会振荡和振动，它们可能反映超声波。通过这种方式，微气泡或纳米气泡可以与周围的其他组织扩散。微气泡和纳米气泡可用作给药系统。为了在水介质中存在并保持稳定，微气泡和纳米气泡需要用稳定的壳稳定表面张力。纳米气泡与微气泡非常相似，唯一的区别是它们的粒径更小。这种较小的粒径使纳米气泡在液相中具有高表面积和高稳定性等优点。

四、树状大分子

树状大分子是重复支化的分子。树状大分子由具有独特性质的化合物组成，它们通常在核心周围单分散和对称，通常具有三维结构。它们的大小范围在 $1\sim100nm$ 之间。树状大分子只是由添加的分支组成，其中每个新层被定义为新的代数。由于其独特的特性，树状大分子可以作为一个颗粒系统，同时保留其聚合物特性。生物活性剂，如抗帕金森药物、精神病药物、镇痛药、阿片类药物、神经毒素、催眠药、镇静剂和抗惊厥药物，可被装载用于穿越血脑屏障。

树状大分子在药物传递和成像方面应用广泛。Kecskes 等进行了一项与 G 蛋白偶联受体（GLiDe）-树状大分子与腺苷受体拮抗剂偶联物的配方有关的研究，用于诊断或治疗 PD 和其他一些疾病。

》 第三节　阿尔茨海默病发病机制 《

阿尔茨海默病（AD）是一种神经退行性疾病，是全球范围内最常见的痴呆症病因，其患病率持续增长的部分原因是世界人口的老龄化。β-淀粉样斑块沉积和过度磷酸化 tau 蛋白的神经原纤维缠结是这种神经退行性疾病的两种典型病理（图3.7）。

一、β 淀粉样蛋白

β 淀粉样蛋白（β-amyloid protein，Aβ）于 1984 年首次被确定为淀粉样沉积物的主要成分。β 淀粉样纤维或 β 淀粉样蛋白是典型的细胞外蛋白质沉积，刚果红染色和圆偏振光下显示苹果绿双折射。这是 β 淀粉样原纤维相关的十字片状二级结构。然而，这一定义最近受到了一些质疑，因为有许多其他形成原纤维的蛋白质不符合经典定义。在最新的定义中，β 淀粉

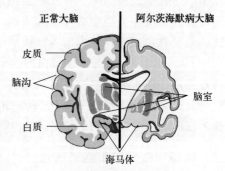

图 3.7　正常大脑和
阿尔茨海默病大脑对比

样蛋白被定义为"任何具有十字片结构的多肽聚集物"，而不管是否观察到双折射。哪种 β 淀粉样蛋白的定义更正确可能在很大程度上取决于研究领域。对于生物物理学家或分子生物学家来说，β 淀粉样蛋白的最新定义更能代表合成研究取得的重大进展（即在体外创建的定制肽段）。相反，对于仅仅关注病理性 β 淀粉样蛋白沉积的医生来说，β 淀粉样蛋白的经典定义可能更合适（图3.8）。

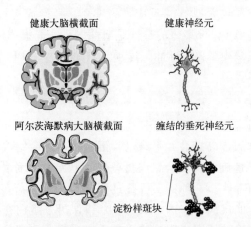

健康大脑横截面　　　　健康神经元

阿尔茨海默病大脑横截面　　缠结的垂死神经元

淀粉样斑块

图 3.8　正常大脑和阿尔茨海默病大脑的大脑切片和神经元对比

AD 中 β 淀粉样蛋白的发现促进了淀粉样级联假说的提出，该假说假设这些淀粉样蛋白斑块的存在影响了 AD 的死后诊断，后来也有假说提出，是它们的低聚体导致突触失效和神经变性。Aβ 是一个无序的肽，$A\beta_{40}$ 和 $A\beta_{42}$ 是老年斑的主要亚型。β 淀粉样蛋白前体（AβPP）编码基因位于 21 号染色体内，并在各种胶质细胞、内皮细胞、上皮细胞和脾脏细胞中表达。AβPP 的功能尚不清楚，但有研究表明 AβPP 可能是刺激成纤维细胞增殖的自分泌因子，以及细胞黏附的调节因子。此外，AβPP 还参与调节细胞内钙、金属离子稳态、胆固醇结合和细胞生长。

一旦 Aβ 被 β-和 γ-分泌酶从 AβPP 中裂解，它就会被分泌到间质液（ISF）中。在阿尔茨海默病患者中，过量的 Aβ 从大脑中清除，而在病理病例中，Aβ 错误折叠、聚集并成为神经毒性，中间低聚物可能是神经毒性最大的物种。Aβ 已被证明可以形成多种第四系结构，包括淀粉样原纤维，以及被称为"淀粉样低聚物"的中间结构，其中包括多种结构，如纤维前低聚物和环状原纤维等。

1. β 淀粉样蛋白结构

Aβ 的分子结构包括单体、原纤维和低聚物，这些结构长期以来无法结晶，以及单体固有的随机结构使我们无法还原 Aβ 的结构。然而，X 射线衍射的最新进展为淀粉样结构的小段提供了原子细节，而溶液核磁共振提供了对完整淀粉样肽的整体结构的见解和 Aβ 结构变化的证据。从 AD 患者大脑中分离的最常见的淀粉样聚集是纤维。淀粉样纤维由一系列 Aβ 肽组成，这些肽重新折叠，以平行或反平行的方式排列，形成细长的原丝。许多原丝相互包裹，形成一个成熟的淀粉样原纤维。

斑块密度已被证明与 AD 患者的认知障碍相关性较差，然而，β 淀粉样蛋白沉积与轻度认知障碍（MCI）进展可能与 AD 相关。斑块沉积与 AD 认知障碍之间极弱的相关性可能归因于构成斑块的分子结构不同。例如，纤维低聚物在 AD 患者中已被证明有升高，但非纤维低聚物没有升高，这表明一些淀粉样蛋白结构，虽然外观相似，但具有不同的分子结构，这些可能是神经毒性不同的原因。

这些研究表明，淀粉样原纤维中存在分子构象的多样性。研究人员最初认为，通往最终纤维结构的路径是通过低聚中间体的线性过渡。然而，大量的研究表明，一些低聚物是"偏离途径的"，发生在它们自身反应途径的末端，换句话说，它们永远不会成为淀粉样原纤维。有研究表明通过基因工程两个半胱氨酸残基（ACC）稳定发夹结构，形成两个不同的途径：

一个形成低分子量低聚物导致大型 A11 反应，另一个途径形成有毒聚集，是原纤维的前体。鉴于其结构稳定性，这些 $A\beta_{CC}$ 聚集体的毒性是野生 $A\beta$ 型聚集体的 50 倍。各种 $A\beta$ 的结构突变已被证明可以增加或减少 $A\beta$ 的毒性。这项工作强调了 APP 基因的潜在基因突变如何导致具有不同毒性的聚集。

2. β 淀粉样蛋白聚集

蛋白质的功能结构通常被认为仅仅是其初级氨基酸序列的功能，然而，从一维氨基酸序列到三维生理功能蛋白质的正确折叠并不确定，蛋白质可能会错误折叠并聚集成一个无功能甚至有毒的结构。通常 α-螺旋结构域会错误折叠成片状结构，称为毒性 β 淀粉样蛋白折叠，负责 β 淀粉样蛋白聚集和毒性。这种错误折叠过程被称为淀粉样变，负责至少 50 种不同的病理，包括 AD 和各种其他疾病，在这些疾病中，错误折叠蛋白在各种器官中积累，通过调亡破坏周围细胞。没有明确的原因表明这些蛋白质错误折叠和聚集，但最近的研究表明，这种聚集过程是多肽主干的功能，而不是侧链。这表明任何蛋白质都有聚集和形成纤维结构的潜力。

$A\beta$ 的初始聚集步骤被认为发生在 16—23 和 28—35 α-螺旋区域形成链并相互折叠，"自二聚"成双层发夹状单体结构，通过疏水相互作用和盐桥稳定。然而，并不是所有的 β 淀粉样蛋白聚集物都可能以这种方式开始聚集。在最初的错误折叠之后，聚集过程的下一步是两个单体的二聚，初始过程导致神经毒性。$A\beta$ 可能以不同的构象二聚，导致构象差异性。这一假设试图解释单体是如何添加到生长中的淀粉样原纤维中的。这一机制假设延伸是由两个不同的动力学过程介导的。在第一个构象选择阶段（码头），有一个可逆的过程，其中单体被添加到 β 淀粉样蛋白种子中。在第二个阶段［诱导拟合优化（锁定）］，以时间依赖的方式不可逆地添加额外的单体。

$A\beta$ 由细胞分泌，在细胞基质沉淀聚积后具有很强的神经毒性作用。尽管 $A\beta$ 在整个大脑区域都被裂解，但这一观察结果表明，这些区域的突触活动调节了 $A\beta$ 的裂解或清除。或者也有可能是其他因素，如与金属的相互作用，可能会影响这种 $A\beta$ 的沉积。

3. β 淀粉样蛋白裂解

$A\beta$ 被由膜内早老蛋白组成的 α-、β-或 γ-分泌酶复合物从 $A\beta$PP 中裂解。早老蛋白基因（*PSEN1* 和 *PSEN2*）的家族性突变，以及 APP 的过量产生是家族性（早发性）AD 的主要原因。$A\beta$ 从其更丰富的 $A\beta_{40}$ 亚型异常分裂为毒性更大的 $A\beta_{42}$，因此高于正常的 $A\beta_{42}$：$A\beta_{40}$ 比值，与晚发性 AD 有关。

对早衰老素基因的敲除研究表明，早老蛋白在自噬介导的蛋白聚集物降解中发挥作用。进一步的药理学研究表明，γ-分泌酶抑制剂的应用减少 A 肽，而 γ-分泌酶调节剂降低 $A\beta_{42}$ 浓度。

$A\beta_{42}$ 比 $A\beta_{40}$ 毒性更大，而 $A\beta_{43}$ 比 $A\beta_{42}$ 毒性更大。$A\beta_{43}$ 被进一步裂解并转化为 $A\beta_{40}$，而 $A\beta_{42}$ 独立于 $A\beta_{48}$ 被裂解。这种差异提供了一个可能的解释，即 *PSEN* 基因的突变，如 PS1-R278I，通过产生更多的 $A\beta_{43}$ 而不是 $A\beta_{40}$，导致 $A\beta$ 沉积的加速，从而导致 AD 发生。事实上，淀粉样突变甚至在淀粉样斑块形成之前就会导致突触功能障碍和认知障碍。

4. β 淀粉样蛋白神经毒性

β 淀粉样蛋白神经毒性的机制已经被确定包括 β 淀粉样蛋白导致细胞膜炎症反应，反应性氧化物种引起的氧化应激，引起的金属配位的氧化应激，膜受体竞争结合，离子通道的形成，细胞膜的通透性和变薄，激发 NMDA 受体，以及淀粉样蛋白附着改变 DNA 结构。此外，不同的受体似乎介导了 Aβ 毒性的不同方面。这些细胞与 Aβ 相互作用也导致 Aβ 对细菌的毒性。

二、tau 蛋白

tau 是一种可溶性微管相关蛋白，负责稳定神经元微管及细胞骨架。tau 最初被认为是溶液中的一个二级结构。tau 主要存在于神经元的轴突中。tau 通过微管相关蛋白 tau 蛋白（MAPT）以六种亚型表达。tau 蛋白沉积与 AD 有关，并与疾病进展密切相关。除 AD 外，tau 蛋白还与多种其他疾病有关，包括慢性创伤性脑病、进行性核上性麻痹、皮质基底变性、嗜银颗粒病、额颞叶痴呆和与 17 号染色体相关的帕金森病。

1. tau 蛋白聚集

tau 有错误折叠的倾向，一个病变开始于新皮质，后来出现在海马体。相比之下，大脑中的 tau 蛋白病变首先出现在蓝斑和内嗅皮质，然后扩散到海马体和新皮质。一旦在新皮质中发现 tau 蛋白内含物和 A 型沉积物，AD 症状就会出现。位于海马体和内嗅皮质的内含体可能是必要的，但不太可能导致 AD 的进展。

当 tau 蛋白开始聚集时，它的物质来自表达的 ISF，导致 ISF tau 水平降低。与 Aβ 类似，tau 蛋白的"种子"可以作为模板，促进神经元中的聚集，以高效的成核依赖机制招募可溶性 tau 蛋白。当临界核形成时，这种种子导致了与成核依赖机制相关的速率延迟"滞后阶段"，加速了 tau 单体的纤维化。

2. tau 蛋白介导的 β 淀粉样蛋白毒性

tau 毒性及其在 AD 中的作用似乎和其与 Aβ 之间的关系密不可分。tau 蛋白的毒性结构尚不清楚，然而，最近的研究表明，与 Aβ 相似，tau 蛋白的寡聚结构是最具神经毒性的。研究表明，大脑包含一个重要的代偿机制来保护 tau 蛋白的毒性。尽管神经元有 tau 内含物，但神经元功能似乎保持正常，这一代偿机制假说得到了研究的支持。研究表明，老年小鼠而非年轻小鼠有与神经退行性疾病相关的症状，这表明这些代偿机制随着年龄而失效。虽然 tau 蛋白主要存在于轴突中，但它似乎在树突中确实有功能，这表明 tau 蛋白的破坏可能导致树突功能障碍（图 3.9）。

三、朊病毒

β 淀粉样蛋白和朊病毒之间的关系是目前 AD 研究中最活跃的领域之一。虽然相当长的时间以来人们都知道 β 淀粉样蛋白和朊病毒有相似的错误折叠倾向，但它们的关系在过去 5～10 年里才被研究。朊病毒（一种蛋白质和传染性的合成词）最初是由普鲁士人提出的。最初任何缺乏 DNA 的感染性蛋白质的概念被科学界驳回，但随着证据的增加，朊病毒成为一种越来越被接受的病理学。史坦利·布鲁希纳最终因在 1997 年发现朊病毒的工作而获得了诺贝尔奖。

许多 AD 的研究人员对朊病毒的研究路线都很感兴趣。首先，Aβ 以一种类似于 PrPc 的方法错误折叠和聚集，尽管速度要慢得多。有研究报道了 Aβ 传播性的第一个证据。流行病学证据表明，超过 200 多人因接受被朊病毒污染的人类尸体的垂体衍生生长激素治疗而感染克-雅病（Creutzfeldt-Jakob disease，CJD）。

有研究表明在年轻时（36～51 岁）死于医源性 CJD 患者的一小部分大脑解剖样本中，其中一半有中重度 AD 病理的证据。他们的研究表明，AD 类似于克-雅病，是一种传染性疾

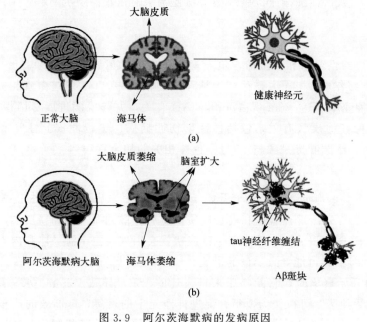

图 3.9　阿尔茨海默病的发病原因

摘自：Breijyeh Z, Karaman R. Comprehensive review on Alzheimer's disease：
causes and treatment. Molecules，2020，25（24）：5789.

病，尽管没有传染性。然而，他们的报告为未来的研究打开了大门，以确定已知的朊病毒的医源性传播途径，如神经外科和血液制品不能传播 AD。

当代研究表明，PrPc 蛋白具有 Aβ 结合位点，进一步连接 AD 和朊病毒。β 淀粉样蛋白衍生可溶性配体（β amyloid-derived diffusible ligands，ADDL），而不是 Aβ 单体，可以以高亲和力结合 PrPc。海马神经元上超过 50％的高亲和力结合位点是 PrPc 结合位点，作为调节 Aβ 毒性的受体。脂筏与 Aβ 的聚集有关，并被认为是聚集模板。用抗体阻断 PrPc 可以防止 ADDL 与 PrPc 结合，抑制神经元的长期增强。缺乏 PrPc 的转基因小鼠积累淀粉样斑块，但小鼠没有出现记忆丧失和死亡率增加的现象，这为 PrPc 是 Aβ 毒性的辅助因子提供了强有力的证据。Um 等表明，Aβ 和 PrPc 之间的这种协同效应可能通过 Fyn 信号通路改变突触功能，破坏树突棘且丢失表面 NMDA 受体。Aβ 和 PrPc 短期激活 Fyn 会导致 NMDA 受体磷酸化和兴奋性毒性的增加。Aβ、PrPc 和 Fyn 的这种融合可能发生在脂筏内，为脂筏在 AD 发病机制中的作用提供了更多的证据。Fyn 也被认为与 tau 蛋白有关，它使神经元突触对谷氨酸兴奋性毒性敏感。越来越多的证据表明，Aβ、tau、PrPc 和 Fyn 之间的相互影响是导致 AD 复杂性的原因。进一步研究这些因素的协同效应将继续阐明 AD 的病理。

》 第四节　药物递送系统在阿尔茨海默病治疗中的应用 《

一、仿生修饰的脂质体和纳米粒

小胶质细胞是中枢神经系统的巨噬细胞，参与了维持大脑稳态的过程，在大脑的生理过程中起着关键作用。研究显示，小胶质细胞可以通过吞噬突触的行为加剧阿尔茨海默病患者的病情。基于此，笔者研究团队创新制备了小胶质细胞膜修饰的仿生脂质体，该脂质体保留了原细胞的归巢能力。动物实验证明，该脂质体可以将 FGF21 高效递送进入脑部。有研究者将能有效抑制金属离子聚集的氯碘羟喹和调节乙酰胆碱失衡的多奈哌齐同时携载在人血清白蛋白纳米粒内，再通过纳米粒表面修饰跨膜肽 TAT 和靶向制剂提高其入脑效率和脑内滞留能力。阿尔茨海默病小鼠实验结果显示，该纳米粒有效保护了小鼠神经元形态，延缓了发病进程。有研究者模拟天然高密度脂蛋白设计了一种具有 β 淀粉样蛋白亲和性的仿生脂蛋白纳米粒，该仿生纳米粒模拟了人体内的高密度脂蛋白，利用脑内小胶质细胞、星形胶质细胞和外周肝细胞对 β 淀粉样蛋白的摄取，顺利地通过血脑屏障。

二、金纳米粒

有研究者利用罗丹明 B（rhodamine B，RB）修饰的金纳米粒（rhodamine B-gold nano-particle，RB-AuNP）来检测转基因小鼠脑脊液中的 AChE 水平。RB 通过其季铵盐正离子与金纳米粒表面的柠檬酸负离子发生静电相互作用，修饰到金纳米粒表面。由于金对荧光分子有很强的猝灭能力，导致金表面的 RB 荧光被猝灭。AChE 催化其底物硫代乙酰胆碱（ATC）水解，生成硫代胆碱。由于硫代胆碱的巯基与金的结合力较强，会将金表面的部分 RB 分子取代，RB 从金表面脱落成为游离的分子，从而使 RB 的荧光得以恢复。同时，胆碱上的季铵盐基团与金表面剩余的 RB 的羧基发生静电相互作用，导致金纳米粒聚集，使含有 RB-AuNP 的水溶液颜色由红色变为紫色或蓝色。通过 RB 的荧光恢复和与此同时发生的溶液颜色变化，便可准确判断溶液中 AChE 的水平，从而达到检测 AChE 的目的。该制剂的检测灵敏度较高，最低的检测浓度能达到 0.1mU/mL，该值是目前已知的通过金纳米粒所能检测到的最低浓度。利用该 AChE 传感器检测了转基因小鼠脑脊液中 AChE 的水平，比较了患有阿尔茨海默病的转基因小鼠与其对照组的脑脊液中 AChE 的水平。通过药物治疗，患病转基因小鼠脑脊液中 AChE 水平得以恢复，表明该传感器具备检测人脑脊液中 AChE 水平的潜力。

三、贴剂

利斯的明多日贴剂在给药途径上有所创新，一周只需给药两次。它通过穿透皮肤被人体吸收，为多次服药记忆困难和吞咽困难的患者提供了良好的用药便捷性，也避免了口服药物带来的肠胃不适等问题。与一日一次用药相比，利斯的明多日贴剂有效提高了患者的依从性。

四、水凝胶

有研究选择了在炎症条件下可被酯酶和高表达的基质金属蛋白酶（MMP）分解的一种炎症响应型水凝胶三聚甘油单硬脂酸酯（triglycerol monostearate，TM）。将改性后的 HMW-HA 与 NRG1 一同封装到 TM 水凝胶网络中形成 TM-HA-NRG1 炎症响应水凝胶。对 TM-HA-NRG1 水凝胶进行材料表征，优化各组分浓度，使其最大限度地模拟脑内微环境。将 TM-HA-NRG1 水凝胶分别在酯酶、基质金属蛋白酶、激活的小胶质细胞培养上清液中进行培养，TM-HA-NRG1 水凝胶表现出能根据炎症环境强弱的不同缓释出不同量的 HMW-HA 和 NRG1，将 TM-HA-NRG1 水凝胶与激活的小胶质细胞共培养，检测到炎症相关因子 NO、IL-1β、IL-6、TNF-α 和 iNOS 表达量显著下调。在小胶质细胞环境中，将 TM-HA-NRG1 水凝胶与神经元共培养，Aβ 低聚物刺激条件下，TM-HA-NRG1 水凝胶在炎症环境中对神经元具有显著的保护作用，拮抗炎症引起的细胞凋亡。

五、微泡

突破血脑屏障治疗阿尔茨海默病的载药靶向纳米微泡递送系统的制备方法与流程专利技术解决了目前治疗阿尔茨海默病的药物难以突破血脑屏障达到治疗部位的问题（图 3.10）。运用包裹药物及气体的靶向性纳米微泡，结合超声技术能够使得该纳米微泡负载的药物成功穿透血脑屏障达到治疗效果。

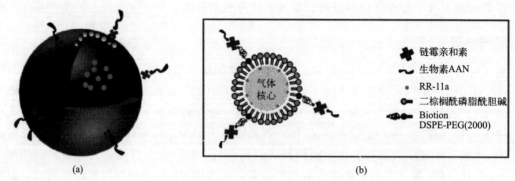

(a)　　　　　　　　　　　　　　　　(b)

图 3.10　阿尔茨海默病的载药靶向纳米微泡示意

摘自：米雪，谭小月，向荣. 突破血脑屏障治疗阿尔茨海默病的靶向纳米微泡递送系统的制备方法.

CN201910128127.4［P］. 2019-05-21.

》 第五节　脑卒中的发病机制 《

脑卒中已经成为世界范围内继缺血性心脏病之后的第二大常见死因。流行病学研究显示，近几十年缺血性脑卒中发病率在全球范围内上升了 40% 左右。脑卒中在我国的年发病例约为 200 万，年新发病例约为 150 万，死于脑卒中者约 130 万，幸存者中 3/4 不同程度丧失劳动能力。最新研究显示，我国总体脑卒中终生发病风险为 39.9%，位居全球首位。

脑卒中又称中风或脑血管意外（cerebralvascular accident，CVA），是一种脑部血液循环障碍引起的急性脑血管疾病，因脑部血管突然破裂或因血管阻塞导致血液不能流入大脑进而引起脑组织损伤，分别为缺血性脑卒中和出血性脑卒中（图 3.11）。

大多数脑卒中是由心脏栓塞、大血管动脉粥样硬化血栓栓塞和小血管闭塞性疾病引起的。缺血性脑卒中的发病率高于出血性脑卒中，缺血性脑卒中的全球发病率几乎是出血性脑卒中的 4 倍。缺血性脑卒中又被称为脑梗死，颈内动脉和椎动脉闭塞及狭窄可引起缺血性脑卒中，发病年龄多在 40 岁以上，严重者可引起死亡。出血性脑卒中的死亡率较高。脑卒中是中国成年人残疾的首要原因，脑卒中具有发病率高、死亡率高和致残率高的特点。

一、缺血性脑卒中的发病机制

缺血性脑卒中主要原因为脑梗死、脑血栓、腔隙性脑梗死。其发生率在颈内动脉系统约占 80%，椎基底动脉系统约为 20%。缺血性脑卒中的发病机制包括动脉闭塞和动脉栓塞。动脉闭塞或狭窄主要由动脉粥样硬化和动脉炎引起。闭塞的血管依次为颈内动脉、大脑中动

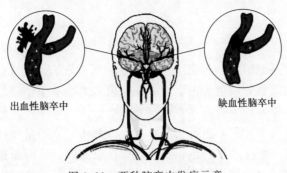

出血性脑卒中   缺血性脑卒中

图 3.11 两种脑卒中发病示意

脉、大脑后动脉、人脑前动脉及椎基底动脉等。闭塞血管内可见动脉粥样硬化或血管炎改变、血栓形成或栓子。局部血液供应中断引起的脑梗死多为白色梗死，大面积脑梗死常可继发红色梗死（即出血性梗死）。

脑灌注不足还会导致脑梗死或缺血性病变，例如分水岭梗死。腔隙性梗死是半球组织中的小梗死，常见于高血压性小动脉硬化。缺血、缺氧性损害表现为神经细胞坏死和凋亡两种形式。谷氨酸等氨基酸的积累会导致细胞死亡。谷氨酸允许钙离子流入，从而触发例如蛋白酶之类的酶的活化并最终导致细胞凋亡。除此之外，线粒体会产生 NO 和阴离子自由基与体内的 DNA 和蛋白质反应，从而导致脑功能障碍。此外，钙离子和自由基可能会触发细胞因子和其他介质，从而导致炎症和毒性。

病理分期如下。超早期（1～6 小时）：病变脑组织变化不明显，可见部分血管内皮细胞、神经细胞及星形胶质细胞肿胀，线粒体肿胀空化。急性期（6～24 小时）：缺血区脑组织苍白伴轻度肿胀，神经细胞、胶质细胞及内皮细胞呈明显缺血改变。坏死期（24～48 小时）：大量神经细胞脱失，神经胶质细胞变性，嗜中性粒细胞、淋巴细胞及巨噬细胞浸润，脑组织明显水肿。软化期（3 日～3 周）：病变脑组织液化变软。恢复期（3～4 周后）：液化坏死脑组织被细胞清除，脑组织萎缩，小病灶形成胶质瘢痕，大病灶形成脑卒中囊，此期持续数月至两年，局部缺血中心坏死区及周围脑缺血半暗带形成。坏死区中脑细胞死亡，缺血半暗带由于存在侧支循环，尚有大量存活的神经元。如果能在短时间内迅速恢复缺血半暗带血流，该区脑组织损伤是可逆的，神经细胞有可能存活并恢复功能。亦会发生一系列缺血级联反应，继续造成脑伤害。缺血半暗带具有动态的病理生理过程。大部分缺血半暗带存活时间仅有数小时。

二、出血性脑卒中的发病机制

出血性脑卒中即脑出血是指脑血管破裂、渗漏，形成血栓，导致颅内压增高，脑内血肿，破裂动脉瘤后发生蛛网膜下腔出血。出血性脑卒中也会出现氧化应激、细胞凋亡、兴奋性毒性和血脑损伤。病理检查可见血肿中心充满血液或紫色葡萄浆状血块，周围水肿，并有炎症细胞浸润。血肿较大时可引起颅内压增高，可使脑组织和脑室移位、变形，重者形成脑疝。高血压是一个重要的危险因素，而且，高血压性动脉硬化导致结构性病变，包括纤维蛋白样坏死和动脉瘤形成。大多数高血压性动脉硬化是由动脉分支破裂引起的。脑损伤后，小胶质细胞被激活，从而诱导促炎性细胞因子的产生，如 TNF-α，它可以引起神经元损伤并加剧第二次脑卒中。

三、脑卒中发病的相关因素

1. 血管性危险因素

脑卒中发生的最常见原因是脑部供血血管内壁上有小栓子，脱落后导致动脉栓塞，即缺血性脑卒中。也可能由脑血管或血栓出血造成，为出血性脑卒中。冠心病伴有房颤患者的心脏瓣膜容易发生附壁血栓，栓子脱落后可以堵塞脑血管，也可导致缺血性脑卒中。

颈内动脉或椎动脉狭窄和闭塞也可引起脑卒中，其主要原因是动脉粥样硬化。颈内动脉和椎动脉的破裂可能是由潜在的结缔组织疾病或创伤引起的，也可能是自发引起的，并且可能由于血栓栓塞或血流动力学损伤而导致缺血性脑卒中。动脉血栓形成的顺序步骤（由动脉粥样硬化斑块破裂引起）总结如下：①血管损伤性内膜下胶原和组织因子（TF）暴露，引发凝血级联。②通过 von Willebrand 因子（vWF）间接连接到胶原蛋白，直接通过膜受体连接到平台，诱导黏附和活化平台。③通过积极反馈循环加强具有细胞和血浆来源的调节因子进一步激活信号的平台。④P-选择素在血小板中的增加表达和受损的内皮促进白细胞黏附凝血。⑤糖蛋白 GP Ⅱ b/Ⅲ a（整合素 integrin αβ）受体通过结合纤维蛋白原和其他配体激活并介导血小板聚集。⑥在血小板和活化因子Ⅻ的表面通过凝血级联纤维蛋白原转化为纤维蛋白来摄取纤维蛋白，从而导致血栓形成。在静脉血栓形成、缺氧和炎症刺激下，通过激活和相关转录因子的区域释放［缺氧诱导因子 1（HIF-1）和早期生长反应因子 1（EGR-1）及其下游炎症分子单核细胞趋化蛋白 1（MCP-1）］诱导低压力下的凝血级联反应。

另外，结缔组织病、原发性高血压动脉改变、风湿性心脏病、动脉炎、血液病、代谢病、药物反应、肿瘤等引起的动脉内膜增生和肥厚、颈动脉外伤、肿瘤压迫颈动脉、小儿颈部淋巴结炎和扁桃体炎伴发的颈动脉血栓以及先天颈动脉扭曲等，均可引起颈内动脉狭窄和闭塞，或因血管破裂出血引发脑卒中（图 3.12）。颈椎病骨质增生或颅底陷入压迫椎动脉，也可造成椎动脉缺血。

图 3.12 磁共振图像对比显示双侧椎动脉夹层伴壁血肿和左侧椎动脉狭窄

摘自：Neelofer S，Scott E K. Treatment of acute ischemic stroke：beyond thrombolysis and supportive care.

Neurotherapeutics，2011，8（3）：425-433.

2. 镰状细胞病

10%～20%的镰状细胞病患者会发生脑卒中。镰状细胞病既可导致进行性非动脉粥样硬化性血管病变，也可导致血液黏度增加，这可能导致血管直接闭塞，并导致随后的缺血和梗死。除了一般支持措施外，镰状细胞病患者急性脑卒中的预防和治疗主要是输血，目的是将血红蛋白降低到＜30％。

3. 脑静脉血栓形成

脑静脉血栓形成是一种少见的脑卒中原因，常表现为非典型症状。患者可能出现头痛、癫痫发作、视力异常和缺血性脑卒中。脑卒中可在磁共振成像上显示，并呈静脉型（它们不遵循任何特定的动脉分布）。严重病例可导致脑水肿和颅内压升高。然而，早期识别是至关重要的，因为它需要特殊的治疗。常见原因包括妊娠和产褥期、头颈部感染（主要见于儿童）、严重脱水、高凝状态（包括口服避孕药）、恶性肿瘤、骨髓增生性疾病和炎症性肠病。如果确定了根本原因，则必须对其进行处理，以最大限度地防止复发事件。

4. 种族、性别、年龄等因素

研究发现我国人群脑卒中发病率高于缺血性心脏病，与欧美人群相反。总的来说，脑卒中发病率在男性中比女性高30％，但在美国，患脑卒中的女性比男性多，因为女性的预期寿命更长。

年龄的增长是脑卒中的最大危险因素。男性的发病率随着年龄的增长急剧上升。15岁以下儿童的患病发病率仅为1/100000，而85岁及以上人群的发病率为1/33。55～84岁及以上，脑卒中的发病率每10年翻一番以上。牛津血管研究所（Oxford Vascular Study）表明，人群脑卒中发病率从每年1.8/1000（55～64岁）上升到17/1000（85岁或以上）。

5. 其他因素

通常同时存在多个危险因素，比如吸烟、不健康的饮食、肥胖、缺乏适量运动、过量饮酒、高同型半胱氨酸血症以及患者自身存在一些基础疾病（如高血压、糖尿病和高脂血症）都会增加脑卒中的发病风险。其中，高血压是中国人群脑卒中发病的最重要因素，尤其是清晨血压异常升高。研究发现清晨高血压是脑卒中事件最强的独立预测因子，缺血性脑卒中在清晨时段发生的风险是其他时段的4倍，清晨血压每升高10mmHg，脑卒中风险增加44％。

高血压是缺血性和出血性脑卒中最需预防的危险因素。动物模型的研究已经证明高血压对脑循环的显著影响，并在帮助理解导致血管疾病风险增加和脑卒中结果恶化的疾病过程中发挥了宝贵的作用。小动脉和大动脉的向内重塑会减少管腔直径和血管扩张储备，如果延长，可能导致灌注不足和血流动力学损害。高血压期间的重复机械应力和血管壁中弹性蛋白纤维的降解使大动脉硬化，并将脉动负荷向下游传递到脑实质。内皮功能障碍和一氧化氮（NO）减少也与高血压有关，高血压对大脑有负面影响，包括增加脑血管阻力（CVR）和降低自动调节能力。此外，高血压增加了血管内皮上的切应力——血液流过内皮时产生的单位面积力。切应力与血流速度和黏度直接相关，与动脉半径的立方成反比。在正常情况下，切应力增加会通过NO生成增加导致适应性血管舒张反应，从而使切应力正常化。然而，在损害NO的高血压条件下，对高切应力的适应性反应受损，导致内皮损伤和致动脉粥样硬化基因上调。因此，高血压期间大脑内皮细胞剪切应力增加会导致动脉粥样硬化形成和随后的动脉粥样硬化，这是大小血管闭塞的一个重要潜在危险因素。有许多学者研究了高血压对脑循环影响的基础、临床和转化研究，以及高血压期间脑血管的结构和功能改变如何促进脑卒中。以高血压为例，我们强调共病或伴发疾病不仅仅是引起缺血性脑卒中的危险因素，还应考虑其如何影响并改变急性缺血反应的脑循环。考虑这些对缺血性脑卒中病理生理学的多种影响可能有助于指导未来的治疗策略。

》 第六节 药物递送系统在脑卒中治疗中的应用 《

一、纳米粒

脑卒中的严重危害性促使研究者不断地寻找、研发各种药物。但是，现有的许多药物有着溶解度低、半衰期短的缺点，导致生物利用度低等药动学缺陷。由于血脑屏障（BBB）的存在，药物难以到达损伤的脑组织部位，从而进一步影响药效的发挥。而新近发展的纳米技术可帮助药物显著改善其药动学的局限性，在脑卒中的治疗上具有潜在的应用价值。

纳米粒是指粒径在 $1\sim100nm$ 之间的粒子。纳米粒的理化性质如形状、大小、疏水性以及表面电荷使得它更易于透过 BBB，所以采用纳米制剂作为药物载体可大幅提高药物的生物利用度。纳米粒与抗脑卒中药物通过吸附或者共价键相结合，利用纳米技术对抗脑卒中药物进行剂型改造，可增加药物的半衰期、溶解度、稳定性和渗透性。如纳米粒可通过血管内皮细胞的胞吞作用进入细胞，并在胞质释放；内皮细胞管腔面再通过胞吐作用使其进入血管而延长药物半衰期。

BBB 是制约药物进入脑组织的重要因素，因此，将能够通过 BBB 的具有脑靶向性的合成高分子聚合物作为药物的纳米载体是近年的研究热点。桦木酸是治疗脑卒中最有效的抗氧剂之一。但是与上述药物相似，其水溶解性差，体内半衰期短，靶向性较低，所以很难通过 BBB 而无法广泛应用于脑卒中患者的治疗。因此，有研究团队将桦木酸氨基化后的桦木胺作为纳米载体，通过表面修饰 CXCR4 拮抗剂 AMD3100，包载神经保护剂 NA1，发挥治疗作用。这种纳米粒具有良好的水溶解性、血液稳定性以及血脑屏障通透性，能在酸性脑卒中微环境中快速释放药物，还增强了主动靶向缺血区域的能力，从而对脑卒中的治疗效果进一步增强。

虽然静脉溶栓和血管内介入疗法作为金标准，目前能够有效实现血管再通并降低患者的死亡率，然而由于存在着再灌注损伤，血管疏通后的患者常常会出现进一步的脑部损伤恶化以及血流灌注受限的"无复流"的现象，导致将近半数的患者发生残疾，严重影响预后及生活质量。因此，有效缓解脑卒中缺血再灌注损伤的治疗策略亟须开发。有研究团队构建了一种以两亲性聚氟材料 PEG-SMA-F11 和 P123 为内核，外层修饰 M2 型小胶质细胞膜的仿生纳米递氧系统。该纳米系统可高效靶向氧气至脑缺血区域，可在发病早期减少细胞凋亡，保护血脑屏障完整性，抑制炎症反应，减轻脑水肿，从而有效增强脑组织的缺血耐受以及再灌注损伤抵抗能力，也有潜力为不适合行再通治疗患者进行辅助治疗。

虽然纳米粒在脑卒中的护理和治疗领域有着广阔的应用前景，但其与生物系统相互作用的具体过程仍不明确。纳米粒因其独特的物理化学性质，如大小、形态和表面组成，在治疗中发挥特殊作用，但同时也可能引起生物毒性。因此，改进开发策略来减轻神经毒性，并对患者的安全性进行大型临床试验的评估，可以促进纳米技术的临床转化。

二、胶束

缺血性脑卒中因其高致死率及高致残率而严重危害患者的健康。缺血缺氧的环境使得脑损伤进展迅速，导致再通治疗可获益的时间窗极窄，这是治疗缺血性脑卒中的最大挑战。因此，一种确切、有效延长缺血-再灌注治疗时间窗的方法亟须开发。

随着脑部疾病研究的不断发展，研究者提出以神经血管单元为基本结构的脑病理机制探究模式。神经血管单元包括神经细胞、脑血管内皮细胞、小胶质细胞等多种脑内细胞类型，在脑卒中再灌注损伤过程中，包括氧化应激、神经炎症、血管损伤等多种病理机制的级联反应使得该结构中的多种细胞同时受到影响，发生代谢、表型以及功能异常。基于以上病理特征，有研究者设计并构建了一种能够靶向缺血病灶血管内微血栓的胶束递药系统，包载细胞应激通路调节药物西罗莫司，以实现神经血管单元内多种细胞的同时调控（图 3.13）。该聚合物胶束能够通过结合微血栓进一步跨越受损血脑屏障进入缺血病灶，在氧化应激微环境中高水平的活性氧（ROS）刺激下释放药物，同时消耗 ROS；所载的西罗莫司能够上调神经细胞自噬水平对抗缺血应激状态、极化小胶质细胞为 M2 组织修复表型。通过载体与药物的联合作用，聚合物胶束能够实现有效的神经保护、小胶质细胞调控以及血脑屏障功能恢复，重塑神经血管单元的生理功能，增强微循环的血流灌注并减小脑部梗死灶面积。

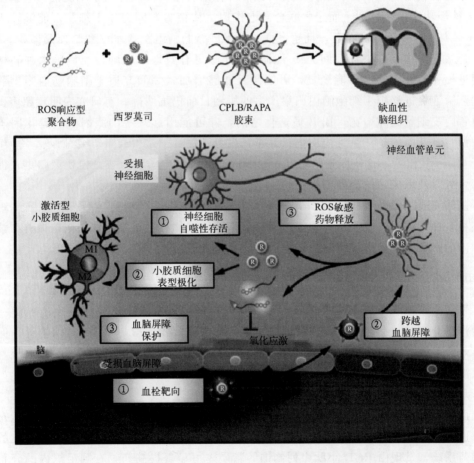

图 3.13　神经血管单元重塑聚合物胶束的构建和调控策略示意

摘自：Yifei L，Chao L，Qinjun C，et al. Microthrombus-targeting micelles for neurovascular remodeling and enhanced microcirculatory perfusion in acute ischemic stroke. Advanced materials，2019，31（21）：1-12.

三、微泡

微泡是直径约为 $1\sim8\mu m$ 的球形囊泡。超声联合微泡是一种治疗血栓性疾病强有力的策略，具有超强响应性的微泡，可以为血栓形成的检测和治疗提供有效的支持。在主动凝血过程中，几种血栓生物成分的组成和表达有许多变化，能够将基于微泡的药物定点输送到血栓中进行治疗。通过与这些成分的相互作用，新兴的高亲和力小分子配体能够选择性地靶向血栓，与传统的基于抗体的策略相比具有巨大的优势。在治疗时，微泡作为一种载体，与超声波相互作用产生生物学效应，实现所携带药物及基因等向靶向组织的传递释放，或利用声学空化效应增效干细胞或药物靶向进入组织。

微泡的泡膜材料可以是脂质、聚合物或致密蛋白质。不溶性填充气体，可为二氧化碳、氧气、空气或大分子惰性气体等构成的混合物。国内外动物实验结果表明，超声微泡能够促进移植的干细胞归巢到缺血部位，加速血管新生和小动脉生成，增加缺血心肌的局部血流量，促进心肌收缩功能恢复。研究发现，经静脉注射移植骨髓间充质干细胞能够改善脑梗死后 28 天神经功能损害程度，而超声联合微泡作用后移植骨髓间充质干细胞，能够在干预后 14 天进一步改善神经损害程度，且超声微泡干预可降低脑组织含水率和脑梗死体积。因此，超声联合微泡作用下移植骨髓间充质干细胞，能够更有效地减轻脑梗死后脑水肿和梗死体积，促进梗死后大鼠神经功能恢复，可能与其能够增加骨髓间充质干细胞脑内归巢数量有关。超声微泡促进移植干细胞脑内归巢增多的机制目前仍不明确。有研究表明：超声微泡能够使血管内皮细胞间隙增宽，BBB 通透性增高，并可能引起某些细胞因子或趋化因子表达增加，如神经营养因子、血管内皮生长因子、内源性促红细胞生成素、突触素、基质细胞衍生因子-1、一氧化氮，这些因素均有利于骨髓间充质干细胞向脑内缺血梗死区归巢，促进局部血管生成以及形成新的神经突触细胞。

骨髓间充质干细胞经静脉移植有助于大鼠缺血性脑组织的修复，减少梗死脑组织含水率，缩小脑梗死体积，改善神经功能；而超声微泡可增加移植干细胞在大鼠缺血再灌注损伤脑组织内的归巢率，提高干细胞治疗缺血性脑卒中的效果。

四、脂质体

尽管脑卒中发病率逐年下降，但致残及致死率却持续上升，主要是因为该疾病一旦发生，治疗十分困难。一般来讲，缺血性脑卒中治疗的金标准是 $3\sim4.5$ 小时内溶栓，但在我国能有效接受溶栓的患者仅为 2.6%。对于不能溶栓的患者，由于缺血区域没有血流，传统方式只能让药物从缺血区域的外围向内部渗透，根本无法进入病灶的核心部位。因此如何将药物送入没有血流的脑区仍是世界范围内急需攻克的难题。

缺血性脑卒中发病过程中伴有神经炎症的发生，白细胞是唯一可在没有血流的状态下进入脑缺血核心区的细胞，并可进一步与神经元发生相互作用。有研究者利用神经炎症的特性设计递药系统，发现由 RGD 小肽序列修饰的脂质体可显著提高药物在脑组织内的分布。在这一重要发现的基础上，进一步设计了一种由 cRGD 肽修饰、可在血液循环中与白细胞发生高效特异性结合的靶向脂质体。该脂质体与白细胞结合后随白细胞进入缺血核心区，然后白细胞进一步通过细胞间桥连、外泌体、膜融合等物质传递方式将药物送入受损的神经元细胞、小胶质等靶细胞。结果显示：与传统制剂相比，无论缺血后何时给药，该脂质体-白细胞联合载体均可将缺血核心区域的药物浓度提高到周边区域的 $3\sim4$ 倍，进而使梗死面积缩小至原来的 1/2。这一药物递送方式彻底改变了现有的将药物由缺血核心区的外围向内渗透的递药方式，为缺血性脑卒中的治疗带来全新的策略。

五、水凝胶

经典的组织工程修复涉及体外生成的工程器官可以植入以替代失去的组织。然而，这种方法并不适用于脑修复，因为它需要组织结构的侵入性植入。目前尚不清楚功能性脑组织是否可以在体外进行生产。原位组织再生的目的是完全绕过体外生成的工程器官，在损伤部位直接植入支架，以刺激内源性组织通过使用局部或移植的干细胞进行修复。虽然早期的大脑修复利用了可植入材料，最近的研究主要集中在可注射水凝胶上，将其直接移植到卒中腔内，实行微创手术。水凝胶的设计可以与机械性能相匹配通过调节交联密度和作为局部药物递送仓库。水凝胶通过在聚合物之间引入共价键来降低水膨胀聚合物的流动性，创造一个交叉的网络结构。通过调节聚合物链的长度及其交联度、渗透率和孔洞大小，进而调节营养物质的扩散和细胞运动。

原位形成（可注射）水凝胶材料直接在卒中部位为生物工程预修复环境提供了一个独特的平台。水凝胶可以通过为周围组织提供结构支持来促进修复，从而最大限度地减少继发性细胞死亡，并控制炎症反应。他们还可以通过局部注射载药水凝胶有效绕过 BBB，这使得周围薄壁组织的细胞渗透到支架中，促进组织局部再生。可注射水凝胶也可以作为移植载体来输送细胞。然而，由于进入大脑和颅骨需要侵入性输送，因此在卒中后必须将细胞与用于修复的生物材料同时输送到大脑，以避免病灶附近的组织受损。虽然在临床前模型中，可以控制脑卒中的位置和注射量，从而避免水凝胶注射的有害影响，但在转化为临床研究时会出现难以预料的情况。因此，向脑内输送的水凝胶不得膨胀显著，以避免进一步的脑损伤，理想情况下，注射应使用非侵入性成像方法进行引导。有研究者成功地利用 MRI 引导水凝胶注射和引流大脑，以防止颅内压积聚。

≫ 第七节　脑胶质瘤的分类及发病机制 ≪

一、脑胶质瘤的分类

脑胶质瘤是成人最常见的原发性脑肿瘤。这些肿瘤占成人恶性原发性脑肿瘤的 70%。每年发病率为 6/10 万，单纯依赖手术切除难以根治，即使使用手术切除、放疗和化疗联合治疗，部分肿瘤患者预后仍较差，肿瘤复发率高。脑胶质瘤是起源于神经外胚层的肿瘤，起源于胶质细胞或前体细胞，包括星形细胞瘤、少突胶质细胞瘤和室管膜瘤。脑胶质瘤的具体病因尚不清楚，可由先天的遗传高危因素和环境的致癌因素相互作用导致。

原发性脑肿瘤患者可根据肿瘤的生长速度和位置，在数天、数周、数月或数年内出现局灶性（即与大脑中的特定位置相关）或全身性症状。由于脑肿瘤的恶性程度不同，其产生症状的速度也不同。目前虽然有很多关于脑胶质瘤的分级系统，但是最为常用的还是世界卫生组织（WHO）制定的分级系统。根据这一分级系统，脑胶质瘤分为 1 级（恶性程度最低、预后最好）到 4 级（恶性程度最高、预后最差）。其中，传统细胞病理学所谓的间变性胶质瘤与 WHO 的 3 级相对应；胶质母细胞瘤与 WHO 的 4 级相对应。

脑胶质瘤根据其肿瘤细胞在病理学上的恶性程度可以分成两类，如表 3.1 所示。

表 3.1　肿瘤细胞的恶性程度分类

类型	级别	分化	性质	预后
低级别胶质瘤	WHO 1～2 级	分化良好	非良性肿瘤	相对较好
高级别胶质瘤	WHO 3～4 级	低分化	恶性	较差

通过对肿瘤分化、细胞数量、细胞核异型性、有丝分裂活性、微血管增生和坏死的分析，可进一步将肿瘤分级为 2 级（分化程度较低的胶质瘤）、3 级（间变性胶质瘤）或 4 级（胶质母细胞瘤），侵袭性增强，如表 3.2 所示。

表 3.2　肿瘤细胞的多级分类

级别	表型	特点						中位生存期/年
		分化	细胞密度	核异型性	有丝分裂活动	微血管增生	坏死	
星形细胞瘤								
2 级	纤维状或双子细胞肿瘤性星形胶质细胞	分化良好	适宜	少	普遍减少	无	无	6～8
3 级	与 2 级星形细胞瘤相同	区域性或弥漫性间变	区域性或分散性分布增加	较多	有	无	无	3
4 级	多形性星形细胞瘤	极差	高	显著	显著	显著	有	1～2
间胶质瘤								
2 级	单形细胞，均匀圆核，核周晕	分化良好	适宜	较为显著	无或偶发	不显著	无或不明显	12
3 级	与 2 级相同	区域性或弥漫性间变	上升	显著	较多	非常显著	可能	3～10
少突星形细胞瘤								
2 级	具有星形胶质细胞或少突胶质细胞表型的肿瘤性胶质细胞	分化良好	适宜	少	无或少	无	无	6
3 级	与 2 级相同	退行发育	多	显著	多	可能	无（具有少突胶质成分的胶质母细胞瘤可能存在坏死）	3

二、常规发病因素

如同其他肿瘤一样，脑胶质瘤也是由先天的遗传高危因素和环境的致癌因素相互作用所导致的。具有先天遗传因素的患者，其脑胶质瘤的发生概率要比普通人群高很多。环境的致癌因素目前已成为胶质瘤发病的主要原因。有研究表明，长期从事 X 射线、γ 射线、核辐射的人群，患脑胶质瘤的概率会明显上升。特殊病毒或者细菌感染，也可诱导脑胶质瘤的产生。虽然大部分的胶质母细胞瘤患者都曾有巨噬细胞病毒感染，并且在绝大部分的胶质母细胞瘤病理标本都发现有巨噬细胞病毒感染的证据，但是，这两者间是否存在因果关系，目前并不清楚。

三、遗传发病机制

一些已知的遗传疾病，例如神经纤维瘤病（Ⅰ型）、结核性硬化疾病等，为脑胶质瘤的遗传易感因素。脑胶质瘤的遗传易感性在罕见的家族性肿瘤综合征（如 NF1 和 NF2 突变导致的Ⅰ型和Ⅱ型神经纤维瘤病、TP53 突变导致的 Li-Fraumeni 综合征、CDKN2A 突变导致的黑色素瘤-星形细胞瘤综合征、TSC1 和 TSC2 突变导致的结节硬化、错配修复基因突变引起的 Turcot 综合征，以及由 PTEN 突变引起的 Cowden 综合征）中是显著的。然而，大多数脑胶质瘤（＞90％）并不发生在这些特定的遗传综合征中，这表明复杂的遗传异常与未知的环境因素相结合使个体易患脑胶质瘤。两项利用高通量技术进行的大规模全基因组关联研究一致发现两种单核苷酸多态性（SNP）与胶质瘤风险增加有关。这些易感位点位于驱动关键细胞功能的基因中，包括细胞周期和端粒长度调节。额外的 SNP 与胶质瘤风险增加相关，但验证这些结果的研究是有必要的。

四、病理发病机制

从病理学角度而言，脑胶质瘤是在内部遗传易感因素与外部环境致病因素相互作用下，在细胞的遗传物质及表观遗传物质水平，发生了足以致癌的突变（以及突变的组合）。这些突变驱动细胞持续进入细胞周期进行有丝分裂、逃避凋亡、躲避细胞的生长接触抑制、躲避免疫抑制等，并使细胞获得与持续增长相适应的能量代谢异常、诱导肿瘤新生血管生长、缺氧与坏死等改变。

与不同级别脑胶质瘤的临床与细胞病理表现所相对应的分子改变也有所不同。例如，低级别脑胶质瘤主要表现为低速的细胞分裂增生；而高级别脑胶质瘤则表现为高速的细胞分裂增生以及伴随的新生血管生成和肿瘤的缺氧、坏死。与之相对应的，低级别脑胶质瘤在分子水平往往无 HIF-1 及 VEGF 等分子通道的启动与高表达。值得注意的是，大脑虽然被认为是一个在正常生理状态下，细胞几乎不发生分裂增生的器官，但是在特定时期和条件，大脑中枢器官还是会有一定的细胞分裂。例如，在儿童期，有神经元的分裂。因此，在儿童期，神经元来源的肿瘤，如髓母细胞瘤，发病率比成年时高。但是，这并不意味着有细胞分裂的发生就有肿瘤癌变的可能。因为，在绝大部分情况下，细胞增生过程中发生的突变都可以被细胞分子"维稳"功能所修正；如若无法修正，则细胞会启动凋亡途径，使发生突变的细胞自发死亡。可见，脑胶质瘤的发生是个小概率的偶然事件。低级别脑胶质瘤在细胞增生过程中可能会"蓄积"新的突变，从而使其向高级别脑胶质瘤转变（恶变）。为了系统地了解脑胶质瘤的分子病因学，美国在 2008 年启动了脑胶质瘤的分子基因图谱工程。通过对脑胶质瘤的 DNA 进行测序，发现平均每个胶质母细胞瘤有高达 5 个分子突变。其中，NF 基因是最常见发生突变的抑癌基因；EGFR 是最常见的原癌基因。这些分子突变驱动各种信号通道的表达并构成脑胶质瘤发生、发展的分子基础。

五、对脑组织的影响

脑胶质瘤对脑组织的影响主要是由肿瘤对周围组织的挤压以及肿瘤细胞的分泌作用所导致的。例如肿瘤所导致的水肿，一方面，由于肿瘤的占位效应阻碍血液的回流从而使静脉压升高，水分子从血管内向组织间隙蓄积；另一方面，脑胶质瘤细胞分泌的一些因子，如VEGF，使血脑屏障开放，水分子从血管腔隙向组织间隙转移。癫痫是脑胶质瘤患者最常见的症状之一。研究表明，胶质细胞能够表达绝大部分参与电冲动的神经递质以及受体，并且胶质细胞与神经电冲动的发生、传递、扩散以及调节紧密相关。这些也是构成脑胶质瘤导致癫痫发作的病理基础。

》 第八节　药物递送系统在脑胶质瘤治疗中的应用 《

一、纳米粒

胶质母细胞瘤（GBM）是最常见、最致命和最难以治疗的成人脑肿瘤之一。目前标准的治疗方案是通过手术切除，辅以术后同步放射治疗和替莫唑胺化疗，但该方案疗效有限。胶质母细胞瘤患者的中位生存期仅为 16～19 个月。有研究者开发了一种能够穿过血脑屏障的纳米粒，将基因治疗药物定向转运至肿瘤内，获得了较好的研究结果（图 3.14）。该新型纳米粒是基于具有细胞穿透肽 iRGD 的聚合人血清白蛋白（HSA）的新型合成蛋白纳米粒（SPNP）。动物实验结果表明，合成的 SPNP 负载 STAT3，通过静脉注射后，可成功透过血脑屏障作用于肿瘤。

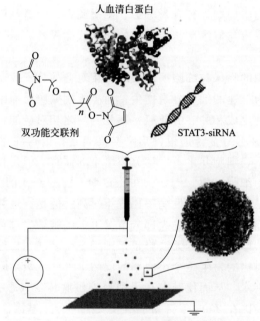

图 3.14　iRGD-STAT3-SPNP 纳米粒的制备示意

摘自：Jason V G，Padma K，Doherty R，et al. Systemic brain tumor delivery of synthetic protein nanoparticles for glioblastoma therapy. Nature Communications，2020，11（1）：1-15.

联合放疗的载药纳米粒，通过增强抗原提呈的 MHC Ⅱ 的表达来诱导树突状细胞（DC）的激活，进而诱导免疫反应杀灭肿瘤。研究表明，这种治疗可使荷瘤小鼠的肿瘤完全消失，并长期生存。即使二次植入肿瘤后不施加任何其他治疗，小鼠仍能长期生存。

随着纳米制剂技术以及靶向传递技术的发展，靶向纳米递释系统受到了广泛的关注。高会乐教授研究设计了一种豆荚蛋白酶响应的载多柔比星金纳米粒，尾静脉给药后可以选择性地传递至脑胶质瘤部位并在豆荚蛋白酶触发下发生电击反应，形成金纳米粒聚集体。该聚集体能够限制其自身向外周血液的回流，增强纳米粒在脑胶质瘤部位的滞留，进而增强了多柔比星的蓄积量，提高了多柔比星对于荷脑胶质瘤小鼠的化疗效果。尽管纳米粒能够提高多柔比星的化疗效果，但脑胶质瘤能够发展出多种促存活机制来对抗化疗，包括上调的自噬水平以及程序性细胞死亡配体 1（PD-L1）表达量。因此，在提高纳米粒联合化疗的抑瘤作用同时，应考虑抑制脑胶质瘤细胞的促存活机制。

在此基础之上，高会乐教授团队开发了一种联合治疗方案用于提高脑胶质瘤的治疗效果（图 3.15）。该方案是将化疗药物多柔比星和自噬抑制剂羟基氯喹共载在豆荚蛋白酶响应的可聚集金纳米粒上，尾静脉给予该共载纳米粒，同时腹腔给予 PD-L1 单抗。一方面该功能纳米粒能够增强多柔比星和羟基氯喹在脑胶质瘤部位的蓄积量。羟基氯喹能够抑制多柔比星诱导的自噬，破坏细胞保护性的自噬流，从而使脑胶质瘤细胞对于多柔比星的化疗重新敏感。此外，抑制自噬的同时也抑制了自噬诱导的由脑胶质瘤干细胞形成的拟态血管。体内研究结果表明共载多柔比星和羟基氯喹能够协同增强抗脑胶质瘤效果。另一方面，PD-L1 作为一种最为常见的免疫抑制性的分子，在介导免疫逃逸过程中起到了主导的作用。PD-L1 单抗能够阻断 PD-1/PD-L1 的相互作用，提高了抗脑胶质瘤的免疫原性，抑制免疫抑制因子的分泌以及免疫抑制细胞的分化。体内研究结果表明联合给予该共载多柔比星和羟基氯喹的功能纳米粒以及 PD-L1 单抗进一步增强了荷脑胶质瘤小鼠的治疗效果。同时，该联合给药方案也提高了荷脑胶质瘤小鼠的记忆免疫原性，有效地降低了脑胶质瘤的复发。该策略的有效性为设计更为有效的以及更加个性化的脑胶质瘤联合治疗方案打开了思路。

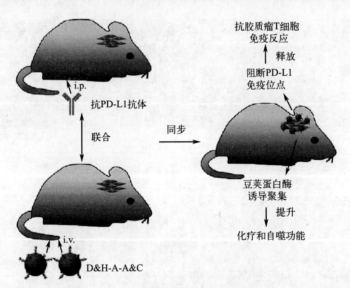

图 3.15　可聚合的抗 PD-L1 抗体纳米粒改善脑胶质瘤的治疗示意

摘自：Shaobo R，Rou X，Lin Q，et al. Aggregable nanoparticles-enabled chemotherapy and autophagy inhibition combined with anti-PD-L1 antibody for improved glioma treatment. Nano Letters，2019，19（11）：8318-8332.

相较于传统治疗方案，纳米递送系统为脑胶质瘤的治疗提供了新的选择。纳米药物以其精确的尺寸、形状为优势，与表面靶向配体相结合，可突破血脑屏障的阻碍，有效递送治疗药物至肿瘤部位。然而，纳米药物除了在人体的降解方式及排泄路径仍不明确之外，还存在个体差异与重复性等问题。因此，纳米粒在治疗脑胶质瘤的应用研究仍处于早期阶段，距离临床转化仍存在许多挑战。

二、外泌体

目前，脑胶质瘤治疗以手术切除为主，但由于其高侵袭性、快速生长的特性，传统手术难以切除干净，导致预后不良和生存时间短。因此，临床上将化学药物疗法结合手术切除治疗，以此抑制肿瘤生长，提高患者的存活率。然而两种生物屏障（血脑屏障和血脑肿瘤屏障），几乎阻碍了所有大分子以及98％的小分子药物对脑肿瘤的治疗。此外，大部分抗癌药物本身携带极强的生物毒性，如何有效地负载药物并降低其生物毒性也是选择药物递送系统的一大难点。

外泌体是由细胞产生的纳米级别的细胞外囊泡，大小为30～150nm，含有源自亲本细胞的蛋白质、核酸和脂质等多种活性分子，用于细胞间的信号传递。外泌体作为一类内源性的药物载体，具有生物相容性高、免疫原性低、可生物降解、载药能力强、能够穿越血脑屏障等优点。然而，外泌体在缺乏特异性修饰时难以靶向，另外通过静脉给药后，肝脏组织会摄取大部分无特异性靶向的外泌体，药物递送效果大打折扣。因此，程国胜研究团队设计开发了Angiopep-2和TAT双重靶向功能化外泌体应用于脑胶质瘤治疗，以望提高胶质瘤部位的药物浓度，实现增效减毒作用。Angiopep-2多肽可以特异靶向低密度脂蛋白受体（LRP-1），而LRP-1在脑毛细血管内皮细胞和脑胶质瘤细胞上高表达。另外，跨膜多肽TAT是一种高效细胞穿膜肽，可以提高外泌体血脑屏障的渗透性和肿瘤组织的穿透性。所以，功能化载药外泌体可提高肿瘤区域治疗药物的浓度，达到最佳治疗效果（图3.16）。

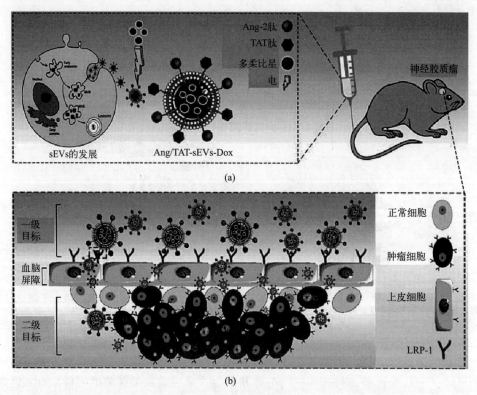

图3.16　Angiopep-2/TAT双修饰外泌体用于治疗脑胶质瘤

摘自：Zhanchi Z，Yuanxin Z，Ying H，et al. Specific anti-glioma targeted-delivery strategy of engineered small extracellular vesicles dual-functionalised by Angiopep- and TAT peptides. J Extracell Vesicles，2022，11（8）：1-16.

临床上治疗脑胶质瘤的挑战主要是血脑屏障和以治疗剂量向肿瘤递送抗癌药物。外泌体作为天然的内源性载体，能够有效负载药物穿透血脑屏障治疗肿瘤，是一种极具潜力的药物递送系统。然而，外泌体穿越血脑屏障的分子机制仍不清楚，并且缺乏治疗脑肿瘤的可靠靶向能力，这可能导致对非预期器官或组织的副作用，从而严重阻碍其在肿瘤治疗中的应用。

三、水凝胶

继手术、放化疗等常规治疗方式之后，近几年新兴的光热治疗引起了肿瘤界的关注。光热治疗是通过激光在组织局部产生高热量来定点杀死肿瘤细胞而不产生全身毒性。有研究表明，光热治疗联合化疗及其他治疗方式能有效抗肿瘤，减少肿瘤复发率等。赵桂芳合成了一种可同时装载抗肿瘤多肽和光热试剂的新型水凝胶，通过光热效应和肿瘤杀伤效应对脑胶质瘤进行双重抑制。

目前尚没有针对恶性脑肿瘤尤其是多形性神经胶质母细胞瘤成功的免疫治疗方案。GBM肿瘤微环境高度复杂，多重因素限制了GBM免疫治疗策略的开发，其中细胞毒性T细胞匮乏和免疫抑制型细胞（如Treg）聚集是制约GBM免疫治疗的主要因素之一。根据WHO对GBM的最新分型标准，GBM分为IDH野生型、IDH突变型和NOS型，其中90%以上GBM IDH突变为IDH1型突变。IDH1和IDO1是两种典型的与免疫抑制相关的生物标志物，通过深入的生物信息学分析和数据挖掘，研究者发现两者mRNA在GBM患者肿瘤组织中均呈现高表达，而且两者均表现出与患者生存期的负相关性。通过GBM患者临床样本分析，研究者进一步确证了肿瘤组织IDH1和IDO1的表达水平明显高于癌旁正常脑组织。IDH1突变可下调IFN-γ诱导型趋化因子CXCL10，从而降低对活化T细胞的招募，导致活化T细胞不能高效进入中枢神经系统。IDO1可促进色氨酸向犬尿氨酸的转变，增加免疫抑制型Treg细胞在肿瘤组织的聚集。通过沉默IDO1调控肿瘤氨基酸代谢，可缓解Treg细胞相关的免疫抑制作用。姜新义教授团队构建了一种可原位重塑肿瘤免疫微环境的仿生纳米免疫调节剂-水凝胶超结构递药系统，并成功应用于IDH1突变型恶性脑胶质瘤的术后免疫治疗（图3.17）。该水凝胶系统一方面可增加T细胞的激活和脑内募集；另一方面可调控氨基酸代谢消除Treg细胞的抑制作用，从而重塑"热"的肿瘤杀伤免疫微环境，阻止术后胶质瘤的复发。该系统具有优良的生物相容性、可注射性、滞留性和药物贮库功能，可无缝衔接现行的临床手术治疗方案，通过多种途径级联重塑肿瘤杀伤的免疫微环境，遏制术后GBM的复发。腔内凝胶给药提供了一种方便有效的方法，可以与临床手术无缝结合，以促进与临床手术实践的更好协调，并可以在临床上广泛应用于手术后残留的癌细胞。

四、微针

胶质母细胞瘤作为最常见和最具侵袭性的原发性脑肿瘤，其标准治疗策略仍为手术后化疗和放疗。然而，传统手术难以或不可能根除肿瘤。局部化疗因其能够绕过血脑屏障，较长时间在肿瘤部位维持有效药物剂量，同时极大降低系统毒性而受到广泛关注。基于颅内植入物的靶向药物递送策略，如生物可降解聚合物，已被提议绕过血脑屏障，并提供适合患者预后的药物。但仍存在以下缺点：药物需深部注射；缺乏同时递送多种药物的载体；植入物与脑组织的硬度不匹配；降解产物引起的副作用。基于这些问题，有研究团队开发了一种异质性丝微针（SMN）贴片，该贴片可在时空和顺序上为GBM提

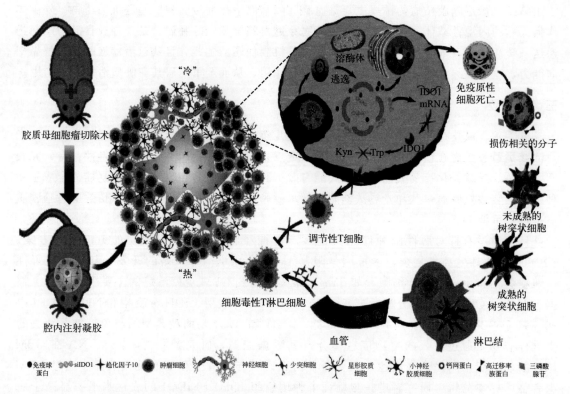

图 3.17　在术后脑胶质瘤的小鼠模型中，腔内输送水凝胶系统的示意

摘自：Jing Z，Chen C，Anning L，et al. Immunostimulant hydrogel for the inhibition of malignant glioma relapse post-resection. Nat Nanotechnol，2021，16（5）：538-548.

供多种治疗药物，对肿瘤进行联合治疗（图 3.18）。生物相容性和可生物降解的 SMN 贴片可随时间缓慢溶解，手术切除后可迅速释放凝血酶止血；长期释放替莫唑胺可阻断肿瘤细胞 DNA 的正常复制（DNA 烷基化）并促进细胞凋亡。贝伐单抗的远程触发释放可抑制新生血管生成并切断营养供应以实现"饥饿疗法"。通过时空顺序输送的各种药物的联合管理，可以系统地调节肿瘤细胞的微环境，并以可控的方式治疗 GBM。待其释放药物后可完全降解消失，无须二次手术取出，且降解产物不会引起免疫炎症反应。笔者研究团队还开发出一种联合电势驱动和超声介导的微针贴片，可以实现药物的定向连续递送，为大分子药物脑部肿瘤治疗提供了新的思路。

五、脂质体

脑胶质瘤约占颅内肿瘤的 45%，具有生长速度快、高侵袭性等特点，并且由于血脑屏障的存在，用手术、放化疗等传统治疗手段很难治愈。脂质体具有无毒性、低免疫原性等特性，用亲水性的聚乙二醇长链修饰脂质体，可显著提高其体内循环时间。在脑靶向药物递送系统中，低密度脂蛋白受体相关蛋白 1（LRP1）常被用于促进受体介导的转胞吞作用。LRP1 在脑毛细血管内皮细胞和脑胶质瘤细胞上高表达。Angiopep-2 多肽对 LRP1 具有高度亲和性，TAT 肽是一种公认的高效细胞穿膜肽，Angiopep-2 和 TAT 双配体修饰的脂质体（Ang-TAT-LIP）可高效地穿透血脑屏障并进一步靶向脑胶质瘤细胞。该脂质体颗粒大小均匀、分散性和血清稳定性较好。体外细胞摄取实验表明 Ang-TAT-LIP 可以在体外特异性靶

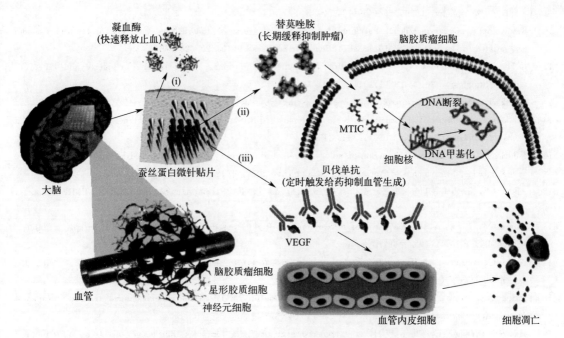

图 3.18　蚕丝蛋白微针贴片用于脑胶质瘤治疗的颅内多药物递送机制

摘自：Zijing W，Zhipeng Y，Jianjuan J，et al. Silk microneedle patch capable of on-demand multidrug delivery to the brain for glioblastoma treatment. Advanced Materials，2022，34（1）：1-12.

向 LRP1 高表达的脑胶质瘤细胞，并高效地进入细胞内部，是一种具有应用潜力的脑胶质瘤靶向脂质体药物载体。

参考文献

[1] Schneider R B，Iourinets J，Richard I H，et al. Parkinson's disease psychosis：presentation，diagnosis and management. Neurodegener Disease Management，2017，7（6）：365-376.

[2] Raza C，Anjum R，Shakeel N U A，et al. Parkinson's disease：mechanisms，translational models and management strategies. Life Sciences，2019，226：77-90.

[3] Liu L，Yang S，Wang H. Alpha-lipoic acid alleviates ferroptosis in the MPP（＋）-induced PC12 cells via activating the PI3K/Akt/Nrf2 pathway. Cell Biology International，2021，45（2）：422-431.

[4] Coles L D，Tuite P J，Öz G，et al. Repeated-dose oral N-acetylcysteine in Parkinson's disease：pharmacokinetics and effect on brain glutathione and oxidative stress. Journal of Clinical Pharmacology，2018，58（2）：158-167.

[5] Pan Q，Ban Y，Khan S，et al. Antioxidant activity of calycosin against alpha-synuclein amyloid fibrils-induced oxidative stress in neural-like cells as a model of preventive care studies in Parkinson's disease. International Journal of Biological Macromolecules，2021，182：91-97.

[6] Liu W W，Wei S Z，Huang G D，et al. BMAL1 regulation of microglia-mediated neuroinflammation in MPTP-induced Parkinson's disease mouse model. FASEB Journal，2020，34（5）：6570-6581.

[7] Lai F，Jiang R，Xie W，et al. Intestinal pathology and gut microbiota alterations in a methyl-4-phenyl-1，2，3，6-tetrahydropyridine（MPTP）mouse model of Parkinson's disease. Neurochemical Journal，2018，43（10）：1986-1999.

[8] Singh A，Kukreti R，Saso L，et al. Oxidative stress：a key modulator in neurodegenerative diseases. Molecules，2019，24（8）：1583

[9] Niu K，Fang H，Chen Z，et al. USP33 deubiquitinates PRKN/parkin and antagonizes its role in

mitophagy. Autophagy, 2020, 16 (4): 724-734.

[10] Konovalova J, Gerasymchuk D, Parkkinen I, et al. Interplay between microRNAs and oxidative stress in neurodegenerative diseases. International Journal of Molecular Sciences, 2019, 20 (23): 6055.

[11] Li H, Ham A, Ma T C, et al. Mitochondrial dysfunction and mitophagy defect triggered by heterozygous GBA mutations. Autophagy, 2019, 15 (1): 113-130.

[12] Tanaka K. The PINK1-Parkin axis: an overview. Neuroscience Research, 2020, 159: 9-15.

[13] Choong C J, Okuno T, Ikenaka K, et al. Alternative mitochondrial quality control mediated by extracellular release. Autophagy, 2021, 17 (10): 2962-2974.

[14] Buhlman L M. Parkin loss-of-function pathology: Premature neuronal senescence induced by high levels of reactive oxygen species? Mechanisms of Ageing and Development, 2017, 161: 112-120.

[15] Allen G F, Toth R, James J, et al. Loss of iron triggers PINK1/Parkin-independent mitophagy. EMBO Reports, 2013, 14 (12): 1127-35.

[16] Pajares M, I Rojo A, Manda G, et al. Inflammation in Parkinson's disease: mechanisms and therapeutic implications. Cells, 2020, 9 (7): 1687.

[17] Boulos C, Yaghi N, El Hayeck R, et al. Nutritional risk factors, microbiota and Parkinson's disease: what is the current evidence? Nutrients, 2019, 11 (8): 1896.

[18] Zhang Q S, Heng Y, Mou Z, et al. Reassessment of subacute MPTP-treated mice as animal model of Parkinson's disease. Acta Pharmacologica Sinica, 2017, 38 (10): 1317-1328.

[19] Hsu H T, Yang Y L, Chang W H, et al. Hyperbaric oxygen therapy improves Parkinson's disease by promoting mitochondrial biogenesis via the SIRT-1/PGC-1α pathway. Biomolecules, 2022, 12 (5): 661.

[20] Qiao C, Zhang L X, Sun X Y, et al. Caspase-1 deficiency alleviates dopaminergic neuronal death via inhibiting caspase-7/AIF pathway in MPTP/p mouse model of Parkinson's disease. Molecular Neurobiology, 2017, 54 (6): 4292-4302.

[21] Mochizuki H, Hayakawa H, Migita M, et al. An AAV-derived Apaf-1 dominant negative inhibitor prevents MPTP toxicity as antiapoptotic gene therapy for Parkinson's disease. Proceedings of the National Academy Science of the United States of America, 2001, 98 (19): 10918-10923.

[22] Yang K, Chen Z, Gao J, et al. The key roles of GSK-3β in regulating mitochondrial activity. Cellular Physiology And Biochemistry, 2017, 44 (4): 1445-1459.

[23] Wu H, Liu X, Gao Z Y, et al. Icaritin provides neuroprotection in Parkinson's disease by attenuating neuroinflammation, oxidative stress, and energy deficiency. Antioxidants (Basel), 2021, 10 (4): 529.

[24] Liu J, Liu W, Lu Y, et al. Piperlongumine restores the balance of autophagy and apoptosis by increasing BCL2 phosphorylation in rotenone-induced Parkinson disease models. Autophagy, 2018, 14 (5): 845-861.

[25] Wu H M, Li T, Wang Z F, et al. Mitochondrial DNA variants modulate genetic susceptibility to Parkinson's disease in Han Chinese. Neurobiology of Disease, 2018, 114: 17-23.

[26] Li D W, Wang Y D, Zhou S Y, et al. α-Lipoic acid exerts neuroprotective effects on neuronal cells by upregulating the expression of PCNA via the P53 pathway in neurodegenerative conditions. Molecular Medicine Reports, 2016, 14 (5): 4360-4366.

[27] Saha T, Roy S, Chakraborty R, et al. Mitochondrial DNA haplogroups and three independent polymorphisms have no association with the risk of Parkinson's disease in east indian population. Neurology India, 2021, 69 (2): 461-465.

[28] Sampson T R, Debelius J W, Thron T, et al. Gut microbiota regulate motor deficits and neuroinflammation in a model of Parkinson's disease. Cell, 2016, 167 (6): 1469-1480.

[29] Gonzalez-Hunt C P, Sanders L H. DNA damage and repair in Parkinson's disease: recent advances and new opportunities. Journal of Neuroscience, 2021, 99 (1): 180-189.

[30] Grünewald A, Rygiel K A, Hepplewhite P D, et al. Mitochondrial DNA depletion in respiratory chain-deficient Parkinson disease neurons. Annals of Neurology, 2016, 79 (3): 366-378.

[31] Sun M F, Zhu Y L, Zhou Z L, et al. Neuroprotective effects of fecal microbiota transplantation on MPTP-induced

Parkinson's disease mice: gut microbiota, glial reaction and TLR4/TNF-α signaling pathway. Brain, Behavior, and Immunity, 2018, 70: 48-60.

[32] Lauritzen I, Pardossi-Piquard R, Bourgeois A, et al. Does intraneuronal accumulation of carboxyl-terminal fragments of the amyloid precursor protein trigger early neurotoxicity in Alzheimer's disease? Current Alzheimer Research, 2019, 16 (5): 453-457.

[33] Rocha E M, De Miranda B, Sanders L H. Alpha-synuclein: pathology, mitochondrial dysfunction and neuroinflammation in Parkinson's disease. Neurobiology of Disease, 2018, 109 (Pt B): 249-257.

[34] Williams G P, Schonhoff A M, Jurkuvenaite A, et al. CD4 T cells mediate brain inflammation and neurodegeneration in a mouse model of Parkinson's disease. Brain, 2021, 144 (7): 2047-2059.

[35] Su Y, Deng M F, Xiong W, et al. MicroRNA-26a/death-associated protein kinase 1 signaling induces synucleinopathy and dopaminergic neuron degeneration in Parkinson's disease. Biological Psychiatry, 2019, 85 (9): 769-781.

[36] Chen G F, Xu T H, Yan Y, et al. Amyloid beta: structure, biology and structure-based therapeutic development. Acta Pharmacologica Sinica, 2017, 38 (9): 1205-1235.

[37] Iadanza M G, Jackson M P, Hewitt E W, et al. A new era for understanding amyloid structures and disease. National Reviews Molecular Cell Biology, 2018, 19 (12): 755-773.

[38] Ashrafian H, Zadeh E H, Khan R H. Review on Alzheimer's disease: inhibition of amyloid beta and tau tangle formation. International Journal of Biological Macromolecules, 2021, 167: 382-394.

[39] Fitzpatrick A W P, Falcon B, He S, et al. Cryo-EM structures of tau filaments from Alzheimer's disease. Nature, 2017, 547 (7662): 185-190.

[40] Reiss A B, Arain H A, Stecker M M, et al. Amyloid toxicity in Alzheimer's disease. Reviews in Neurosciences, 2018, 29 (6): 613-627.

[41] Pinheiro L, Faustino C. Therapeutic strategies targeting amyloid-β in Alzheimer's disease. Current Alzheimer Research, 2019, 16 (5): 418-452.

[42] Qiang W, Yau W M, Lu J X, et al. Structural variation in amyloid-β fibrils from Alzheimer's disease clinical subtypes. Nature, 2017, 541 (7636): 217-221.

[43] Fonar G, Polis B, Sams D S, et al. Modified snake α-neurotoxin averts β-Amyloid binding to α7 nicotinic acetylcholine receptor and reverses cognitive deficits in Alzheimer's disease mice. Molecular Neurobiology, 2021, 58 (5): 2322-2341.

[44] Esquerda-Canals G, Montoliu-Gaya L, Güell-Bosch J, et al. Mouse models of Alzheimer's disease. Journal of Alzheimer's Disease, 2017, 57 (4): 1171-1183.

[45] Kikuchi K, Kidana K, Tatebe T, et al. Dysregulated metabolism of the amyloid-β protein and therapeutic approaches in Alzheimer disease. Journal of Cellular Biochemistry, 2017, 118 (12): 4183-4190.

[46] Baik S H, Kang S, Lee W, et al. A breakdown in metabolic reprogramming causes microglia dysfunction in Alzheimer's disease. Cell Metabolism, 2019, 30 (3): 493-507.

[47] Duan Y, Ye T, Qu Z, et al. Brain-wide Cas9-mediated cleavage of a gene causing familial Alzheimer's disease alleviates amyloid-related pathologies in mice. Nature Biomedical Engineering, 2022, 6 (2): 168-180.

[48] Song X J, Zhou H Y, Sun Y Y, et al. Phosphorylation and glycosylation of amyloid-β protein precursor: the relationship to trafficking and cleavage in Alzheimer's disease. Journal of Alzheimer's disease, 2021, 84 (3): 937-957.

[49] Cieślik M, Czapski G A, Wójtowicz S, et al. Alterations of transcription of genes coding anti-oxidative and mitochondria-related proteins in amyloid β toxicity: relevance to Alzheimer's disease. Molecular Neurobiology, 2020, 57 (3): 1374-1388.

[50] Naseri N N, Wang H, Guo J, et al. The complexity of tau in Alzheimer's disease. Neuroscience Letters, 2019, 705: 183-194.

[51] van der Kant R, Goldstein L S B, Ossenkoppele R. Amyloid-β-independent regulators of tau pathology in Alzheimer disease. Nature Reviews Neuroscience, 2020, 21 (1): 21-35.

[52] Drummond E, Pires G, MacMurray C, et al. Phosphorylated tau interactome in the human Alzheimer's disease brain. Brain, 2020, 143 (9): 2803-2817.

[53] Blennow K, Zetterberg H. Biomarkers for Alzheimer's disease: current status and prospects for the future. Journal of Internal Medicine, 2018, 284 (6): 643-663.

[54] Kandimalla R, Manczak M, Yin X, et al. Hippocampal phosphorylated tau induced cognitive decline, dendritic spine loss and mitochondrial abnormalities in a mouse model of Alzheimer's disease. Human Molecular Genetics, 2018, 27 (1): 30-40.

[55] Walker L C. Prion-like mechanisms in Alzheimer disease. Handbook of Clinical Neurology, 2018, 153: 303-319.

[56] Duyckaerts C, Clavaguera F, Potier M C. The prion-like propagation hypothesis in Alzheimer's and Parkinson's disease. Current Opinion in Neurology, 2019, 32 (2): 266-271.

[57] Fornari S, Schäfer A, Jucker M, et al. Prion-like spreading of Alzheimer's disease within the brain's connectome. Journal of the Royal Society Interface, 2019, 16 (159): 20190356.

[58] Padilla-Zambrano H S, García-Ballestas E, Quiñones-Ossa G A, et al. The prion-like properties of amyloid-beta peptide and tau: is there any risk of transmitting Alzheimer's disease during neurosurgical interventions? Current Alzheimer Research, 2020, 17 (9): 781-789.

[59] Lima-Filho R A S, Oliveira M M. A role for cellular prion protein in late-onset Alzheimer's disease: evidence from preclinical studies. Journal of Neuroscience, 2018, 38 (9): 2146-2148.

[60] Guo T, Zhang D, Zeng Y, et al. Molecular and cellular mechanisms underlying the pathogenesis of Alzheimer's disease. Molecular Neurodegeneration, 2020, 15 (1): 40.

[61] Busche M A, Hyman B T. Synergy between amyloid-β and tau in Alzheimer's disease. Nature Neuroscience, 2020, 23: 1183-1193.

[62] Wang S, Colonna M. Microglia in Alzheimer's disease: a target for immunotherapy. Journal of Leukocyte Biology, 2019, 106 (1): 219-227.

[63] Usman M B, Bhardwaj S, Roychoudhury S, et al. Immunotherapy for Alzheimer's disease: current scenario and future perspectives. Journal of Prevention of Alzheimer's disease, 2021, 8 (4): 534-551.

[64] Loureiro J C, Pais M V, Stella F, et al. Passive antiamyloid immunotherapy for Alzheimer's disease. Current Opinion in Psychiatry, 2020, 33 (3): 284-291.

[65] Panza F, Lozupone M, Seripa D, et al. Amyloid-β immunotherapy for alzheimer disease: is it now a long shot? Annals of Neurology, 2019, 85 (3): 303-315.

[66] Mutoh T, Mutoh T, Taki Y, et al. Therapeutic potential of natural product-based oral nanomedicines for stroke prevention. Journal of Medicinal Food, 2016, 19: 521-527.

[67] Members W G, Mozaffarian D, Benjamin E J, et al. Heart disease and stroke statistics-2016 update: a report from the American heart association. Circulation, 2016, 133: 38-360.

[68] Zhao D, Liu J, Wang M, et al. Epidemiology of cardiovascular disease in China: current features and implications. Nature Reviews Cardiology, 2016, 16: 203-212.

[69] Jessica M, Romuald G, Sean P, et al. Cerebral hemorrhage: pathophysiology, treatment, and future directions. Circulation Research, 2022, 130: 1204-1229.

[70] Timmis A, Roobottom C A. National institute for health and care excellence updates the stable chest pain guideline with radical changes to the diagnostic paradigm. Heart, 2017, 103: 982-986.

[71] Dinh Q N, Drummond G R, Sobey C G, et al. Cell-specific mineralocorticoid receptors: future therapeutic targets for stroke. Neural Regeneration Research, 2016, 11: 1230-1231.

[72] Mackman N, Bergmeier W, Stouffer G A, et al. Therapeutic strategies for thrombosis: new targets and approaches. Nature Reviews Drug Discovery, 2020, 19: 333-352.

[73] Earley C J, Kittner S J, Feeser B R, et al. Stroke in children and sickle-cell disease: baltimore washington cooperative young stroke study. Neurology, 1998, 51: 169-176.

[74] Cupaioli F A, Zucca F A, Boraschi D, et al. Engineered nanoparticles. How brain friendly is this new guest? Progress in Neurobiology, 2014, 119/120: 20-38.

[75] Kong S D, Lee J, Ramachandran S, et al. Magnetic targeting of nanoparticles across the intact blood-brain barrier. Journal of Controlled Release, 2012, 164: 49-57.

[76] Saraiva C，Praça C，Ferreira R，et al. Nanoparticlemediated brain drug delivery：overcoming blood-brain barrier to treat neurodegenerative diseases. Journal of Controlled Release，2016，235：34-47.

[77] Martinez-Veracoechea F J，Frenkel D. Designing super selectivity in multivalent nano-particle binding. Proceedings of the National Academy of Sciences，2011，108：10963-10968.

[78] 曹意，蒋晨. 脑靶向纳米药物递释系统研究进展. 基础医学与临床，2022，42：2-14.

[79] Lu Y，Li C，Chen Q，et al. Microthrombus - targeting micelles for neurovascular remodeling and enhanced microcirculatory perfusion in acute ischemic stroke. Advanced Materials，2019，31：1-12.

[80] Zanuy D，Puiggalí-Jou A，Conflitti P，et al. Aggregation propensity of therapeutic fibrin-homing pentapeptides：insights from experiments and molecular dynamics simulations. Soft Matter，2020，16：10169-10179.

[81] Zenych A，Fournier L，Chauvierre C. Nanomedicine progress in thrombolytic therapy. Biomaterials，2020，258：1-67.

[82] Bao X，Wei J，Feng M，et al. Transplantation of human bone marrow-derived mesenchymal stem cells promotes behavioral recovery and endogenous neurogenesis after cerebral ischemia in rats. Brain Research，2011，1367：103-113.

[83] Tung Y S，Vlachos F，Feshitan J A，et al. The mechanism of interaction between focused ultrasound and microbubbles in blood-brain barrier opening in mice. Journal of the Acoustical Society of America，2011，130：3059-3067.

[84] Lv W，Li W Y，Xu X Y，et al. Bone marrow mesenchymal stem cells transplantation promotes the release of endogenous erythropoietin after ischemic stroke. Neural Regeneration Research，2015，10：1265-1270.

[85] Smith J A，Das A，Ray S K，et al. Role of pro-inflammatory cytokines released from microglia in neurodegenerative diseases. Brain Research，2012，87：10-20.

[86] Lemmens R，Steinberg G K. Stem cell therapy for acute cerebral injury：what do we know and what will the future bring? Current Opinion in Neurology，2013，26：617-625.

[87] Massensini A R，Ghuman H，Saldin L T，et al. Concentration-dependent rheological properties of ECM hydrogel for intracerebral delivery to a stroke cavity. Acta Biomater，2015，27：116-130.

[88] Woerly S，Laroche G，Marchand R，et al. Intracerebral implantation of hydrogel-coupled adhesion peptides：tissue reaction. Journal of Neural Transplantation & Plasticity，1995，5：245-255.

[89] Nicholls F J，Rotz M W，Ghuman H，et al. DNA-gadolinium-gold nanoparticles for *in vivo* T1 MR imaging of transplanted human neural stem cells. Biomaterials，2015，77：291-306.

[90] Chhabda S，Carney O，D'Arco F，et al. The 2016 world health organization classification of tumours of the central nervous system：what the paediatric neuroradiologist needs to know. Quantitative Imaging in Medicine and Surgery，2016，6：486-489.

[91] Louis D N，Perry A，Burger P，et al. International society of neuropathology-haarlem consensus guidelines for nervous system tumor classification and grading. Brain Pathology，2014，24：429-435.

[92] Ruan S，Hu C，Tang X，et al. Increasedgold nanoparticle retention in brain tumors by in situ enzyme-induced aggregation. American Chemical Society Nano，2016，22（10）：10086-10098.

[93] Hamza M A，Gilbert M. Targeted therapy in gliomas. Current Oncology Reports，2014，16：1-14.

[94] Wei X，Zhan C，Chen X，et al. Retro-inverso isomer of angiopep-2：a stable d-peptide ligand inspires brain-targeted drug delivery. Molecular Pharmaceutics，2014，11：3261-3268.

[95] Omuro A，Deangelis L M. Glioblastoma and other malignant gliomas：a clinical review. Journal of the American Medical Association，2013，310：1842-1850.

[96] Zong T，Mei L，Gao H，et al. Enhanced glioma targeting and penetration by dual-targeting liposome co-modified with T7 and TAT. Journal of Pharmaceutical Sciences，2014，103：3891-3901.

[97] Xin H，Jiang X，Gu J，et al. Angiopep-conjugated poly (ethylene glycol)-co-poly (e-caprolactone) nanoparticles as dual-targeting drug delivery system for brain glioma. Biomaterials，2011，32：4293-4305.

[98] Zhang J，Chen C，Li A，et al. Immunostimulant hydrogel for the inhibition of malignant glioma relapse post-resection. Nature Nanotechnology，2021，16：538-548.

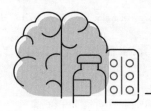

第四章

脑部疾病的动物模型

基于医学研究历史，人们发现以人体作为试验对象来推动医学的发展是相当困难的，受到时间、空间以及人道主义和方法学上的限制，而动物模型则避免了这些限制。人类疾病的动物模型（animal model of human diseases）是生物医学科学研究中所建立的具有人类疾病模拟性表现的动物实验对象和材料。生物医学研究的进展往往依赖于使用动物模型作为实验假说和临床假说的实验基础，可以通过对动物疾病和生命现象的研究，推用到人类，深入探讨疾病的发病及疗效机制。人脑作为人体中最高级且最神秘的部分，研究风险大，疾病复制困难，学者对脑部疾病的研究进展缓慢，动物模型的建立对人脑奥秘的研究尤为重要。

脑部疾病主要分为感染性疾病、变性疾病、缺氧与脑血管病、脱髓鞘疾病、脑部肿瘤以及常见并发症。本章节介绍了阿尔茨海默病、帕金森病等脑部疾病的动物模型的建立与特点。

》 第一节　神经系统变性疾病 《

变性疾病是一组原因不明的以神经元原发性变性为主要病变的中枢神经系统疾病。其共同病变特点在于选择性地累及某 1～2 个功能系统的神经元，引起受累部位神经元萎缩、死亡和星形胶质细胞增生，从而产生受累部位特定的临床表现，主要的变性疾病的受累部位和临床表现见表 4.1。

表 4.1　主要变性疾病的受累部位和临床表现

受累部位	疾病类型	主要表现
大脑皮质	阿尔茨海默病、皮克病	痴呆
基底节和脑干	亨廷顿病、帕金森病进行性核上性麻痹和多系统萎缩	运动障碍
小脑和脊髓	Friedrich 共济失调和共济失调性毛细血管扩张症	共济失调
运动神经元	肌萎缩性脊髓侧索硬化及脊髓性肌萎缩	肌无力

一、阿尔茨海默病

阿尔茨海默病是以进行性痴呆为主要临床表现的大脑变性疾病，是老年人群痴呆的最主要原因。AD 的确切病因和发病机制尚不明，是一种复杂的多因素疾病，目前仅发现发生于人类。AD 在脑中表现为 Aβ 蛋白在脑实质和血管系统的细胞外斑块中的病理性积聚（脑淀粉样血管病，CAA），以及异常磷酸化的 tau 在神经元内积聚（神经原纤维缠结，NFT）。

如图 4.1 所示，AD 的特征包括家族性早发性（EOAD；约占 5%，发病年龄＜65 岁）和散发性晚发性（sAD；约占 95%，发病年龄＞65 岁）。自从 1995 年建立了第一个具有大量淀粉样斑块的转基因小鼠模型以来，许多新的具有不同 AD 相关病理表型的转基因模型不断涌现。转基因模型的发展为了解阿尔茨海默病的发病机制提供了很多参考，为这一类无法在人类身上研究的问题找到了出路。因此，使用 AD 转基因模型的研究数量迅速增加。

EOAD 是由 APP、PSEN1 或 PSEN2 的常染色体显性突变引起的。且研究证实所有主要的转基因啮齿动物模型都表达了 APP 和 PSEN1。而 sAD 的发病机制与 20 多个基因相关，其中 *ApoE4*、*TREM2* 两个基因的影响最大。sAD 的最佳动物模型是非人类灵长类动物。图 4.1 中展示的动物模型中存在前缠结病理，但不足以表明存在神经原纤维缠结病理。只有 3xTg 小鼠表现出 AD 的所有三种病理特征。目前，阿尔茨海默病的主要动物模型包括以下几种类型：转基因动物模型、自然动物模型和人工干预动物模型。

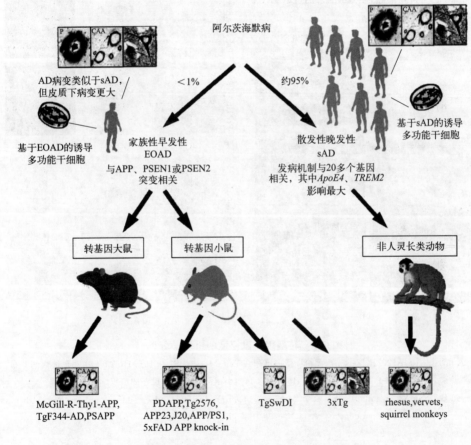

图 4.1　阿尔茨海默病主要动物模型示意

P—斑块；CAA—脑淀粉样血管病；T—神经原纤维缠结

注：每个模型中一致存在的神经病理学特征显示在方框中。

摘自：Drummond E，Wisniewski T. Alzheimer's disease：experimental models and reality. Acta Neuropathologica，2017，133（2）：155-175.

1. 转基因动物模型

(1) 非生理模型

① 转基因小鼠模型

大多数 AD 研究中使用的动物模型都是转基因小鼠。图 4.2 显示，野生型小鼠 APP（695 亚型）与人类 APP 的序列相似度达到 97%。然而，它们的 Aβ 序列存在三种氨基酸（R5G、Y10F 和 H13R）的差异，这阻碍了 Aβ 的聚集和淀粉样斑块的形成。因此，在小鼠体内形成淀粉样斑块需要表达人类 APP。最初的转基因模型是通过在小鼠中表达人类 APP 来建立的。然而，尽管这些转基因小鼠产生更多的 Aβ，但并未持续展现出广泛的与 AD 相关的神经病理学特征。相反，表达与 FAD 相关突变的人类 APP 的转基因模型显示斑块病理学和其他与 AD 相关的病理特征。

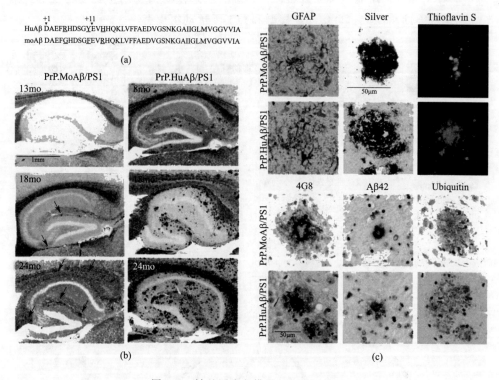

图 4.2　转基因小鼠模型的组织学分析

（a）人和小鼠 Aβ 序列的比较；（b）淀粉样蛋白沉积在 PrP. MoAβ/PS1 和 PrP. HuAβ/PS1 小鼠体内的分布；
（c）PrP. MoAβ/PS1 和 PrP. HuAβ/PS1 小鼠淀粉样斑块形态的组织学比较

摘自：Xu G，Ran Y，Fromholt S E，et al. Murine Aβ over-production produces diffuse and compact Alzheimer-type amyloid deposits. Acta Neuropathologica Communications，2015，3：72.

a. 表达人 APP 和 FAD 突变 PSEN1 的转基因小鼠　最初，研究人员建立了表达单个与 FAD 相关突变的转基因小鼠模型。首先是 PDAPP 小鼠，在 PDGF-β 启动子的调节下表达人类 APP Indiana 突变（APPV717F）。这些小鼠表现出显著的 APP 过表达（超过 10 倍），产生与人类 AD 相关的病理学特征，包括皮质和海马中的斑块形成、CAA、胶质增生、突触功能障碍和认知障碍。其次是 Tg2576 小鼠，它们表达具有 PrP 启动子驱动的双瑞典突变（APPK670N/M671L）的人类 APP。这导致显著过量的 APP 表达（超过 5 倍），并在额叶、颞叶、内嗅皮质、海马和小脑中产生弥散性斑块。该模型显示出 CAA、突触损伤、胶质增生和记忆受损等特征。第三个模型是 APP23 小鼠，它们表达由 Thy1 启动子驱动的 APP751 亚型。这些小鼠表现出更加明显的 CAA，快速形成致密斑块，并且在局部显示神经变性（而在 Tg2576 小鼠中未观察到这种变化）。这些转基因小鼠模型为 AD 的研究提供了有价值的工具。

尽管 APP 转基因的表达水平相似，但这些差异表明启动子和 APP 同种型可以极大地影响转基因模型中 AD 相关神经病理学的类型和时间进程。研究者们发现，同时表达多个 FAD 相关突变可以使转基因小鼠的病理变化趋于年轻化、严重化，例如表达瑞典和 Indiana 突变的 J20 小鼠、表达 APP 和 PSEN1 FAD 突变的 APP/PS1 小鼠。

APP/PS1 转基因小鼠模型由于在斑块形成上的特征，被广泛开发用于 AD 研究。每个模型的特定表型各不相同，取决于特定的 FAD 突变和所用的启动子。例如，APPK670N/M671L 和 PS1L166P 的表达导致早期斑块形成，约始于 6 周，而 APPK670N/M671L 和 PS1M146L 的表达则导致较晚的斑块形成，约为第 6 个月。而表达五种 FAD 突变（AP-PK670N/M671L、APPV717I、APPI716V、PS1M146L、PS1L286V）的 5xFAD 模型会导致 6 周时神经元内 $A\beta$ 积聚，以及 2 个月时的斑块形成。

总而言之，无论是否表达人 PSEN1，表达人 APP 的转基因小鼠都表现出明确而清晰的斑块形成，特别是在富含斑块的大脑区域，如皮质和海马。同时产生斑块相关的神经胶质增生，并且多数存在与突触损伤相关的局限性病理，如长时程增强下降和突触标志（如突触素）水平下降。此外，在空间记忆任务中表现出认知障碍。然而，模型小鼠认知障碍的发生时间比 AD 早得多，通常与转基因小鼠中斑块形成的开始时间相一致，而人的斑块形成则出现在数十年之后。

这些转基因小鼠模型缺乏 AD 症状中经典的神经变性和区域性脑萎缩，而且未出现神经原纤维缠结，尽管一些小鼠显示了可能代表"前角"的局部过度磷酸化 tau 的证据，其应用仍然受到限制。

b. 表达 tau 的转基因小鼠　野生型小鼠不会形成神经原纤维缠结。这可能是因为小鼠和人类 tau 之间的序列同源性仅为 88%，而成年小鼠只表达 4R tau 亚型，而不像人类中存在 3R 和 4R tau 亚型的混合物。研究表明，在缺乏内源性 tau 的小鼠中，只有表达人类 tau 的六种亚型才会导致缠结的形成，这表明内源性小鼠 tau 抑制了人类 tau 的聚集。常用的模型是表达具有 P301L 或 P301S 突变的 4R tau 的模型，这些模型显示出神经营养不良、神经变性、神经萎缩和运动缺陷等症状。

c. 具有斑块和缠结的转基因小鼠　只有少数动物模型能够显示斑块和缠结，这些模型依赖于同时表达突变形式的 APP、MAPT 以及 PSEN1 或 PSEN2，以促进斑块和缠结的形成。然而，研究已经证明同时大量表达斑块和缠结是困难的，而且斑块和缠结的发展通常要到老年才能观察到。

3xTg 小鼠模型被认为是最完整的 AD 病理学转基因小鼠模型。在这个模型中，神经元内 $A\beta$ 首次出现在 3～4 个月龄时，然后在大约 6 个月时出现皮质和海马中的斑块。NFT 在大约 12 个月时开始形成，最初出现在 CA1 区域，然后扩散到皮质（尽管范围较 AD 患者组织中的范围要小，见图 4.3）。从 6 个月开始，小鼠还表现出轻微和局部的神经变性、突触损伤和认知缺陷。然而，该模型仍受到机制（突变 $A\beta$ 和 tau）的限制，无法完全代表 sAD，并且以非生理的方式高度过度表达这些特征。

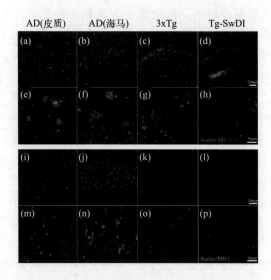

图 4.3 AD 患者与 AD 转基因小鼠模型之间的神经病理学差异（见文后彩图）

(a)(e)(i)(m)人 AD 皮质；(b)(f)(j)(n)人 AD 海马；(c)(g)(k)(o)3xTg 小鼠（28 个月大）海马和皮质；
(d)(h)(l)(p)Tg-SwDI 小鼠（16 个月大）海马和皮质中的免疫染色；(a)~(h)Aβ 的免疫组织化学
（绿色；4G8 和 6E10 抗体组合标记）和星形胶质细胞（红色；GFAP 标记）；
(i)~(p)磷酸化 tau 的免疫组织化学（绿色；PHF1 标记），Hoechst 标记细胞核；
(a)~(d)和(i)~(l)的比例尺＝200μm；(e)~(h)和(m)~(p)的比例尺＝50μm

摘自：Davis J，Xu F，Deane R，et al. Early-onset and robust cerebral microvascular accumulation of amyloid
beta-protein in transgenic mice expressing low levels of a vasculotropic Dutch/Iowa mutant form of amyloid beta-
protein precursor. Journal of Biological Chemistry，2004，279（19）：20296-20306.

d. 用于 AD 研究的独特转基因小鼠模型　为了研究 AD，科学家们开发了多种转基因小鼠模型来模拟该疾病的特定病理特征。例如，Tg-SwDI 转基因小鼠模型（含有 APPK670N/M671L、APPE693Q 和 APPD694N APP FAD 突变）是一种经典模型，它表现出 CAA 的特征。从 3 个月开始，该模型的小鼠就会出现大量纤维血管 Aβ 的积聚（主要集中在毛细血管中，与 AD 中显著的小动脉 CAA 不同），以及不明显的弥漫性实质斑块。此外，由于该模型还具有胆碱能神经元的局部神经变性和认知障碍特征，因此在测试治疗方法是否能减少血管淀粉样沉积物而不引起并发症方面具有重要意义。

e. 基因敲入模型　通过人源化小鼠 Aβ 和敲入特定 APP FAD 突变来避免其他转基因小鼠模型中存在的 APP 过度表达的混杂效应。虽然基因敲入模型向生理学的转基因模型方面向前迈出了重要的一步，但是其病理学仅在特定的多个 FAD 突变的组合敲入后才发生，并且仅表现为 FAD 模型。

② 转基因大鼠模型

转基因大鼠具有与转基因小鼠相似的表型和局限性，多种 FAD 突变的表达加速了病理学的发展。但转基因大鼠的优势在于其生理、形态和遗传特征更类似于人类。一方面，大鼠具有更大的大脑，易于脑脊液收集、电生理学研究和生物成像；另一方面，大鼠具有更丰富的行为表型，有利于进行更复杂的行为测试。TgF344-AD 大鼠能产生 NFT，但只表达内源性的大鼠 tau。所有大鼠模型都有一定程度的认知障碍，但仅在 McGill-R-Thy1-APP 大鼠中广泛表征了损伤程度。

限制转基因啮齿类动物模型应用的两个主要因素是：①模拟 FAD 而非 sAD；②模型中的病理学发展通常是非生理性的。因此寻找一个自然发生的能更准确地代表 sAD 中变化的 AD 模型至关重要。

（2）生理模型

① 非人类灵长类动物

非人类灵长类动物具有最典型的 AD 神经病理学特征，它们拥有与人类最接近的生物相似性、行为复杂性。但类人猿（黑猩猩、大猩猩和红毛猩猩）的寿命较长且存在伦理问题，因此相关的研究相对较少。类人猿在大脑中积累 Aβ，导致老年动物出现淀粉样斑块和 CAA。在大猩猩脑中观察到了含有磷酸化 tau 的局灶性神经元和神经胶质细胞，但不存在 NFT 和 tau 阳性轴突。类人猿能够形成 NFT，但仅在一例黑猩猩上观察到，仅表现出轻微的记忆损伤，而不是在 AD 中的广泛认知衰退。更多的研究是使用猴子（如恒河猴、食蟹猴、狒狒、长尾猴、松鼠猴和灰色鼠狐猴）进行的。

总之，非人类灵长类动物通常具有与年龄相关的 Aβ 病理，但 tau 病很罕见。基于先前的研究，恒河猴是研究 AD 的最实用的非人类灵长类动物模型，而松鼠猴则是研究 CAA 的最佳的非人类灵长类动物模型。

② 其他生理模型

随着年龄的增长动物会出现与 AD 相关的病理变化，最典型的例子是 Octodon degu。生理模型均为表现 sAD 的模型。然而，科学和实际的限制阻止了这些模型的广泛使用。例如，理想的模型要求具有较长的寿命，并且个体动物之间病理学存在差异性，这意味着实验昂贵而耗时。此外，认知测试标准化难以达到，也是阻碍模型选择和应用的重要方面。

（3）细胞培养模型

使用来自人体组织的实验模型可以避免由于物种差异而产生的混淆效应。来自 FAD 和 sAD 患者供体细胞的 iPSC 细胞系显示出 Aβ（尤其是 Aβ42）和 tau 过度磷酸化的产生增加。Mason A. Israel 等对两名家族性阿尔茨海默病患者的原代成纤维细胞进行了重新编程，使用荧光激活细胞分选法纯化来自分化培养物的神经元并进行表征。研究表明，在 GSK-3β 激活下的 APP 蛋白水解过程与人类神经元中 tau 蛋白磷酸化之间存在直接关系，但 Aβ 与此无关（图 4.4）。

（4）果蝇模型、线虫模型和斑马鱼模型

虽然已经证实果蝇、秀丽隐杆线虫和斑马鱼表达 AD 病理学中必需基因的直系同源物，如 APP、PSEN1、MAPT 和 bace1。然而，在无脊椎动物和人类之间，AD 相关基因的序列同源性很低，这些无脊椎动物的直系同源物通常缺乏这些基因中在 AD 病理生理学中很重要的区域。

尽管目前有许多可用的 AD 病理学模型，但没有一个模型可以复制人类 AD 的所有特征，因此这些模型均无法作为 AD（一种完整疾病）的代表性模型。在 AD 中使用实验模型时，最重要的考虑因素包括以下七个方面：①很少有模型既有斑块又有缠结，确定新治疗剂对斑块和缠结的效果，以便可以解决两者之间串扰的病理效果；②很难解释具有非生理性 Aβ 和 tau 表达的动物模型中的下游病理变化；③需考虑内源性啮齿类动物蛋白质和/或蛋白质途径可能对特定人类蛋白质的非生理表达产生不同的反应，不能假定下游效应也发生在人类中；④啮齿类动物和人类之间的内源性物种差异影响转基因啮齿类动物中人类 Aβ 的切割

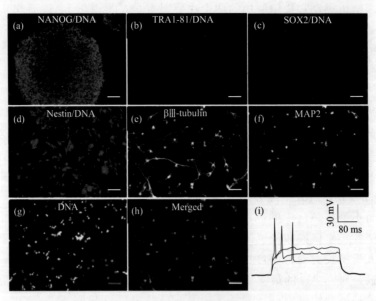

图 4.4 APPDp、sAD 和 NDC 成纤维细胞产生 iPSC 细胞系和纯化的神经元

(a)(b)iPSC 线表达 NANOG 和 TRA1-81；(c)(d)iPSC 衍生的、FACS 纯化的 NPC 表达 SOX2 和巢蛋白；(e)~(h)iPSC 衍生的、FACS 纯化的神经元表达 MAP2 和 βⅢ-微管蛋白，比例尺为 $50\mu m$；(i) 响应身体电流注入的动作电位

摘自：Games D, Adams D, Alessandrini R, et al. Alzheimer-type neuropathology in transgenic mice overexpressing V717F beta-amyloid precursor protein. Nature，1995，373（6514）：523-527.

和生物化学；⑤转基因动物模型代表 FAD 而非 sAD 的部分模型；⑥遗传学研究已经确定了多个携带 sAD 风险增加的位点；⑦人类 AD 最普遍的症状是认知障碍。

转基因模型的发展为了解 AD 的发病机制提供了希望，解答了以前无法在人类身上研究的问题。因此，使用 AD 转基因模型的研究数量迅速增加。然而，越来越多的人开始对现有转基因模型的有效性产生怀疑，特别是考虑到 AD 治疗的临床试验失败率非常高，约为99.6％。这些结果强调了一个经常被忽视的事实，即这些动物模型只是以非生理学的方式设计，仅涵盖了特定的病理特征，通常缺乏定义 AD 的其他病理学特征，如神经元损失和神经原纤维缠结的发展。这种缺乏在一定程度上可以解释为什么临床前和临床试验之间缺乏转化。因此，正确理解每个模型中确切存在的神经病理学非常重要，特别是其与人类 AD 的相关性，以更准确地解释研究结果，并增加转化为临床应用的可能性。除了转基因模型，还有许多其他动物模型被用于 AD 的临床前研究。

2. 自然动物模型

（1）自然衰老模型

模型动物的老化症状与 AD 患者相似，可自发形成，不需要干预因素，但无法自发形成 AD 典型的病理症状（如 Aβ、tau 蛋白），仅用于开展生理性老化和 AD 关系的相关研究。常用的动物包括大鼠和小鼠，大鼠的衰老期在 21～32 月龄，小鼠的衰老期在 12～24 月龄。由于造模周期长，受试动物可能出现其他疾病或者死亡，导致动物个体之间差异大或组内模型数量减少，最终导致实验失败。

（2）快速衰老模型

快速衰老小鼠（senescence-accelerated mouse，SAM）包括快速衰老系 P 系（SAMP）

和正常衰老系 R 系（SAMR）小鼠，最早由日本京都大学 Takeda 培育并命名。P 系小鼠的衰老进程表现为明显加快，并且存在 Aβ 聚集、tau 蛋白异常过度磷酸化、神经元丢失等病理变化，可作为研究衰老相关机制实验的动物模型。而 R 系小鼠由于保留了动物的正常衰老特性，可作为 P 系小鼠的对照样本。

3. 人工干预动物模型

（1）物理干预模型

AD 患者长期处于慢性缺氧的状态，故可以通过剥夺供氧的方式诱导与老化脑功能相似的能量代谢障碍。慢性缺氧动物模型经由双侧颈总动脉结扎致全脑缺血 12min，后复灌 24h，引起动物行为学障碍，并且在脑组织中出现与 AD 患者相似的病理特征。尽管该模型可以模拟 AD 的临床症状，但缺乏 AD 特异性胆碱神经损伤以及 Aβ 沉积。且由于创伤较大，不相关的干扰因素过多，易引起脑内其他部位的损伤，甚至造成模型动物的死亡。出于成功率的限制，该模型使用较少。

（2）化学干预模型

① Aβ 注射诱导模型

通过直接注射 Aβ 到实验动物的海马区产生 Aβ 沉积的方法，虽然与 AD 真实的病理生理改变接近，不需要人为损伤干预，但仅模拟了部分与人类正常衰老相关的神经改变，缺乏 AD 相关的 Aβ 沉积及 NFT，并且饲养周期长，病死率高。该模型使用的 Aβ 剂量范围在 $5\sim10\mu g$ 之间，体积多为 $5\mu L$，注射区域包括单侧海马内和双侧海马内，注射后应留针 10min，以保证溶液成分弥散。

② 东莨菪碱诱导模型

AD 患者基底前脑胆碱能神经元大量损伤或死亡，突触前乙酰胆碱的合成等均明显下降，其变化程度与患者认知功能损害的程度呈现正相关。该模型通过腹腔注射 3mg/kg 东莨菪碱 60 天，阻断小鼠大脑皮质中乙酰胆碱受体的结合位点，小鼠出现胆碱能神经系统障碍的一系列行为学变化。此模型简单易行，主要用于考察胆碱能神经系统与 AD 的关系及相关药物临床前评价，但缺乏 AD 的典型病理。

③ 侧脑室注射链佐星诱导模型

将大鼠固定于脑立体定位仪上，前颅后 1.5mm，矢状缝侧方 1.5mm 处钻孔，微量进样器注射链佐星（STZ）3mg/kg，手术第 1 天和第 3 天分别进行二次注射。该方法模拟了 AD 许多重要的特点，但动物死亡率高。该模型由 Lannert 和他的同事在 1998 年首次建立，动物出现类似 AD 的记忆障碍。

④ 冈田酸诱导模型

大鼠侧脑室注射 0.4mmol/L 1.5μL 的冈田酸则会引起神经细胞的变性、坏死，同时促进脑内异常磷酸化 tau 蛋白的形成，还会造成 Aβ 沉积，产生类似 AD 样病理特征。因为调节 tau 去磷酸化的蛋白磷酸酶主要有 PP2A、PP2B、PP2C 和 PP1。冈田酸是一种海洋生物提取物，对 PP2A 和 PP1 有选择性抑制作用。

⑤ 兴奋性毒素诱导模型

将兴奋性毒素溶于人工脑脊液中，以 $10\mu g$/只的剂量注入大鼠 Meynert 基底核中，损毁大鼠单侧 Meynert 基底核建立 AD 模型，动物表现出明显的学习记忆障碍。

⑥ 秋水仙碱诱导模型

秋水仙碱可以选择性破坏海马神经元，破坏胆碱能神经通路，使动物出现短期学习记忆障碍。方法是在侧脑室注射秋水仙碱，大鼠 $15\mu g$，小鼠 $2.8\mu g$，两周后模型成功。

⑦ 重金属诱导模型

脑内高浓度铝对神经系统的毒害作用，会促进大脑内 NFT 和 Aβ 沉积。利用这一机制，小鼠侧脑室注射 0.5% $AlCl_3 2\mu L$，每天 1 次，连续 5 天，末次注射为 15 天后，小鼠表现出明显的空间学习障碍。此外，也可以通过小鼠连续腹腔注射 $AlCl_3$ 100mg/kg（周期 50 天，隔日 1 次）的方法建立模型。

⑧ 叠氮钠诱导模型

大鼠皮下长期注射叠氮钠 NaN_3 3mg/kg，2h 皮下间断注射，每天 8 次，连续 4 周。通过叠氮钠抑制线粒体呼吸链，产生自由基，抑制能量代谢，造成线粒体损伤，导致一系列类似 AD 的病理改变。

⑨ 谷氨酸诱导模型

过量的谷氨酸可以产生严重的神经兴奋毒性，造成神经元损伤或死亡。该模型建立在新生乳鼠血脑屏障功能不全的基础上，外周注射谷氨酸 25mg/kg，40 天后小鼠肥胖，基底前脑多处神经元变性。

（3）饮食诱导模型

① 高脂饮食诱导模型

有报道指出给予动物高脂饲料饲养可以降低大脑对葡萄糖的摄取，诱导动物模型产生糖耐量降低及胰岛素抵抗，损伤神经元胰岛素受体功能，引起 tau 蛋白过度磷酸化，从而导致 NFT。具体方法是给予大鼠 2 个月的高脂饮食，但造模时间长是此模型的缺点。

② 维生素 B_1 缺乏诱导模型

维生素 B_1 缺乏诱导的能量代谢下降、糖代谢异常、氧化应激损伤、胶质细胞激活、选择性神经元丢失以及认知功能损伤，与 AD 的病理生理过程相似。通过对 8 周龄小鼠，给予维生素 B_1 剥夺饮食，结合腹腔注射硫胺素焦磷酸激酶抑制剂——吡啶硫胺，造模 13 天后取脑，模型组小鼠内侧丘脑出现典型的对称性针尖样出血，小鼠皮质、海马及丘脑均出现 Aβ 沉积，tau 蛋白磷酸化。

二、帕金森病

帕金森病又称原发性震颤麻痹（paralysis agitans），是一种纹状体黑质多巴胺能神经元损害导致的神经变性疾病，以运动功能减退为特征。PD 与纹状体黑质神经元缺失、线粒体损伤及蛋白异常蓄积有关，但其病因和确切机制迄今尚不清楚。

许多环境因素可增加 PD 的易感性，其中最密切的是 MPTP(1-甲基-4 苯基-1,2,3,6-四氢吡啶)，它可导致黑质神经元死亡，出现 Lewy 小体样包涵体。也有学者认为 PD 为加速性老化病，或为单基因显性遗传病等。至今已发现有六种基因与常染色体显性或隐性 PD 有关，其中最重要的是 *PARK1* 基因，它与 α-突触核蛋白（α-synuclein）有关，基因突变后，α-突触核蛋白的功能丢失，形成具有特征性的 Lewy 小体。对 PD 的组织学观察发现，患者存在一种遗传的对外界环境因子的易感性，导致多巴胺神经元损伤，多巴胺不足，胆碱能神经功能相对亢进，引起神经功能紊乱。

目前的 PD 实验模型分为两大类：神经毒素和遗传学。以神经毒素为基础的模型诱导黑质纹状体多巴胺能神经元的快速变性，该神经元模拟散发性 PD。通过引入神经毒素，如 6-羟基多巴胺（6-OHDA）、1-甲基-4-苯基-1,2,3,6-四氢吡啶、百草枯和鱼藤酮，可以开发基于神经毒素的模型。随着神经毒素的加入会产生氧化应激，这可能导致多巴胺（DA）能神经元群中的细胞死亡。该类模型的缺点是缺乏路易小体的形成（路易小体是帕金森病的主要病理特征）。PD的遗传模型是通过α-突触核蛋白和*LRKK2*的转基因过度表达或*Parkin*、*DJ-1*和*PINK1*等基因的敲除来建立的，以研究这些基因在PD病理学中的分子机制。然而，该模型很少能再现该疾病的完整特征，例如大多数遗传模型未能诱导多巴胺能神经元的显著缺失（多巴胺能神经元是帕金森病的主要病理特征）。

　　帕金森病研究已经建立了多种神经毒性和遗传性动物模型，用于深入了解该疾病。在神经毒性模型中，研究人员通常使用6-OHDA、MPTP、鱼藤酮和百草枯等化学物质来诱导动物表现出PD样症状。然而，每种化学诱导方法都有其优缺点。例如，MPTP通过靶向细胞线粒体诱导PD样病理，是研究帕金森病线粒体功能障碍的有效模型，但它不能完全重现动物体内的人类PD病理学。另一方面，鱼藤酮模型（图4.5）能够诱导帕金森病的主要特征（如运动缺陷、儿茶酚胺耗竭、黑质多巴胺细胞丧失和路易体的形成），因此相较于MPTP模型而言，在研究PD病理学中的路易体形成方面是一个理想的模型选择。在遗传性动物模型中，首次发现的家族性PD相关基因是SNCA（α-突触核蛋白）。随后，研究人员还发现了其他几个与家族性PD相关的基因，例如*Parkin*、*DJ-1*、*PINK1*和*LRRK2*。这些动物模型为研究PD提供了重要的工具，帮助我们更好地了解该疾病的发病机制。

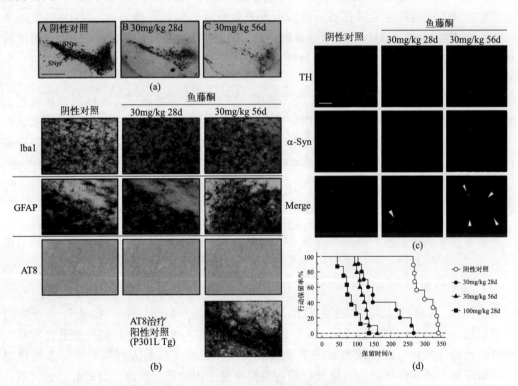

图4.5　帕金森病鱼藤酮小鼠模型的建立与评价

（a）鱼藤酮诱导多巴胺神经变性的作用；（b）慢性鱼藤酮治疗后黑质内小胶质细胞、星形胶质细胞和磷酸化
tau蛋白的免疫反应性；（c）慢性鱼藤酮处理后黑质中α-突触核蛋白的细胞内表达；（d）鱼藤酮引起的行为障碍的影响

摘自：Inden M，Kitamura Y，Abe M，et al. Parkinsonian rotenone mouse model：reevaluation of long-term administration of rotenone in C57BL/6 mice. Biological and Pharmaceutical Bulletin，2011，34（1）：92-96.

不同模型的评价内容可以分为五大类，包括：啮齿类动物、非人类灵长类动物（NHP）、非哺乳动物物种、细胞培养模型和体外中脑类器官的新兴模型。

1. 啮齿类动物

啮齿类动物因黑质纹状体多巴胺能变性与其运动缺陷直接相关而被用于 PD 模型。啮齿类动物单侧损伤的行为表型可以通过一系列测试进行检查，包括测量前爪的运动、抓地力或力量。帕金森病最常见的行为测试包括旷场测试、极点测试和步进测试，用于评价运动活动、运动迟缓和运动缺乏。其他运动测试包括握力测试、握力协调测试和 rotarod 测试，用于测量力量、协调性和平衡性。对于运动障碍则可通过震颤监测和姿势评估来测量。

非运动症状通常出现在部分黑质纹状体病变的啮齿类动物中。非运动评估包括活动监测、悬吊尾巴测试和强迫游泳测试，分别评估体重减轻、抑郁和行为绝望。非运动症状的其他方面也可以通过监测来检查，例如，强迫行为导致过度梳洗，以及目标导向任务中缺乏动机导致筑巢行为减少。

2. 非人类灵长类动物

在医学研究中，由于 NHP 在基因和生理上与人类密切相关，NHP 在提供有关疾病机制的重要见解方面发挥了关键作用。然而，由于高昂的成本和伦理问题，NHP 研究通常用于治疗的临床前评估。NHP 中的帕金森病症状是通过服用神经毒素或携带异常基因的病毒载体产生的。表型的严重程度可以通过统一的帕金森病评定量表（UPDRS）来衡量，但对 NHP 的评估尚未标准化。

NHP 模型表现出与人类相似的症状，例如，猕猴表现出类似于人类舞蹈病和肌张力障碍的左旋多巴诱导的运动障碍。通过塔架试验和沙漏试验中的跳跃来评估运动障碍和轴向刚度。有研究者认为，猕猴较啮齿类动物能更好地复制人类的睡眠模式，这使其成为研究睡眠或社会行为相关症状的优秀模型。而神经影像学的应用，为 NHP 研究提供了有价值的信息。

3. 非哺乳动物物种

秀丽隐杆线虫、果蝇和斑马鱼因易于遗传操作、生命周期短、维护成本低，因此其定义明确的神经病理学和行为被广泛使用，尤其在大规模药物筛选中发挥重要作用。

4. 细胞培养模型

Yamanaka 等通过过表达四种主要转录因子 Oct3/4、c-Myc、Sox2 和 Klf4 来产生诱导多能干细胞（iPSC）。iPSC 衍生的 PD 模型因可以直接在从患者分离的细胞上进行实验而具有独特的优势，并且与动物模型相比更具成本效益。细胞模型是大规模药物筛选的理想选择，有助于缩小潜在药物靶点，以便在动物模型中进一步验证。然而，目前的神经元培养缺乏模仿大脑生理学的完整生理连接网络。

5. 体外中脑类器官的新兴模型

PD 患者 iPSC 或转基因健康对照 iPSC 产生的中脑类器官可能反映了人类患者的疾病进展。多巴胺能神经元死亡的机制和潜在的药物治疗可以在这些模型中进行测试。

》 第二节 缺氧与脑血管病 《

脑血管疾病的发病率和死亡率在国内外均居前列。在我国其发病率是心肌梗死的 5 倍，脑缺血可激活谷氨酸（兴奋性氨基酸递质）受体，大量 Ca^{2+} 进入神经元，致使神经元死亡，缺血缺氧 4 分钟即可造成神经元的死亡。

缺血性脑卒中（cerebral ischemic stroke，脑梗死）是指由脑的供血动脉（颈动脉和椎动脉）狭窄或闭塞、脑供血不足导致的脑组织坏死的总称。有四种类型的脑缺血：短暂性脑缺血发作（TIA）；可逆性神经功能障碍（RIND）；进展性卒中（SIE）；完全性卒中（CS）。TIA 无脑梗死存在，而 RIND、SIE 和 CS 有不同程度的脑梗死存在。大约 80% 的脑卒中本质上是缺血性的，由主要大脑动脉或其分支的血栓栓塞性闭塞引起。血管闭塞导致氧气和能量的剥夺，随后形成活性氧、释放谷氨酸盐、细胞内钙积聚和诱发炎症过程。这一系列事件称为缺血级联反应，会导致不可逆的组织损伤，即梗死。表 4.2 统计了常见的啮齿类动物脑卒中模型及其优缺点。

表 4.2　最常用的啮齿类动物脑卒中模型及其优缺点

模型	优点	缺点
线栓法 MCAo 模型	可模拟人类缺血性脑卒中 半影状 高度可再生 再灌注高度可控性 无须颅骨切除术	体温过高/低 增加出血与某些缝合类型 不适合溶栓研究
颅骨切除术模型	高长期存活率 MCAo 视觉确认成功	高侵袭性和连续的并发症 要求很高程度的手术技巧
光血栓模型	能够定位缺血性病变 高度可重复 低侵入性	导致早期血管源性水肿，这不是人类脑卒中的特征 不适合研究神经保护剂
内皮素-1 模型	低侵入性 在皮质或皮质下区域诱发缺血性损伤 低死亡率	缺血持续时间不可控 诱导星形细胞增生和轴突发芽，这可能会使结果的解释复杂化
栓塞脑卒中模型	最接近人类脑卒中的发病机制 适用于血栓溶解剂的研究	梗死的低再现性 自发再通病变大小的高度可变性

摘自：Fluri F，Schuhmann M K，Kleinschnitz C. Animal models of ischemic stroke and their application in clinical research. Drug Design，Development and Therapy，2015，9：3445-3454.

1. 线栓法 MCAo 模型

大脑中动脉（MCA）及其分支是人类缺血性脑卒中最常受到影响的脑血管，约占梗死的 70%。闭塞 MCA 造模方法的原理最接近人类缺血性脑卒中的形成原因。MCAo 模型的建立过程如下：暂时闭塞颈总动脉（CCA），将缝线直接引入颈内动脉（ICA），并推进缝线，直到它中断 MCA 的血液供应（图 4.6）。可以使用激光多普勒血流仪确保完全 MCAo 的形成。这种方法可以实现永久性 MCAo 或短暂缺血再灌注。研究表明，将缝合线插入横切的颈外动脉（ECA），使用 ECA 干作为推进缝合线通过 ICA 的路径。该方法更好地实现了暂时性大脑中动脉闭塞，因为它保持了再灌注所需的解剖完整性。

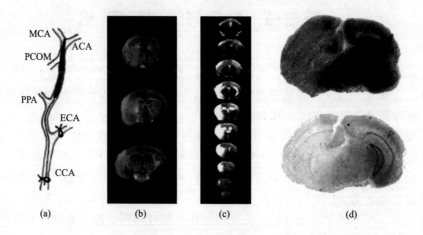

图 4.6　线栓法 MCAo 模型和不同方法确定梗死体积的示意
（a）MCAo 示意；（b）短暂性 MCAo 后三个连续冠状脑切片的 2,3,5-三苯基氯化四唑染色代表；
（c）短暂大脑中动脉栓塞后的系列冠状 T2 加权梯度回波磁共振图像；
（d）短暂 MCAo 后冠状脑切片的代表性苏木精、曙红染色（上）和尼氏染色（下）
MCA—大脑中动脉；ACA—颈前动脉；PCOM—后交通动脉；PPA—翼腭动脉；ECA—颈外动脉；CCA—颈总动脉
摘自：Fluri F，Schuhmann M K，Kleinschnitz C. Animal models of ischemic stroke and their application in
clinical research. Drug Design，Development and Therapy，2015，9：3445-3454.

线栓法 MCAo 模型侵入性较小，不需要颅骨切除术，因此避免了对颅骨结构的损伤。MCAo 后的梗死遵循一种进程，即从纹状体的早期缺血到纹状体上皮质的延迟梗死。供应纹状体的大脑中动脉分支为终末动脉，与皮质分支不同，大脑中动脉分支不会与邻近的血管区域形成侧支。而皮质分支中的脑血流量（CBF）在再灌注后 120 分钟内恢复到基线值，纹状体中的 CBF 值却仍然较低。这些观察结果可能支持大鼠的纹状体梗死对大多数神经保护剂有抗性的发现。而在小鼠中，梗死涉及半球的大部分（如皮质、纹状体、丘脑、海马和脑室下区），与接受 MCAo 的大鼠相似。

小鼠中缺血性损伤的程度和分布对闭塞持续时间高度敏感。梗死的再现性受到不同因素的影响，如缝合线的直径和插入长度。如图 4.7 所示，使用伊文思蓝染料经主动脉注入大脑中动脉闭塞的小鼠，以确定不同的缝合直径是否闭塞大脑中动脉。研究表明，缝合线的直径和插入长度影响梗死的尺寸，在大鼠中，由于动物的年龄、品系的不同，缝合线的插入长度可能在 18～22mm 之间变化。当缝合线位于距颈总动脉分叉处 15～16mm 处时，只有下丘脑和脉络膜前动脉被堵塞。涂有硅酮或聚赖氨酸的缝合线可以更好地黏附到邻近的血管内皮，从而导致更大面积的梗死并减少动物间的差异。此外，硅酮涂层长度和梗死面积之间有很强的相关性。2.0～3.3mm 的硅酮涂层长度导致完全闭塞；涂层长度 3.3mm 导致额外的脉络膜前动脉、大脑后动脉和下丘脑动脉闭塞。

尽管梗死面积受不同大鼠和小鼠品系的影响，但半暗带的范围（通过磁共振灌注/扩散加权成像失配测量）与品系无关。自发性高血压大鼠（SHR）和易卒中 SHR 中的 MCAo 的梗死面积相对较大且变化较小。相比之下，临床前脑卒中研究中最常用的 Sprague-Dawley 大鼠表现出较小的梗死面积，具有相当大的可变性。Wistar 品系产生的梗死面积可变性最低。MCAo 后的梗死面积在不同小鼠品系中也表现出显著差异。据报道，与 Sv129 小鼠相

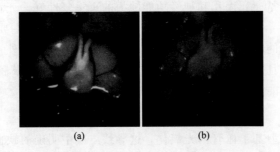

图 4.7　伊文思蓝染色大脑图像

（a）使用 $110\mu m$ 缝线时，伊文思蓝染料充满整个同侧大脑中动脉；

（b）当使用 $180\mu m$ 缝线时，在同侧大脑中动脉中未观察到伊文思蓝

摘自：Türeyen K，Vemuganti R，Sailor KA，et al. Ideal suture diameter is critical for consistent middle cerebral artery occlusion in mice. Neurosurgery，2005，56：196-200.

比，C57BL/6 小鼠在遭受永久性 MCAo 时出现了更大的梗死面积。可能是因为动脉侧支和兴奋毒性细胞死亡的品系差异。此外，动物的年龄和体重也起着至关重要的作用，因为动脉尺寸随年龄而变化。对于体重为 275～320g 的大鼠，硅橡胶涂层单丝的最佳缝合直径约为 0.38mm。

2. 颅骨切除术模型

这种方法包括直接外科 MCAo，需要颅骨切除术和硬脑膜切片以暴露 MCA。有两种主要的大脑中动脉远端闭塞模型，图 4.8 显示了颞骨切除的范围和颅骨切除术暴露大脑中动脉的位置。①分离腮腺和颞肌，横切颧弓，并移除大脑中动脉上方的颅骨。通过电凝和额外横切闭塞大脑中动脉，导致永久性闭塞，或者通过微动脉瘤夹、挂钩（用于将大脑中动脉从大脑表面提起，直到血流中断）、结扎或小鼠光化学大脑中动脉闭塞。②三血管闭塞（3VO）模型，包括额外闭塞两个大脑中动脉，减少了侧支血流，从而巩固了缺血性损伤。根据大脑中动脉和大脑中动脉是永久闭塞还是暂时闭塞，梗死范围会有所不同。这种方法诱发的脑缺血会损害大部分额叶、顶叶、颞叶和头侧枕叶皮质、底层白质和纹状体的边缘部分。但避免了缝合大脑中动脉栓塞模型中出现的丘脑、下丘脑、海马和中脑损伤。与线栓法 MCAo 模型相比，这种方法导致更小的梗死。

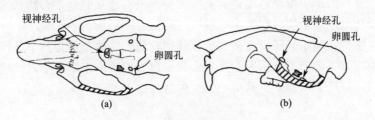

图 4.8　大鼠颅骨的图解示意

（a）俯视图；（b）侧视图

摘自：Tamura A，Graham D I，McCulloch J，et al. Focal cerebral ischaemia in the rat：1. Description of technique and early neuropathological consequences following middle cerebral artery occlusion. Journal of Cerebral Blood Flow and Metabolism，1981，1（1）：53-60.

该模型的主要优点是梗死面积和神经功能缺损的可重复性好，死亡率低，以及视觉上证实成功的 MCAo。此外，该技术允许缺血组织的后续再灌注。其主要的缺点是颅骨切除术技术，这可能导致下面的皮质损伤或钻孔或电凝导致血管破裂。此外，这种手术会影响颅内压和血脑屏障功能，并且需要相当高的手术技巧。为了克服这一限制，Sugimori 等建议使用光化学方法通过小鼠的完整颅骨诱导远端大脑中动脉闭塞。

3. 光血栓模型

光血栓性脑卒中模型基于血管内光氧化，这导致皮质中明确的缺血性损伤和纹状体的改变。通过腹膜内（小鼠）或静脉内（大鼠）注射光活性染料（如孟加拉红、赤藓红 B），并快速用特定波长的光束照射完整的颅骨，该过程产生的氧自由基会导致内皮损伤、血小板活化以及照射区域内软脑膜和脑实质内血管的聚集。

4. 内皮素-1 模型

内皮素-1(ET-1) 是一种有效的长效血管收缩肽，可以直接应用于暴露的大脑中动脉，作为脑内（立体定向）注射，或注射到皮质表面，导致剂量依赖性缺血性损伤，伴有边缘性缺血性水肿，产生涉及所有皮质的半圆形梗死。

5. 栓塞脑卒中模型

栓塞脑卒中模型可分为两类：微球/巨球诱发的脑卒中模型和血栓栓塞性凝块模型。微球模型包括直径为 $20\sim50\mu m$ 的不同材料的球体，如葡聚糖、超顺磁性氧化铁、二氧化钛和陶瓷。该程序包括使用微导管通过 ECA 将微球插入 MCA 或 ICA，微球通过血流被动冲入脑循环。血栓栓塞凝块模型基于自体血液中自发形成的凝块或凝血酶诱发的凝块的应用，是将凝血酶直接注射到颅内动脉段或大脑中动脉。

动物脑卒中模型的选择在很大程度上影响着临床转化的成功率。在永久性 MCAo 模型中，梗死核心扩展到由 MCA 供应的更多外围区域，并在 3 小时内达到其最大尺寸。这段时间是治疗窗口期，在此期间可以缓解梗死范围的扩大。在短暂性 MCAo 模型中，再循环导致缺血组织立即复氧，并促进梗死核心能量代谢的恢复。然而，间隔 6~12 小时后，在原发性能量衰竭区域出现继发性延迟细胞死亡，这可以通过在原发性和继发性组织损伤间隔期间进行大量干预来缓解。相比之下，人类永久性局灶性脑卒中的治疗反应性在脑卒中发作后 3 小时内显著下降。因此，当试图将通过这种方法获得的结果转化为临床研究时，具有快速再灌注（即长治疗窗）的卒中模型可能是至关重要的。值得注意的是，动物和人类治疗时间具有较大差异，动物治疗的平均时间为 10 分钟，而人类平均治疗时间约为 5 小时。动物脑卒中模型的另一个主要问题是，研究大多在没有任何其他疾病的年轻动物中进行。这些模型不同于人类脑卒中，人类脑卒中严重影响具有多种脑血管风险因素的老年人。然而，优化临床前试验的研究设计可能会增加动物脑卒中模型的转化潜力。

》 第三节 脱髓鞘疾病 《

脱髓鞘疾病（demyelinating disease）是一类以原先已形成的髓鞘脱失，而轴索相对保留为基本病变的疾病。由于有髓神经纤维为大脑白质的主要成分，所以多数髓鞘性疾病为白质病变。中枢神经系统髓鞘再生能力有限，髓鞘脱失后还可进一步继发轴索损伤，导致严重后果。患者的临床表现取决于脱髓鞘继发性轴索损伤和再生髓鞘的程度。原发性脱髓鞘疾病是一组原因不明的中枢神经系统特异性髓鞘病变性疾病，包括急性播散性脑脊髓膜炎（感染后性、免疫接种后、特发性）、急性坏死出血性白质脑炎、多发性硬化症和脑桥中央白质溶解等。继发性脱髓鞘由感染、缺氧等所致。脑白质营养不良（leukodystrophy）则是指某些遗传性髓鞘合成障碍性疾病。脱髓鞘疾病一般是指原发性脱髓鞘病。

多发性硬化症（multiple sclerosis，MS）是最常见的脱髓鞘疾病，多见于中年女性。临床上病情发作和缓解反复交替，病程数年至十余年。每次发作累及部位可不相同，出现不同的神经系统症状。

病因及发病机制：MS 被认为是环境因素和遗传因素共同作用，导致机体丧失对自身蛋白（髓鞘抗原）耐受性所致的自身免疫性疾病。①遗传因素：患者直系亲属中患病率是正常人群的 15 倍；单卵双生者均罹患本病占 25%，明显高于异卵双生者。最近研究显示，编码细胞因子 IL-2 和 IL-7 受体的基因多态性与 MS 关系密切。HLA-DR 多态性也与本病相关，其中 DR 等位基因在增加 MS 发病风险中最显著。②环境因素：本病在寒温带多见，热带则较少；欧洲人发病率高于亚洲和非洲人。近年来随着中国人饮食起居习惯西方化，发病率有增高趋势。③感染因素：本病的诱发因素不明，可能与感染有关。免疫介导的髓鞘损伤在 MS 发病中发挥了核心作用，$CD4^+$ T 细胞是髓鞘损伤的关键。

多发性硬化症是一种脱髓鞘性自身免疫性疾病，实验性自身免疫性脑脊髓炎（EAE）是研究其发病机制的常用模型。复发性、进行性 MS 的主要特征为炎症、原发性脱髓鞘和神经变性（图 4.9）。其最显著的特征包括：①预先存在的脱髓鞘病变扩张缓慢，而伴随大量炎症和血脑屏障损害的新白质斑块形成稀少；②斑块和正常出现的白质中轴突变性的进展，后者部分是由于逆行和顺行神经元变性，部分与脑膜和组织中的炎症有关；③皮质（软脑膜下）脱髓鞘病变非常突出，可能影响 90% 的皮质带；④所有这些变化都是在中度淋巴细胞炎症反应的背景下发生的，这种反应与病灶和邻近白质中的深度小胶质细胞活化有关。

根据对人类自身致敏后炎症性（部分类似多发性硬化症）疾病的观察，研究者们已尝试在动物模型中复制这种疾病。在这项研究的早期阶段，用溶解在盐水中的脑组织乳剂进行免疫接种。然而只有在一部分致敏动物中，并在较长时间内多次接种后，才能出现类似的症状。为了提高再现性，引入了强佐剂，如弗氏完全佐剂，其提供致敏抗原从接种物中的缓慢释放，并使用灭活的分枝杆菌作为大量免疫刺激物。这种佐剂的一个作用是它大量刺激吞噬细胞摄取和抗原呈递，以及随后 $CD4^+$ T 淋巴细胞的活化和扩增。因此，迄今为止使用的几乎所有模型都偏向于由 II 类限制性 $CD4^+$ T 淋巴细胞介导的特异性免疫反应。这种致敏过程诱导的疾病被命名为实验性自身免疫性脑脊髓炎，它是目前最广泛用于研究免疫学和脑部炎症的体内模型之一。

迄今为止，尽管效果有所不同但我们已经在各种脊椎动物中成功诱导了实验性自身免疫性脑脊髓炎。因此，我们现在能够使用多种具有不同特征的模型，其中最常用的是小鼠、大鼠和灵长类动物。在早期阶段（1930—1960 年），EAE 模型被认为是研究多发性硬化症发病机制的重要工具。然而，随着时间推移，我们发现这些模型的局限性，它们只能对特定与疾病相关的问题提供有效的研究结果（1960—1990 年）。随后，通过使用髓鞘少突胶质细胞糖蛋白 MOG35-55 肽进行致敏，成功在小鼠中建立了高度可重复的 EAE 模型。这一改进解决了转基因和基因敲除模型中分子疾病机制的问题，因此成为研究界广泛采用的模型。然

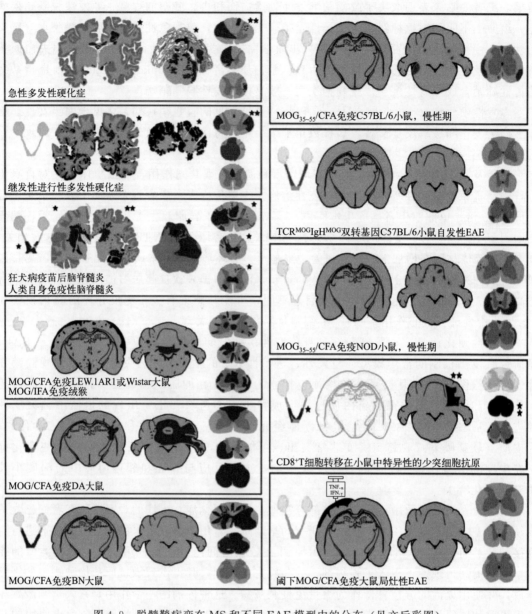

图 4.9　脱髓鞘病变在 MS 和不同 EAE 模型中的分布（见文后彩图）

注：脱髓鞘病变的位置显示在人脑切片的图像中，原发性脱髓鞘区域显示为绿色，主要轴突缺失的病变，
继发性脱髓鞘区域显示为蓝色，皮质脱髓鞘区域显示为棕色。阴影图表示缺乏足够的病变分布信息。

摘自：Lassmann H，Bradl M. Multiple sclerosis：experimental models and reality. Acta Neuropathologica，
2017，133（2）：223-244.

而，小鼠模型在模拟 MS 疾病过程方面仍有一定的局限性。总结而言，根据具体的研究问题，EAE 模型可以分为不同类型。

1. 被动 T 细胞转移模型

Phillip Paterson 等进行了被动 T 细胞转移模型的研究，在用脑组织致敏动物后，从外周免疫系统中回收的淋巴细胞能够在初次接受者中诱导神经炎症性疾病。这种被动转移模型

特别适用于研究中枢神经系统免疫监视的控制机制、脑部炎症的诱导和 T 细胞介导的炎症组织损伤。图 4.10 展示了不同多发性硬化症模型的基本病理模式，通过分离和繁殖针对髓鞘碱性蛋白的 T 细胞系和克隆，这种细胞在静脉移植后会在受体动物中引发脑脊髓炎。这种被动 T 细胞转移模型的主要优点是 T 细胞已经被扩增，并且脑部炎症的结果不受外周淋巴组织中特异性免疫激活传入的影响。被动 T 细胞转移模型的主要缺点在于仅限于由 CD4$^+$ T 淋巴细胞介导的炎症。

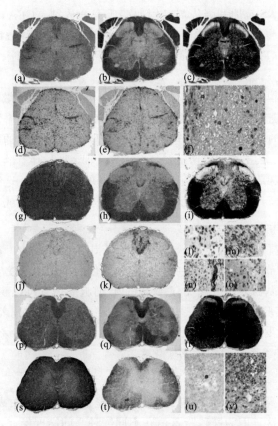

图 4.10　不同多发性硬化症模型的基本病理模式

摘自：Lassmann H，Bradl M. Multiple sclerosis：experimental models and reality. Acta Neuropathologica，2017，133（2）：223-244.

2. 自身反应性 T 细胞和致病性自身抗体的被动共同转移

完整的血脑屏障限制循环自身抗体扩散到大脑中。而脑内的自身抗体需要效应细胞的免疫激活和/或形成膜攻击复合物的补体因子来产生组织损伤。为克服这个问题，一种方法是将各自的自身抗体全身注射到动物体内，其中通过自身反应性致脑炎 T 细胞系的被动转移诱导了脑部炎症。

在这种情况下，T 细胞反应通过激活巨噬细胞和小胶质细胞诱导炎症，并允许抗体和补体因子在炎症和血脑屏障损伤的部位扩散到大脑或脊髓中。这种模式首先用于体内测试抗髓磷脂少突胶质细胞糖蛋白抗体的脱髓鞘潜能。研究表明，在这些条件下，炎症反应与广泛的原发性脱髓鞘相关，导致脱髓鞘斑块与 MS 中所见的非常相似。

该模型还可能有助于解决关于活动期 MS 病变中是否存在炎症的争议。这表明，在存在高滴度的循环脱髓鞘抗体的情况下，CNS 中的 T 细胞介导的炎症反应是触发脱髓鞘病变所绝对需要的，但是启动疾病所必需的转移的 T 细胞的数量可能非常低。在相应的脑部病变中，尽管有非常大的斑块样活性脱髓鞘，但仅存在极少量的 T 细胞。在主动致敏后 MOG 诱导的 EAE 的慢性模型中也可以看到类似的病理情况，此时损伤是由致脑炎 T 细胞和脱髓鞘抗体的协同作用触发的。

3. 主动敏化模型

这些模型需要用 CNS 抗原和强佐剂（例如弗氏完全佐剂，CFA）进行主动免疫。而在小鼠中则需要用百日咳毒素对动物进行额外治疗。百日咳毒素增强致敏过程的确切机制仍不清楚。推测是抑制外周 T 细胞无能诱导，抑制调节性 T 细胞的功能，影响先天免疫，或直接影响血脑屏障。

最常用的主动致敏模型是通过用 CFA 中的 $MOG_{35\sim55}$ 肽进行致敏来诱导小鼠（图 4.9）。根据免疫程序和动物的遗传背景，该模型易于诱导并导致急性或慢性脊髓炎性疾病。尽管这种模型在转基因小鼠品系的分子疾病机制分析中最受欢迎，但具有很大的局限性。它是一种急性或慢性炎性脑病的模型，其主要的损伤主要是由于大量轴突变性伴有继发性脱髓鞘，而原发性脱髓鞘稀少或不存在，这是一种与 MS 中所见完全不同的病理情况。这种模型的另一个缺点是其病理学主要局限于脊髓，对脑干和小脑的影响很小，前脑中的炎症或组织损伤很少。

4. EAE 的自发模型

由 T 细胞的被动转移或主动免疫诱导的疾病仅提供了有限的可能性来鉴定免疫机制，负责引发疾病过程或调节复发。为了克服这些问题，创新得到动物发生自发性炎性脱髓鞘疾病的新模型——通过转基因表达致脑炎 T 细胞的 T 细胞受体（可以识别脑抗原，如 MOG）来实现（图 4.9）。该实验动物出生时是正常的，当在常规饲养和饲养条件下饲养时，在出生后几个月内会发生自发性炎性或炎性脱髓鞘疾病，发生率高达 80%。图 4.11 展示了 2D2 TCR 转基因小鼠中枢神经系统组织学的变化。

5. 人性化的 EAE 模型

在患者中鉴定的自身反应性 T 细胞的致脑炎潜能的测定必须在表达相应人类 MHC 蛋白的动物中进行验证。这是因为髓磷脂蛋白在不同物种之间高度保守，这个问题本质上涉及抗原呈递。这可以在人源化小鼠模型中实现。在人类 MHC 类或 Ⅱ 类转基因动物中诱导的 EAE 的相关研究有助于确定抗原肽，这些抗原肽在人类中可能是致脑炎的。

然而，致脑炎性不仅受抗原呈递的调节，还涉及抗原加工和黏附分子和趋化因子的参与，这是 T 细胞迁移到中枢神经系统所必需的。因此，一个理想的实验设计需要多次转基因操作，其中所有参与该过程的分子都是人源化的。类似的规则也适用于疾病发病机制中涉及的任何其他分子途径的验证。显然，这种方法非常复杂，在技术上具有挑战性，到目前为止，它在实验性发病机制研究中的使用非常有限。

6. 中枢神经系统局灶性炎性脱髓鞘病变模型

在最早的 EAE 研究中已经表明，炎性损伤会沉积在伴随脑损伤的区域，如直接创伤、热损伤或氰化物诱导的脱髓鞘损伤。最近，通过观察发现炎症也可导致铜腙诱导的脱髓鞘病变。给雌性 C57BL/6 小鼠喂食铜腙 3 周，然后喂食正常食物 2 周，以诱导前脑中损伤灶的形成。如图 4.12 所示，用髓磷脂少突胶质细胞糖蛋白 35~55 肽免疫，诱导外周髓磷脂自身反应性 T 细胞，导致大量免疫细胞募集到受影响的前脑。

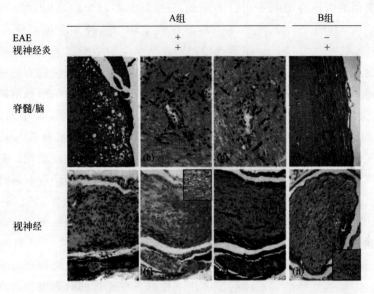

图 4.11　2D2 TCR 转基因小鼠中枢神经系统组织学分析

摘自：Bettelli E，Pagany M，Weiner H L，et al. Myelin oligodendrocyte glycoprotein-specific T cell receptor transgenic mice develop spontaneous autoimmune optic neuritis. Journal of Experimental Medicine，2003，197（9）：1073-1081.

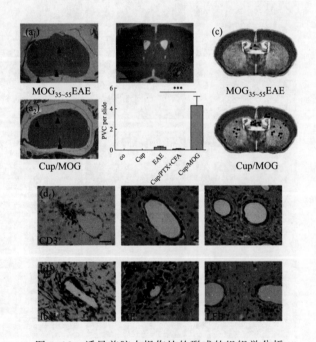

图 4.12　诱导前脑中损伤灶的形成的组织学分析

（a_1）（a_2）显示了脊髓的典型 H&E 染色切片（在疾病的高峰期，免疫后 2 周），箭头显示炎症病灶；

（b）(c)显示不同治疗组中血管周围浸润的数量和空间分布（H&E 染色）；（d_1）（d_2）血管周围浸润的成分，

分别使用抗 $CD3^+$ 和 $Iba1^+$ 抗体进行染色；（e_1）血管周围病变，其中免疫细胞被困在扩大的血管周围空间；

（e_2）免疫细胞侵入神经毡，免疫细胞神经毡入侵诱导脱髓鞘[Luxol 坚牢蓝(LFB)/高碘酸希夫]；

（f_1）（f_2）血管周围神经胶质界的破坏（抗神经胶质原纤维酸性蛋白）

摘自：Scheld M，Rüther B J，Große-Veldmann R，et al. Neurodegeneration triggers peripheral immune cell recruitment into the forebrain. Journal of Neuroscience，2016，36（4）：1410-1415.

已经使用类似的方法在动物中进行了实验，通过局部立体定向注射少量促炎细胞因子，这些细胞因子使用 $MOG_{1\sim125}$ 预先致敏。后者在致敏动物的外周免疫系统中引发了脑炎 T 细胞反应和抗 MOG 抗体反应，从而导致脱髓鞘。局部注射细胞因子，在注射部位周围的中枢神经系统特定位置促进了炎性脱髓鞘。这种局部注射中枢神经系统的方法还可用于评估炎症介质的致病潜力，因为这些介质在正常动物中无法充分穿过完整的血脑屏障。

研究人员已经开发了一种可比较的方法，用以阐明脱髓鞘发病机制中的先天免疫机制。如图 4.13，他们通过在脊髓中局部注射脂多糖，诱发了短暂的炎症反应，并在几天后形成局部的炎症性脱髓鞘病变。这种病变与深度小胶质细胞和巨噬细胞的活化、星形胶质细胞功能的深刻变化以及组织损伤机制有关，包括氧自由基介导的细胞损伤和缺氧样细胞损伤。因此，这个方法复制了多发性硬化症患者和病变亚组中观察到的病理学特征的一些关键方面。一种类似的方法已被用于在动物中通过局部立体定向注射少量促炎细胞因子，这些细胞因子用 $MOG_{1\sim125}$ 预致敏。后者在致敏动物的外周免疫系统中诱导致脑炎 T 细胞反应和脱髓鞘抗 MOG 抗体反应。细胞因子的局部注射在位于注射部位周围的中枢神经系统的确定部位促进炎性脱髓鞘。中枢神经系统局部注射也可用于检测炎症介质的致病潜力，这些介质在正常动物中不能充分通过完整的血脑屏障。

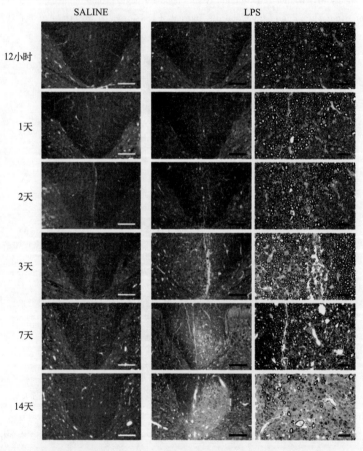

图 4.13　椎管内脂多糖（LPS）注射后病变形成的时间过程

摘自：Desai R A，Davies A L，Tachrount M，et al. Cause and prevention of demyelination in a model multiple sclerosis lesion. Annals of Neurology，2016，79（4）：591-604.

7. 原发性或继发性渐进性多发性硬化症的 EAE 模型

主动免疫后，EAE 动物会发展成急性单相或慢性疾病，可能持续数月。学者们使用 Biozzi ABH 小鼠反映了中度至高度神经残疾的稳定疾病，Biozzi 小鼠用神经丝-L 致敏复制了进行性 MS 中出现的严重轴突和灰质损伤，但均没有再现 MS 进展阶段的缓慢进展疾病特征。

MS 患者脑内深度小胶质细胞活化与脱髓鞘和神经变性进展相关。因此，建立进行性 MS 模型的一个尝试是在具有高度先天免疫激活的遗传背景的小鼠中诱导 EAE。模型建立使用非肥胖糖尿病（NOD）小鼠品系，在 70 天的时间内发展成慢性的、部分进行性的 EAE，发病率为 90%。虽然这些小鼠在脊髓中有大的损伤，但病理变化与在其他小鼠 EAE 模型中所见的没有本质上的不同（炎症、显性轴突损伤伴继发性脱髓鞘和少量原发性脱髓鞘）。与多发性硬化症一样，氧化损伤似乎在慢性组织损伤中起着重要作用，抗氧剂治疗的神经保护作用证明了这一点。

8. MHC 类限制性 CD8$^+$T 细胞驱动的 EAE 模型

MS 病变中 CD8$^+$T 细胞的丰富性表明这些细胞可能在疾病的发病机制中起重要作用。然而，迄今为止，已证明很难通过主动免疫来诱导致病性 CD8$^+$T 细胞自身免疫反应。一项研究详细分析了通过 MOG$_{35\sim55}$ 致敏诱导的 C57BL/6 小鼠 EAE 的免疫学和免疫病理学，结果表明这是可能的。在这项研究中，观察到显著的 MOG 特异性 CD8$^+$T 细胞反应，CD8$^+$T 细胞虽然不是完全纯的形式，但在被动转移后可改善脑部炎症。在 T 细胞受体转基因动物和人源化小鼠模型中也报道了 MOG 特异性 CD8$^+$T 细胞对脑部炎症的作用。

》 第四节　中枢神经系统肿瘤 《

中枢神经系统肿瘤包括起源于脑、脊髓或脑脊膜的原发性和转移性肿瘤，其中原发性肿瘤占半数以上，主要包括神经上皮肿瘤、脑神经和脊旁神经肿瘤（如神经鞘肿瘤）、脑膜肿瘤等。神经上皮肿瘤多见，包括星形细胞肿瘤、少突胶质细胞肿瘤、室管膜肿瘤、脉络丛肿瘤和胚胎性肿瘤等。原发性肿瘤中 40% 为胶质瘤，15% 为脑膜瘤，约 8% 为神经鞘瘤。转移性肿瘤则以转移性肺癌多见。儿童中枢神经系统恶性肿瘤的发病率仅次于发病率第一的白血病，常见的有胶质瘤和髓母细胞瘤。

中枢神经系统原发性肿瘤有一些共同的生物学特性和临床表现：①与癌比较，肿瘤没有类似癌前病变和原位癌的阶段；②无论级别高低，肿瘤都可在脑内广泛浸润，引起严重临床后果，故肿瘤的良恶性具有相对性；③任何组织学类型肿瘤，患者预后都受其解剖学部位的影响；④脑脊液转移是恶性胶质瘤常见的转移方式；⑤不同类型颅内肿瘤可引起共同临床表现：一是压迫或破坏周围脑组织而引起局部神经症状；二是引起颅内压升高，表现为头痛、呕吐和视乳头水肿等。

一、髓母细胞瘤

髓母细胞瘤（medulloblastoma）是中枢神经系统中最常见的胚胎性肿瘤（embryonal tumor），占儿童脑肿瘤的 20%，相当于 WHO Ⅳ 级。该肿瘤起源于小脑的胚胎性外颗粒层细胞，或室管膜下基质细胞，故高达 75％的儿童髓母细胞瘤位于小脑蚓部，并突入第四脑室。典型的结构是瘤细胞环绕嗜银性神经纤维中心呈放射状排列，形成 Homer-Wright 菊形团，提示局灶性神经元分化，具有一定的诊断意义。间质中有纤细的纤维，血管不多。

1. 成神经管细胞瘤

理想的成神经管细胞瘤模型应该在临床特征、组织学表型和生物学方面与人类相似。它应该反映正确的细胞起源和表现出相同的基因改变，导致肿瘤具有类似的整体转录组甚至表观遗传模式。该模型应能进行有效的治疗筛查。最重要的是，该模型应该真实地预测肿瘤对选定疗法的反应性，甚至考虑到药物通过血脑屏障的传递。目前针对成神经管细胞瘤的模型没有一个能涵盖所有这些方面。然而，结合几个模型，并将模型系统的结果与人类肿瘤材料进行紧密比较，可以提供关于细胞起源、病理成因和可能的治疗方案的重要线索。在图4.14 中概述了主要的模拟成神经管细胞瘤方法的优缺点。

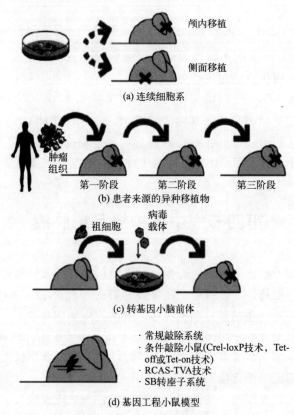

图 4.14 主要的模拟成神经管细胞瘤方法的优缺点

摘自：Neumann J E, Swartling F J, Schüller U. Medulloblastoma: experimental models and reality. Acta Neuropathologica, 2017, 134 (5): 679-689.

利用基因工程小鼠模型（GEMM），能够观察肿瘤的发展以及它们的细胞起源。其中一个常见的敲除模型是 *Ptch1*＋/－模型，该模型通过将 *patchd1* 基因的部分外显子 1（包括假设的起始密码子）和全部外显子 2 替换为 *lacZ* 和新霉素抗性基因构建而成。该模型模拟了 Gorlin-Goltz 综合征患者最终发展为髓母细胞瘤的情况。虽然 *Ptch1*－/－小鼠无法存活，但 *Ptch1*＋/－小鼠会自发地在单个细胞中丧失第二个 *Ptch1* 等位基因，从而导致克隆性肿瘤的形成。

　　研究人员将突变的 *Ptch1* 等位基因与其他突变基因（如 *p53* 或 *Igf2*）结合，利用大量（可诱导的）条件进行敲除，主要采用 Cre-loxP 技术。在这种情况下，Cre 重组酶会特异性地识别小鼠 DNA 中的两个 lox（重组位点）位点，导致它们之间的重组，从而导致这两个 lox 位点之间的基因缺失。

　　此外，通过使用复制型禽白血病病毒亚群 A（ALV-A）的剪接受体（RCAS）载体进行产后基因转移，在体内以组织特异性的方式传递不同的癌基因组合，研究人员还开发了散在小鼠髓母细胞瘤（MB）模型。此外，SB 转座子系统也被用于辅助神经管细胞瘤的建模。

2. WNT 髓母细胞瘤

　　Gibson 和他的同事在 2010 年制作了 WNT 髓母细胞瘤的小鼠模型，该模型成功建立的时间较晚，因为人类 WNT 髓母细胞瘤的分子生物学看起来相对简单，且相关机制在 20 世纪 90 年代末已经被阐明，但绝大多数这种肿瘤含有 *CTNNB1* 突变。然而，相应的 *CTNNB1* 改变显然不足以驱动小鼠的髓母细胞瘤。只有与 *p53* 突变结合时（这种结合存在于人髓母细胞瘤中），这种小鼠才能发展出与人 WNT 髓母细胞瘤非常相似的后脑肿瘤（图 4.15）。

　　上述模型不仅可以用于临床前试验，也可以用于研究特定肿瘤的发病机制。WNT 髓母细胞瘤是从背侧脑干的前体细胞发育而来，而不是从小脑，这与所有人类 WNT 髓母细胞瘤显示脑干接触的事实相符（图 4.15）。研究表明，WNT 髓母细胞瘤内的血管有异常的穿孔，有利于肿瘤内化疗的累积和治疗效果的提升。

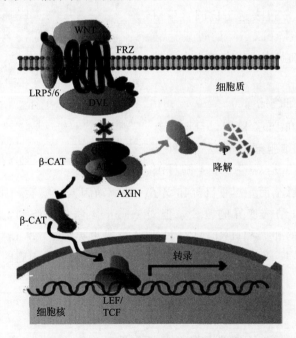

图 4.15　WNT 髓母细胞瘤建立方案

摘自：Neumann J E，Swartling F J，Schüller U. Medulloblastoma：experimental models and reality. Acta Neuropathologica，2017，134（5）：679-689.

3. SHH 髓母细胞瘤

　　SHH 髓母细胞瘤实验模型的数量远远超过了其他髓母细胞瘤亚组的模型数量。大多数

现有模型是基于 *Ptch1* 或 *Smo* 的改变。这些模型主要是 SHH 髓母细胞瘤的成人变体（图 4.16）。根据不同的模型，肿瘤外显率可能较低，但可能会因小鼠辐射而改变。

在人类中，SHH 肿瘤主要在小脑半球生长，其中一些也可扩散至脑干。然而，我们缺乏具有良好的髓母细胞瘤模型，其驱动突变位于 SHH 通路下游的相关基因，如 *MycN*、*Gli1*、*Gli2* 或 *Sufu*。例如，仅当 *Tp53* 缺失时，*Sufu*＋/－小鼠才会出现髓母细胞瘤。尽管 *Sufu* 突变在婴儿中较为常见，但 *Tp53* 突变在该患者群体中并不典型。根据组织学和基因表达的特征，相应的小鼠肿瘤实际上与成人 SHH 髓母细胞瘤非常相似。

4. Group 3 髓母细胞瘤

存在一些适用于 Group 3 肿瘤的小鼠模型。大多数模型是由 MYC 驱动的，而 MYC 在 Group 3 肿瘤中通常被扩增和/或过表达。尽管使用靶向巢蛋白阳性脑细胞的 RCAS/TV-A 系统进行 Myc 过表达不能单独诱导髓母细胞瘤，但当将 Myc 过表达与抗凋亡蛋白 Bcl-2 和大细胞/间变性（LCA）的过表达结合时，Group 3 髓母细胞瘤可以在巢蛋白阳性的后脑细胞中形成。

5. Group 4 髓母细胞瘤

除了永久细胞系和 PDX 模型，目前没有可用于 Group 4 髓母细胞瘤的模型。这种显著缺乏模型的原因显然是对 Group 4 髓母细胞瘤生物学的了解不够全面。尽管已经建立了一些驱动因素的模型，如导致 GFI1 或 GFI1B 病理活性的 MYCN 和结构变异的改变，但对 Group 4 髓母细胞瘤的全面分析尚未完成。Glt1tTA 小鼠中形成的肿瘤和 TRE-MYCN/Luc 小鼠更类似于 Group 3 髓母细胞瘤。类似的，在注射了编码 GFI1 或 GFI1B 和 MYC 的病毒转导的神经干细胞的小鼠中形成的髓母细胞瘤表现出与人类 Group 3 髓母细胞瘤一致的特征和基因表达模式。

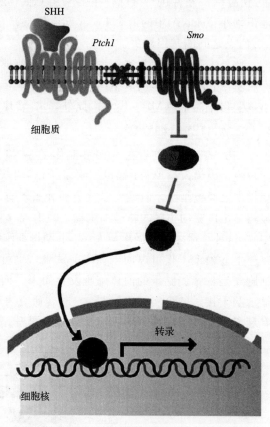

图 4.16　SHH 髓母细胞瘤建立方案

摘自：Neumann J E, Swartling F J, Schüller U. Medulloblastoma: experimental models and reality. Acta Neuropathologica, 2017, 134 (5)：679-689.

二、脑膜瘤

脑膜瘤（meningioma）是最常见的脑膜原发性肿瘤，也是颅内和椎管内最常见的肿瘤之一，发生率仅次于星形细胞肿瘤，占颅内肿瘤的 13%～26%。脑膜瘤多发于中老年人，高峰年龄为 50～70 岁，女性多于男性。脑膜瘤在中枢神经肿瘤中预后最好，多数相当于 WHO Ⅰ 级。脑膜瘤起源于蛛网膜帽状细胞（脑膜皮细胞），其好发部位与蛛网膜颗粒在脑膜上的分布情况基本一致。颅内脑膜瘤大部分发生于大脑凸面，常与大脑镰相关。脑膜瘤常为单发。

1. 异种移植小鼠模型

细胞系：异种移植模型依赖于恶性脑膜瘤和永生化良性脑膜瘤细胞系的使用。在恶性脑膜瘤细胞系中，最常用的是 IOMM-Lee 和 CH-157MN。两种细胞系都表现出复杂的核型。源自 IOMM-Lee 和 CH157-MN 的肿瘤保留了脑膜瘤的形态学和免疫组织化学特征，包括螺旋形成模式和阳性 EMA 与波形蛋白染色。在超微结构上，它们表现出类似桥粒的连接复合体，但缺乏明确的细胞质张力纤维插入。

异位模型：1945 年描述了人类脑膜瘤的第一次异位移植，其中肿瘤被注射到豚鼠的眼中。在 4 例成纤维细胞脑膜瘤和 1 例上皮型脑膜瘤中，仅在上皮型脑膜瘤中观察到肿瘤转移。1977 年首次报道了在无胸腺小鼠中成功皮下植入良性人类脑膜瘤。根据发表的数据，异种移植物显示出与原始人类肿瘤相似的形态，但它只能维持到第二代。Ueyama 等报道了良性成纤维细胞脑膜瘤的体内恶性转化。皮下移植并连续传代的肿瘤，逐渐呈现出有丝分裂相的增加，在神经周围间隙的侵袭性生长，并转移到肺。

异位移植模型通过在裸鼠肾包膜下植入脑膜瘤的方法而得以完善。这种方法被证明对于直接来源于手术标本的肿瘤（83％的肿瘤样本）或原代细胞培养物（75％的肿瘤样本）非常成功。据报道，当皮下注射时，将脑膜瘤细胞与基质胶（一种由小鼠肉瘤细胞分泌的凝胶状蛋白质混合物）混合时，100％获得肿瘤。异种移植肿瘤的组织学与原始人类肿瘤非常相似。

原位模型：Mc Cutcheon 等使用人类脑膜瘤的第一代原代细胞培养物和脑膜瘤细胞系 IOMM-Lee 建立了第一个脑膜瘤原位异种移植模型（图 4.17）。所有三个级别的脑膜瘤都用于实验。尽管肿瘤在恶性肿瘤谱中保持相对位置，但它们表现出几种在人类肿瘤中不常见的生长模式，如脑室侵犯和软脑膜播散。不典型和恶性脑膜瘤可以在免疫缺陷（nu/nu）小鼠中产生肿瘤。

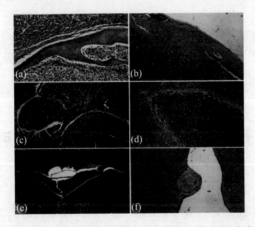

图 4.17　裸鼠中植入人类脑膜瘤细胞后形成的非典型脑膜瘤的显微照片

摘自：McCutcheon I E, Friend K E, Gerdes T M, et al. Intracranial injection of human meningioma cells in athymic mice: an orthotopic model for meningioma growth. Journal of Neurosurgery, 2000, 92 (2)：306-314.

该原位模型通过对来源于永生化人类肿瘤的细胞系进行改进，保留了良性脑膜瘤的形态学特征和生长动力学。最近，脑膜瘤的原位模型受益于脑肿瘤的非侵入性成像的使用。研究证明了对不同颅内区室中的鼠脑肿瘤进行磁共振（MR）成像的可行性。MR 良好的图像分辨率可以检测到小至 $1\sim2mm^3$ 的肿瘤，并且可以跟踪具有新生脑肿瘤小鼠的肿瘤进展。

除了磁共振成像，生物发光成像也是一种检测和监测体内肿瘤的实用技术。生物发光成像利用来自几种生物发光的生物体之一的天然光发射。首先用萤火虫萤光素酶转染脑膜瘤细胞，然后注射到小鼠体内。然后在成像之前将 D-萤光素静脉注射到小鼠体内，以获得生物发光，通过超灵敏相机进行检测。使用 CH-157-MN 和 IOMM-Lee 细胞系建立了体内脑膜瘤异种移植物的生长动力学，揭示了它们在小鼠中的恒定指数生长速率，并证明了肿瘤体积与平均肿瘤辐射度密切相关。

2. 化学诱导模型

致癌物已广泛应用于诱发啮齿类动物的中枢神经系统肿瘤。乙基亚硝基脲（ENU）是一种被广泛研究其神经系统致癌作用的物质，因为它在妊娠大鼠中的应用可以有选择地诱导产生神经系统肿瘤的后代小鼠。

最新基于 ENU 致癌作用的模型是 p16Ink4a/p14Arf，它为脑膜瘤的发生机制提供了研究基础。研究人员将妊娠 14 天小鼠的 p16－/－/p19－/－、p16＋/－/p19＋/－ 和 p16＋/＋/p19＋/＋胚胎通过胎盘接触一次性高剂量的乙基亚硝基脲，发现杂合小鼠的脑膜损伤（包括脑膜瘤病或脑膜瘤）发生率为 50%，而纯合小鼠的脑膜损伤发生率为 8%。

通过诱变烷化剂诱导的肿瘤确实起源于脑膜，并且在组织学上类似于脑膜瘤。然而，由于尚未了解导致这些损伤的突变情况，这些肿瘤之间可能存在遗传特征的差异，并且肿瘤发生的机制可能无法准确反映人类的病理过程。

3. 基因工程小鼠模型（GEMM）

GEMM 在精确模拟人类癌症组织学和生物学行为的能力方面变得越来越复杂。目前，通过癌基因的表达、特定的基因突变或肿瘤抑制基因的失活建立小鼠癌症模型是可能的。这些实验开始让我们了解肿瘤发生和发展的分子途径。小鼠模型通过从头肿瘤发展再现了人类肿瘤，保存了器官微环境，因此可以提供一个极好的环境来评估分子靶向治疗的疗效，并在几乎没有额外遗传变化的系统中识别新的潜在靶点。广义而言，基因工程小鼠癌症模型包括过度表达转基因（癌基因或点突变）的小鼠、基因点突变的敲入模型，以及使用位点特异性DNA重组酶的完全敲除和条件敲除模型。

》 第五节　中枢神经系统感染性疾病 《

中枢神经系统的感染可由细菌、病毒、立克次体、螺旋体、真菌和寄生虫等引起，表现为脑膜炎、脑脓肿和脑膜脑炎等。艾滋病病毒还可导致机会性感染（弓形体病、巨细胞病毒感染），或引起中枢神经系统淋巴瘤。病原体可通过下列途径侵入：①血源性感染，如脓毒血症的感染性栓子等；②局部扩散，如颅骨开放性骨折、乳突炎、中耳炎、鼻窦炎等；③直接感染，如创伤或医源性（腰椎穿刺）感染；④经神经感染，如狂犬病病毒可沿周围神经，单纯疱疹病毒可沿嗅神经、三叉神经侵入中枢神经系统。

其中，脑膜炎包括硬脑膜炎（pachymeningitis）和软脑膜炎（leptomeningitis），而后者较为常见，其中包括软脑膜、蛛网膜和脑脊液的感染。严重及病程较长者可累及脑实质而引起脑膜脑炎。脑膜炎一般分为三种基本类型：化脓性脑膜炎（多由细菌引起）、淋巴细胞性脑膜炎（多为病毒所致）和慢性脑膜炎（可由结核分枝杆菌、梅毒螺旋体、布鲁杆菌及真菌引起）。

结核性脑膜炎是脑结核最常见的临床/病理表现。据悉，脑结核往往是致命的，主要是由结核分枝杆菌引起的中枢神经系统结核，其发展分为两个阶段：①小结核病变（Rich 病灶）在原发性结核感染菌血症阶段或之后不久在大脑中发展；②一个或多个小病变的破裂或生长产生各种类型的中枢神经系统结核病的发展，破裂进入蛛网膜下腔或进入心室系统产生脑膜炎。

1. 小鼠模型

使用 C57BL bg+/bg− 小鼠静脉感染鸟分枝杆菌建立模型，并在感染后 6 个月的几个时间点进行血、脑培养和脑组织病理学检查（图 4.18）。感染早期可见淋巴细胞和巨噬细胞聚集的低级别炎症改变（图 4.19）。脉络膜丛实质内可见少量细菌。感染 6 个月后，沿脑室和脑膜的肉芽肿病变的巨噬细胞内存在大量细菌。在观察期间，并无老鼠自发死亡，甚至无老鼠出现脑膜炎或者脑炎的临床症状。使用 CD18−/− 敲除小鼠表明，中性粒细胞或单核细胞内的细菌运输到大脑是不可能的。在持续的全身鸟分枝杆菌感染期间，小鼠出现了轻微的慢性中枢神经系统感染，这与大多数人类病例报告的情况类似。

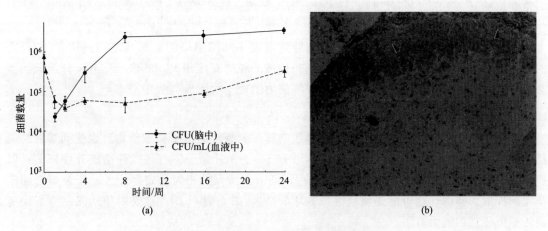

图 4.18　静脉感染鸟分枝杆菌的模型建立

（a）小鼠大脑中的细菌载量；（b）颅脑感染 2 周后的脑组织病理学

摘自：Wu H S, Kolonoski P, Chang Y Y, et al. Invasion of the brain and chronic central nervous system infection after systemic Mycobacterium avium complex infection in mice. Infection and Immunity，2000，68（5）：2979-2984.

多数模型通过直接的脑内或静脉感染途径，而不是自然的呼吸途径。研究者希望建立一个更接近人类疾病的实验模型，也就是通过呼吸道自然感染途径。然而，由于血脑屏障（BBB）赋予的高效 CNS 保护，这种模型很难实现。BBB 由紧密相关的脑微血管内皮细胞组成，这些细胞被周细胞和星形胶质细胞（细胞质末端足）的生长所覆盖。这种结构有效地防止了包括分枝杆菌在内的许多微生物感染中枢神经系统。但是，相应的为了产生中枢神经系统感染，一些微生物已经进化出特定的毒力因子，首先允许内皮附着和内化，然后是脑实质入侵。最近的体外研究表明，结核分枝杆菌可以黏附、侵入和遍历内皮细胞。临床流行病学研究表明，从结核患者的脑脊液（CSF）中分离出的菌株具有不同的基因型，这表明菌株依赖性神经毒力和神经倾向性。

在此基础上，Rogelio 等开发了由气管内途径感染的 BALB/c 小鼠的肺结核模型，从结核脑膜患者的脑脊液中获得的三种不同的结核分枝杆菌临床分离株能够迅速播散并感染小鼠

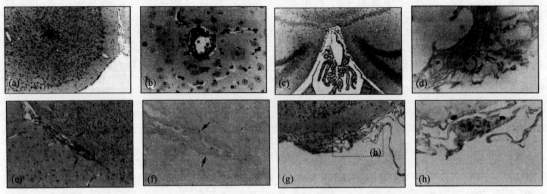

图 4.19 静脉注射 3×10^8 CFU 细菌后小鼠的脑组织病理变化

（a）接种 1 个月后，出现非坏死性肉芽肿；（b）接种后 2 个月血管周围病变；（c）轻度脉络膜丛浸润；（d）脉络膜丛实质
中的抗酸杆菌；感染 4 个月后，脑室（e）（HE 染色）出现细胞浸润，病变（f）（AFB 染色）发现抗酸杆菌；
接种后 6 个月，发现带有泡沫组织细胞的脑膜肉芽肿（g）（HE 染色）含有大量抗酸杆菌（h）（AFB 染色）

摘自：Wu H S, Kolonoski P, Chang Y Y, et al. Invasion of the brain and chronic central nervous system infection
after systemic Mycobacterium avium complex infection in mice. Infection and Immunity，2000，68（5）：2979-2984.

大脑。该实验模型是第一个再现分枝杆菌通过继发于肺部感染的血源性途径到达 CNS 理论
的模型，证实了菌株类型与通过血源性途径传播的能力直接相关，并将结核分枝杆菌添加到
某些成员或亚型具有一定感染中枢神经系统能力的微生物家族列表中。

2. 实验兔模型

实验兔作为主要的结核分枝杆菌感染致结核性脑膜炎的重要模型动物，也受到学者的广
泛关注。Elizabeth 等通过蛛网膜下腔途径在产后 4~8 只兔子中直接接种结核分枝杆菌，以
产生 CNS 感染，感染后 14 天［图 4.20(a)］，细菌负荷保持相对稳定。此外，还观察到细菌
从大脑扩散到肺部，这可能是血脑屏障破坏的结果［图 4.20(b)］，这表明像幼儿一样，幼兔
预防感染传播的能力有限。

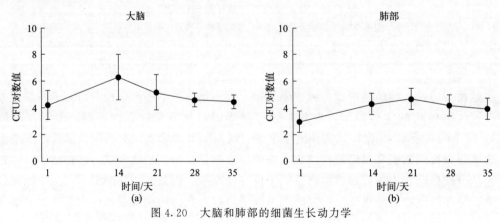

图 4.20 大脑和肺部的细菌生长动力学

摘自：Tucker E W, Pokkali S, Zhang Z, et al. Microglia activation in a pediatric rabbit model of tuberculous meningitis.
Disease Models and Mechanisms，2016，9（12）：1497-1506.

3. 斑马鱼模型

海分枝杆菌感染的斑马鱼模型（斑马鱼-海分枝杆菌模型）是研究早期发病机制和 Rich

病灶作用的重要工具。Lisanne 等在成年斑马鱼身上建立了结核性脑膜炎模型，结果显示腹膜内感染导致 20％的病例脑膜肉芽肿形成，偶尔累及脑实质。在斑马鱼胚胎中，感染后在实质、后脑室和尾静脉三个不同的接种部位观察到细菌浸润和受感染吞噬细胞的聚集。通过血流的感染导致 70％的病例在脑组织中形成早期肉芽肿。在这些斑马鱼胚胎中，浸润位于血管附近。而当胚胎在 BBB 早期形成之前或之后被感染时，没有观察到差异，这表明细菌能够以相对较高的效率穿过该屏障。与这一观察结果一致，受感染的斑马鱼幼体也显示出脑组织的浸润。当胚胎感染具有 M. EMAX-1 突变体时，脑组织中仅存在小簇和分散的具有高细菌负荷的分离吞噬细胞。

总而言之，该模型将允许详细分析结核性脑膜炎中涉及的细菌和宿主因素。它将有助于解决关于 Rich 病灶作用的长期问题，并可能有助于开发更好的诊断工具和治疗方法。

参考文献

[1] Drummond E，Wisniewski T. Alzheimer's disease：experimental models and reality. Acta Neuropathologica，2017，133（2）：155-175.

[2] Games D，Adams D，Alessandrini R，et al. Alzheimer-type neuropathology in transgenic mice overexpressing V717F beta-amyloid precursor protein. Nature，1995，373（6514）：523-527.

[3] Xu G，Ran Y，Fromholt S E，et al. Murine Aβ over-production produces diffuse and compact Alzheimer-type amyloid deposits. Acta Neuropathologica Communications，2015，3：72.

[4] Oddo S，Caccamo A，Kitazawa M，et al. Amyloid deposition precedes tangle formation in a triple transgenic model of Alzheimer's disease. Neurobiology of Aging，2003，24（8）：1063-1070.

[5] Braidy N，Poljak A，Jayasena T，et al. Accelerating Alzheimer's research through natural animal models. Current O-pinion in Psychiatry，2015，28（2）：155-164.

[6] Schmidt F，Boltze J，Jäger C，et al. Detection and quantification of β-Amyloid，pyroglutamyl Aβ，and tau in aged canines. Journal of Neuropathology and Experimental Neurology，2015，74（9）：912-923.

[7] Israel M A，Yuan S H，Bardy C，et al. Probing sporadic and familial Alzheimer's disease using induced pluripotent stem cells. Nature，2012，482（7384）：216-220.

[8] Inden M，Kitamura Y，Abe M，et al. Parkinsonian rotenone mouse model：reevaluation of long-term administration of rotenone in C57BL/6 mice. Biological and Pharmaceutical Bulletin，2011，34（1）：92-96.

[9] Cooper J F，Van Raamsdonk J M. Modeling Parkinson's disease in C. elegans. Journal of Parkinson's Disease，2018，8（1）：17-32.

[10] Takahashi K，Yamanaka S. Induction of pluripotent stem cells from mouse embryonic and adult fibroblast cultures by defined factors. Cell，2006，126（4）：663-676.

[11] Chlebanowska P，Tejchman A，Sułkowski M，et al. Use of 3D organoids as a model to study idiopathic form of parkinson's disease. International Journal of Molecular Sciences，2020，21（3）：694.

[12] Howells D W，Porritt M J，Rewell S S，et al. Different strokes for different folks：the rich diversity of animal models of focal cerebral ischemia. Journal of Cerebral Blood Flow and Metabolism，2010，30（8）：1412-1431.

[13] Liu S，Zhen G，Meloni B P，et al. Rodent stroke model guidelines for preclinical stroke trials. Journal of Experimental Stroke and Translational Medicine，2009，2（2）：2-27.

[14] Türeyen K，Vemuganti R，Sailor K A，et al. Ideal suture diameter is critical for consistent middle cerebral artery occlusion in mice. Neurosurgery，2005，56：196-200.

[15] Hughes P M，Anthony D C，Ruddin M，et al. Focal lesions in the rat central nervous system induced by endothelin-1. Journal of Neuropathology and Experimental Neurology. 2003，62（12）：1276-1286.

[16] Haider L，Simeonidou C，Steinberger G，et al. Multiple sclerosis deep grey matter：the relation between demyelination，neurodegeneration，inflammation and iron. Journal of Neurology，Neurosurgery，and Psychiatry，2014，85

(12): 1386-1395.

[17] Lu C, Pelech S, Zhang H, et al. Pertussis toxin induces angiogenesis in brain microvascular endothelial cells. Journal of Neuroscience Research, 2008, 86 (12): 2624-2640.

[18] Bettelli E, Pagany M, Weiner H L, et al. Myelin oligodendrocyte glycoprotein-specific T cell receptor transgenic mice develop spontaneous autoimmune optic neuritis. Journal of Experimental Medicine, 2003, 197 (9): 1073-1081.

[19] Scheld M, Rüther B J, Große-Veldmann R, et al. Neurodegeneration triggers peripheral immune cell recruitment into the forebrain. Journal of Neuroscience, 2016, 36 (4): 1410-1415.

[20] Desai R A, Davies A L, Tachrount M, et al. Cause and prevention of demyelination in a model multiple sclerosis lesion. Annals of Neurology, 2016, 79 (4): 591-604.

[21] Basso A S, Frenkel D, Quintana F J, et al. Reversal of axonal loss and disability in a mouse model of progressive multiple sclerosis. Journal of Clinical Investigation, 2008, 118 (4): 1532-1543.

[22] Sun D, Whitaker J N, Huang Z, et al. Myelin antigen-specific CD8$^+$ T cells are encephalitogenic and produce severe disease in C57BL/6 mice. Journal of Immunology, 2001, 166 (12): 7579-7587.

[23] Neumann J E, Swartling F J, Schüller U. Medulloblastoma: experimental models and reality. Acta Neuropathologica, 2017, 134 (5): 679-689.

[24] Gibson P, Tong Y, Robinson G, et al. Subtypes of medulloblastoma have distinct developmental origins. Nature, 2010, 468 (7327): 1095-1099.

[25] Lee Y, Kawagoe R, Sasai K, et al. Loss of suppressor-of-fused function promotes tumorigenesis. Oncogene, 2007, 26 (44): 6442-6447.

[26] Fults D, Pedone C, Dai C, et al. MYC expression promotes the proliferation of neural progenitor cells in culture and *in vivo*. Neoplasia, 2002, 4 (1): 32-39.

[27] Northcott P A, Lee C, Zichner T, et al. Enhancer hijacking activates GFI1 family oncogenes in medulloblastoma. Nature, 2014, 511 (7510): 428-434.

[28] Ragel B T, Couldwell W T, Gillespie D L, et al. A comparison of the cell lines used in meningioma research. Surgical Neurology, 2008, 70 (3): 295-307.

[29] McCutcheon I E, Friend K E, Gerdes T M, et al. Intracranial injection of human meningioma cells in athymic mice: an orthotopic model for meningioma growth. Journal of Neurosurgery, 2000, 92 (2): 306-314.

[30] Rice J M, Wilbourn J D. Tumors of the nervous system in carcinogenic hazard identification. Toxicol Pathology, 2000, 28 (1): 202-214.

[31] Wu H S, Kolonoski P, Chang Y Y, et al. Invasion of the brain and chronic central nervous system infection after systemic Mycobacterium avium complex infection in mice. Infection and Immunity, 2000, 68 (5): 2979-2984.

[32] Huang S H, Jong A Y. Cellular mechanisms of microbial proteins contributing to invasion of the blood-brain barrier. Cell Microbiology, 2001, 3 (5): 277-287.

[33] Jain S K, Paul-Satyaseela M, Lamichhane G, et al. Mycobacterium tuberculosis invasion and traversal across an *in vitro* human blood-brain barrier as a pathogenic mechanism for central nervous system tuberculosis. Journal of Infectious Diseases, 2006, 193 (9): 1287-1295.

[34] Hernandez Pando R, Aguilar D, Cohen I, et al. Specific bacterial genotypes of Mycobacterium tuberculosis cause extensive dissemination and brain infection in an experimental model. Tuberculosis, 2010, 90 (4): 268-277.

[35] Arvanitakis Z, Long R L, Hershfield E S, et al. M. tuberculosis molecular variation in CNS infection: evidence for strain-dependent neurovirulence. Neurology, 1998, 50 (6): 1827-1832.

[36] Hernández P R. Modelling of cerebral tuberculosis: hope for continuous research in solving the enigma of the Bottom billion's disease. Malaysian Journal of Medical Sciences, 2011, 18 (1): 12-15.

[37] van Leeuwen L M, van der Kuip M, Youssef S A, et al. Modeling tuberculous meningitis in zebrafish using mycobacterium marinum. Disease Models and Mechanisms, 2014, 7 (9): 1111-1122.

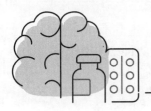

第五章

药物入脑的递送策略

》 第一节　绕过血脑屏障和血-脑脊液屏障药物递送系统的构建 《

中枢神经系统（central nervous system，CNS）疾病受到越来越多的关注，包括阿尔茨海默病、帕金森病、脑卒中和脑肿瘤等。然而，很少有药物能成功治疗中枢神经系统疾病，其治疗效果受到许多因素的限制，最大的挑战就是药物跨越血脑屏障的运输。血脑屏障是由脑微血管内皮细胞形成的选择性屏障，维持大脑内环境稳定，保护脑细胞免受病原体和有害物质的伤害。同时，也极大降低了药物递送入脑的效率，从而限制了它们的治疗效果。药物通过血脑屏障的转运效率在很大程度上取决于药物的分子大小、亲水性、解离度等性质。小分子和大分子都是治疗各种脑部疾病的有效治疗剂，然而，只有脂溶性高且分子量<400的小分子才能穿过BBB，这一生理障碍阻止了95%的药物分子的开发。因此，在中枢神经系统疾病的治疗中，开发能够将治疗剂有效转运至中枢神经系统的药物递送系统至关重要。

物质通过被动扩散、载体转运、胞吞作用等多种方式通过血脑屏障，但是许多物质通过血脑屏障的实际效率却十分低，近年来各国研究者提出了不同的策略来将药物输送到大脑（图5.1）。

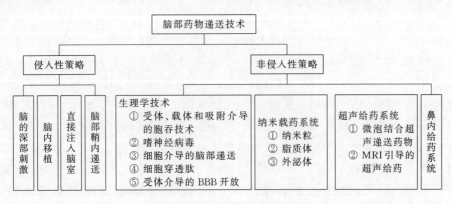

图5.1　脑部药物递送策略

摘自：Terstappen G C，Meyer A H，Bell R D，et al. Strategies for delivering therapeutics across the blood-brain barrier. Nature Reviews Drug Discovery，2021，20（5）：362-383.

如图5.2所示，笔者研究团队基于多年的研究成果，总结了有潜力的脑部药物递送策略，并通过大量的实验动物研究，证实这些策略的可行性和安全性，为今后构建高效的脑部药物递送和治疗系统提供了参考和借鉴。

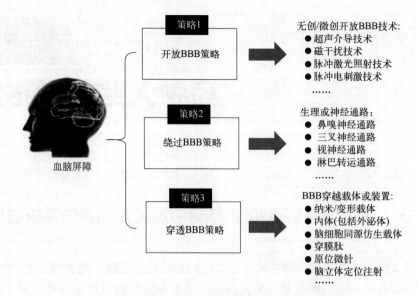

图 5.2　笔者研究团队提出的脑部药物递送的有效策略

一、脑内注射或植入药物

　　对于较大的纳米载体，药物通常不是共价连接到纳米粒上，而是结合到纳米载体的核心中，以达到控制药物释放的效果，同时还可以更好地保护药物免受酶降解。较大的载体还可以在外部结合靶向抗体、肽、荧光或磁性跟踪器，以改善对靶细胞的定位或成像效果。纳米粒的尺寸限制，使得它们通常不能够穿过血脑屏障，因此部分纳米粒在用于体内治疗时通常是通过脑室或脑脊液内注射。脑脊液注射药物是一种缓慢的静脉输液，注射到脑脊液隔室的药物会迅速从大脑输送到血液中。药物注射到脑室后，它沿着脑脊液的流动轨迹，通过蛛网膜绒毛被吸收到外周血流中，进入全身循环。Shyam 等用负载 siRNA 的线性聚乙烯亚胺 (line-PEI)-g-聚乙二醇（PEG）共聚物为基础靶向 BACE1 的胶束纳米粒系统，将纳米粒注入小鼠侧脑室后，发现该纳米粒可以在大脑中实现有效的载荷分布，并在大脑中实现了最有效的降低 BACE1 效果。Zhong 等通过脑室内直接注射骨髓细胞 2 上表达受体的一种蛋白水解产物（sTREM2）来治疗阿尔茨海默病的模型小鼠，发现 sTREM2 可减少淀粉样斑块负荷，并改善小鼠空间记忆和长期记忆减弱的功能缺陷。研究进一步发现，sTREM2 可增强小胶质细胞增殖、迁移、聚集在淀粉样蛋白斑块附近以及 Aβ 的摄取和降解，进一步证明了脑室内注射 sTREM2 对淀粉样蛋白病理学和相关毒性的治疗作用。

　　颅内给药这一局部给药方式可能是原发性和转移性脑肿瘤化疗的一个策略。在转移性脑肿瘤动物模型中，不同的化疗药物掺入控释聚合物可显著提高药物的治疗效果。这些治疗方法的疗效很大程度上取决于肿瘤类型、给药药物及其配方。然而，在中枢神经系统中肿瘤存在的情况下，除了药物渗透率低之外，肿瘤的侵袭性也可能限制治疗效果。此外，植入型药物的释放在肿瘤边缘的穿透性有限，极大地限制了药物的治疗效果。对流增强输送产生的体液流动依赖于注射泵提供的外部压力梯度，可以促进载药纳米粒持续注入大脑，可以极大地增强治疗药物在大脑中的积累。聚亚甲基丙二酸酯、聚己内酯和壳聚糖的聚合物微球也被用于非手术的一系列治疗药物的中枢神经系统局部给药，其负载的药物包括苯妥英、紫杉醇、米托蒽醌、伊马替尼和神经生长因子等。然而，由于聚合物微球相对较大的尺寸（通常直径超过 $1\mu m$），这些微粒在大脑中的分布非常有限。目前小于 100nm 的纳米粒被用来代替微粒进行药物输送，这些载药纳米粒可以通过对流增强给药（convection-enhanced delivery，CED）进行运输。

二、鼻腔给药

鼻腔黏膜中有一部分为嗅神经上皮黏膜，这是 CNS 与外界接触的最薄弱环节。鼻腔给药具有明显的优势和发展前景，可以向中枢神经系统输送一系列治疗药物，包括小分子、肽、蛋白质、基因，用于治疗阿尔茨海默病、帕金森病、抑郁症、偏头痛、精神分裂症和胶质瘤等脑部疾病。鼻腔给药可以绕过血脑屏障，通过嗅觉区域直接将药物输到大脑，或者将药物输送到血液，然后进入大脑，从而提高药物的生物利用度。这是一种通过直接经鼻入脑或间接经鼻从血到脑的途径进入大脑的非侵入性途径。鼻腔给药可有效避免肝脏首过代谢，减少药物在非靶向组织的蓄积，从而将全身副作用降至最低。此外，鼻腔给药由于具有吸附速度快、起效快、无创、无破坏性、操作简便等优点，已成为常用的给药方法之一。

近年来已经开发了几种基于纳米载体的策略来将治疗剂通过鼻腔给药输送到大脑，包括纳米粒、脂质体和外泌体等。然而，经鼻到脑的途径中有着多重障碍，包括鼻腔内快速的黏液纤毛清除、酶降解和血脑屏障，给脑部靶向给药带来了极大的挑战。例如，鼻腔给药中，鼻腔药物的进入容量有限（最大：150mmL/鼻孔），前渗漏和后引流导致停留时间短，降解酶、外排转运体的存在，以及在物理或病理条件下（如息肉、普通感冒和过敏）的鼻腔吸收也大不相同。除了鼻部解剖和生理结构的限制外，药物分子的物理化学性质，如水溶性和稳定性，也决定了通过鼻腔途径吸收的速度和程度。

有研究表明，纳米载体系统有利于提高大脑中分布不佳的药物在脑内的浓度。该系统可以与鼻黏膜很好地相互作用从而延长滞留时间，或者与血脑屏障上的内皮微血管细胞相互作用，从而在脑实质中产生更高的药物浓度。此外，这种纳米载体可以用靶向配体来进行修饰，使得其可以优先与在血脑屏障表达的受体或转运蛋白结合，以增强大脑的选择性和通透性。其次，药物在黏膜上的滞留时间也是影响药物经鼻腔吸收的关键因素之一。如前所述，药物可以通过黏液纤毛从鼻黏膜被清除，从而减少鼻腔药物吸收的程度。为了克服这一限制，黏附性聚合物可用作凝胶或者黏度增塑剂。壳聚糖及其衍生物在一系列不同的制剂（如溶液、凝胶、微粒和纳米粒）中被证明能有效提高中枢神经系统靶向药物的鼻生物利用度。壳聚糖氯化物与甲基-β-环糊精也被用于制备固体微粒，可以促进神经保护剂的有效鼻-脑摄取。有研究者使用脱乙酰壳多糖、羟丙基甲基纤维素、聚卡波菲等制备鼻腔递送的纳米乳。此外，其他黏膜黏附聚合物，如透明质酸钠和黄原胶，已被证明可以增强鼻腔药物向大脑的递送。因此，尽管通过鼻腔递送的药物剂量有限，但是对于强效药物而言，鼻腔递送途径将是脑部药物输送的合适策略。

Guennoun 等通过实验证明通过鼻腔给予孕酮是一种潜在的有效、安全的给药方式，可对脑损伤患者的脑组织进行保护。为了研究雄性小鼠大脑中动脉闭塞（middle cerebral artery occlusion，MCAO）后鼻腔给予孕酮的神经保护作用，他们首先比较了芝麻油凝胶中的孕酮鼻腔给药和芝麻油溶液中的孕酮腹腔注射将孕酮送入大脑的相对效率。成年雄性MCAO 小鼠分别给予 1h 后不处理，或在 MCAO 后 1h、6h 和 24h 分别经鼻腔或腹腔注射孕酮 8mg/kg，而后于末次给药后 2h 和 24h 处死动物。用气相色谱-质谱法测定激素水平，鼻腔和腹腔给予孕酮都会增加脑组织中孕酮及其活性代谢物别孕酮的水平（表 5.1）。在最后一次注射孕酮 2h 后，脑组织中孕酮水平显著升高（注射后 36 倍）。与未治疗的小鼠相比，注射后的小鼠体重增加了 81 倍（$P < 0.01$）。脑组织中别孕酮水平也增加（注射后为 2.4 倍）。值得注意的是，鼻腔注射孕酮后，大脑中主要应激激素皮质酮的水平是未经治疗小鼠的 1/4，而通过腹腔注射孕酮的小鼠的大脑皮质酮水平与未治疗的小鼠相似。在最后一次注射孕酮 24h 后，大脑中的孕酮水平仍然高于未治疗的小鼠（相对于腹腔注射孕酮高 24 倍）。在未经治疗的小鼠和接受孕酮滴鼻或腹腔注射的小鼠中，皮质酮水平也被测量到类似的水平。因此，鼻腔给药是一种非常有前途的将药物输送到大脑中的方法，同时也是非侵入性的安全实用的脑部药物递送方法之一。

表 5.1　气相色谱-质谱（GC-MS）分析脑组织中孕酮、别孕酮和皮质酮的水平

药物	缺血半脑的类固醇水平/(ng/g±SEM)					
	最后一次静脉注射 2h 后			最后一次静脉注射 24h 后		
	对照组	鼻腔给药	腹腔给药	对照组	鼻腔给药	腹腔给药
孕酮	1.0±0.3	35.8±13.8	81.3±6.9	0.3±0.1	9.2±2.5	5.0±1.2
别孕酮	1.0±0.3	6.0±0.9	14.0±2.0	2.8±0.5	2.9±0.3	4.5±0.2
皮质酮	137.5±45.1	32.9±3.4	166.6±67.5	101.4±29.5	148.1±36.1	85.2±22.8

摘自：Guennoun R，Frechou M，Gaignard P，et al. Intranasal administration of progesterone：a potential efficient route of delivery for cerebroprotection after acute brain injuries. Neuropharmacology，2019，145：283-291.

Reger 等对 25 名参与者进行研究，参与者被随机分配安慰剂组（每组 12 人）和电子雾化器滴鼻 20IU 胰岛素治疗组（每组 13 人）。通过每日鼻腔注射胰岛素治疗，研究其是否可以改善早期阿尔茨海默病患者的前期症状——遗忘性轻度认知损害（mild cognitive impairment，MCI）。鼻腔给药时，胰岛素样肽绕过外周和血脑屏障，通过嗅觉和三叉神经周围血管通道，在细胞外大量流动，以及通过轴突运输途径，在几分钟内到达脑和脑脊液。这项先导性研究的结果进一步支持了鼻腔给予胰岛素对阿尔茨海默病患者的益处，并提示鼻腔注射多肽可能是治疗神经退行性疾病的一种新方法。

此外，疫苗则是通过利用人类免疫系统来应对致病物质。理想的疫苗应通过防止严重疾病或死亡，为机体提供快速、多方面、长期的保护。鼻腔递送的疫苗与传统的冠状病毒-2019（Coronavirus-19，CoV-19）疫苗不同，由于鼻黏膜通常是感染的初始部位，而鼻腔制剂通常是非侵入性的，因此在感染后 24 小时接种仍具有保护效果，可保护其中的新增感染者免于重症或死亡。通过鼻腔免疫的临床前和临床研究发现，鼻腔给药可触发机体细胞反应，躲避严重急性呼吸综合征冠状病毒 2（SARS-CoV-2）的入侵，避免感染上呼吸道和下呼吸道。此外，鼻腔制剂便于患者自我给药，提高患者用药依从性。

三、暂时性开放血脑屏障

由于血脑屏障上连续毛细血管的单层内皮细胞间紧密连接，因此仅有少数小分子物质可通过细胞间隙透过血脑屏障。暂时开放血脑屏障可作为将药物从循环系统输送到 CNS 的方法，并将其作为体外循环系统向中枢神经系统输送药物的方法。为了让药物进入大脑治疗脑部疾病，现在已有很多种打开血脑屏障的策略，主要包括注射高浓度甘露醇、血管活性试剂激活胞吞作用、超声刺激微泡作用等增加半脑或全脑血脑屏障通透性。

1. 化学方法

甘露醇、果糖、尿素和甘油等物质可能会产生高渗透压，导致暂时性的血脑屏障开放。渗透剂甘露醇在临床上被广泛用于开放血脑屏障，甘露醇动脉内给药，通过扩张血管和重组脑内皮细胞的细胞骨架，在较宽的区域非特异性地打开血脑屏障，其效率依赖于甘露醇浓度、注射速度和给药后的保留时间。甘露醇诱导血脑屏障开放的机制是血管内皮细胞脱水导致紧密连接的收缩和破坏，随后药物进入脑内。一般是用25%的甘露醇溶液填充中枢神经系统的部分血管，直接注入颈动脉。这种高渗溶液会使得水分子离开内皮细胞，进而导致细胞收缩和细胞旁间隙的物理开放。然而，血脑屏障通透性的增加可能导致不可逆转的中枢神经系统损伤，这可能允许大分子物质通过血脑屏障进入中枢神经系统，从而导致神经病理改变，提高引发疾病的风险，如髓鞘解体。此外，甘露醇治疗导致血脑屏障通透性立即增加，在作用后保持一段时间，从几分钟到几个小时不等，具体取决于所用的分子，使得血脑屏障破坏并允许一些有毒有害物质进入中枢神经系统，进而导致中枢神经系统正常功能的改变。

2. 物理方法

中枢神经系统疾病会破坏血脑屏障，但并不是所有的中枢神经系统疾病都会导致整个病理部位完全的、均匀的血脑屏障破坏。因此，可以采用诱导血脑屏障通透性的开放策略来促进纳米粒的传递。给予化学药物如甘露醇和腺苷 A2A 激动剂分别通过高渗和与腺苷受体的相互作用来短暂干扰血脑屏障，但缺乏区域特异性靶向能力。而聚焦超声（focused ultrasound，FUS）联合微泡也会导致暂时性的血脑屏障开放，其在特定区域内的精确度为亚毫米级。因此，聚焦超声可以允许静脉注射治疗性纳米载体进入病变的脑区，而不会使健康的中枢神经系统组织暴露于血液成分或载药纳米载体之中。正常的血脑屏障会阻止纳米载体进入中枢神经系统，从而阻碍治疗药物的运送。然而，某些神经系统疾病会导致病理性血脑屏障破坏，这使纳米载体能够进入病变部位。对于许多神经病理学来说，利用病理性破坏的血脑屏障将携带治疗性小分子、核酸或蛋白质的纳米载体运送到患病的中枢神经系统仍然是一种不理想的方法。目前已开发的利用外力打开血脑屏障的物理方法主要包括超声波、磁场和光效应。

(1) 超声开放血脑屏障

最近几年，基于超声的可逆性血脑屏障开放技术已被广泛研究。FUS 的技术已经在胶质母细胞瘤、肌萎缩侧索硬化、帕金森病中进行了血脑屏障开放试验，FUS 对血脑屏障的影响取决于它的强度。基于超声的技术依赖于声波激活微泡的能量来提供血管内皮的瞬时和可逆通透，促进所需分子通过血脑屏障转运到中枢神经系统。低强度 FUS 激活微泡短暂打开血脑屏障，部分是通过在大脑中诱导急性无菌炎症反应来进行。最近，立体定向技术、磁共振成像（magnetic resonance imaging，MRI）和声像差相位校正的结合提高了超声的精度。高强度 MRI 引导的 FUS 已被用于利用 650Hz 频率超声能量诱导目标组织的精确热消融，该能量可将组织温度提高到 65℃。该技术使得 FUS 可以应用于非侵入性和快速手术之中，并成为功能性神经外科手术（主要用于帕金森病和特发性震颤）的绝佳替代方案。在最近的一项研究中，低强度脉冲超声波在临床前胶质瘤模型中可以开放血脑屏障，使不同配方的紫杉醇（PTX）在大脑中的累积量增加了 3～5 倍，较高强度的 FUS 可能导致有害的慢性炎症。现有研究证明，即使是低强度的 FUS 也具有一定的神经毒性，因此确定适当的 FUS 强度和大脑中的精确靶点对于解决神经毒性问题至关重要。随后，磁共振技术被引入到

FUS之中，其主要用于特定目标位置的标记引导，它可以在一定的强度和频率范围内以高精度将超声波汇聚到大脑中的精确焦点。最近FUS在治疗胶质母细胞瘤和阿尔茨海默病患者中的人体试验显示，血脑屏障成功短暂开放未观察到严重的不良事件。

（2）磁干扰开放血脑屏障

磁梯度可以大大提高纳米粒铁磁流体的传输速率。当磁性纳米粒暴露在交变磁场中时会产生热量，磁梯度可以极大地提高磁性纳米粒穿过筛板进入大脑嗅球的运输能力，因此磁性纳米粒可以成为具有交变磁场的局部热源。Weinberg等研究发现，治疗性磁性纳米粒的血脑屏障输送性可以结合聚焦超声得到进一步改善。协同递送技术应用于健康和病理大脑时，极大地改善了载药磁性纳米粒的大脑积累。此外，通过与聚焦超声的结合，治疗性磁性纳米粒的血脑屏障可携带性进一步提高。如图5.3所示，通过使用超小型超顺磁性氧化铁（ultrasmall superparamagnetic iron oxide，USPIO）纳米粒负载的聚（氰基丙烯酸丁酯）基微泡（microbubbles，MB）可以促进血脑屏障的渗透。USPIO-MB首先在外磁场作用下被磁力引导至靶组织，然后通过经颅超声脉冲获得靶向血脑屏障的局部破坏。此外，交变磁场与渗透破坏相结合的应用也可以提高氧化铁纳米粒（iron oxide nanoparticle，IONP）的血脑屏障转运能力。此外，应用交变磁场结合渗透破碎法还可以提高IONP的血脑屏障通透性。

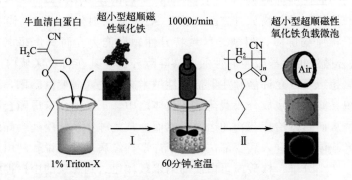

图5.3 超小型超顺磁性氧化铁负载微泡的合成方案示意

摘自：Xie J, Shen Z, Anraku Y, et al. Nanomaterial-based blood-brain-barrier（BBB）crossing strategies. Biomaterials，2019，224：119491.

四、淋巴系统介导的药物递送系统

由于淋巴系统的生理独特性，通过淋巴系统输送药物和生物活性化合物是极其复杂的。淋巴途径在运输细胞外液以维持体内平衡和将免疫细胞转移到损伤部位中起重要作用，并且通过淋巴系统给药能够避免首过效应，因此可以作为生物利用度较低的化合物的旁路途径。淋巴途径还为递送一些治疗分子提供了一种选择，例如治疗癌症和人类免疫缺陷病毒的药物，这些分子可以通过淋巴系统递送。

Ahn等最近的一项研究发现了排列在硬脑膜窦内并与颈深淋巴结（deep cervical lymph node，dCLN）相连的功能性淋巴管，这些管道连接了颈淋巴结（cervical lymph node，CLN）和脑脊液（cerebral spinal fluid，CSF），用于体液和免疫细胞物质的交换。这一发现不仅改变了CLN和CSF交换液体和免疫细胞的固有思路，并且发现通过CLN，药物很容易进入淋巴系统。淋巴系统是人体和自身组织血管运输的关键组分，在毛细血管流出的缓慢间质流体的驱动下，淋巴管提供了一条将大分子和粒子输送到组织间质的通道。因此Zhao

等开始以吲哚菁绿（indocyanine green，ICG）-PLGA 纳米粒为模型，展示了纳米粒通过脑淋巴管进入大脑的可能性，为治疗原位胶质母细胞瘤和其他中枢神经系统疾病带来了进一步的指导。他们在皮下注射后，研究适当配方的纳米治疗药物是否能通过这个脑淋巴管系统有效地输送到大脑，从而绕过了前述静脉注射中的限制。通过新发现的脑淋巴管，假设药物可以通过淋巴系统传递，将 ICG 纳米粒注射到皮下，进而评价淋巴系统的转运效率和 ICG 在脑内的生物分布。在小鼠颈部靠近浅颈部和深颈部淋巴结，通过小鼠脑组织的多个时间点监测近红外荧光体外成像，发现在给药后 24 小时左右达到峰值。结果表明，游离 ICG 染料在小鼠脑内积聚约为总注射剂量的 0.8%，在 48h 后被清除，静脉注射纳米粒组药物在大脑中没有较高保留，仅导致大脑中 ICG 水平增高 0.1%~0.2%（图 5.4）。其中 PLGA 纳米粒组在脑实质的蓄积量最高，为总注射剂量的（8.8±0.5）%，是游离 ICG 的 11 倍。综上所述，以 ICG-PLGA 纳米粒为模型，证明了 NP 介导的药物通过脑淋巴管进入大脑。在皮下 CLN 附近注射经过优化配方的纳米粒之后，颗粒会聚集到 dCLN 中，并通过免疫细胞的运输不断扩散到淋巴管和脑脊液中，因此可以绕过血脑屏障进行有效的脑递送。最后，保留的药物通过光动力疗法有效地抑制了原位胶质母细胞瘤的生长。因此，淋巴管介导的脑内治疗也给多种脑部疾病的治疗带来了巨大的机遇。

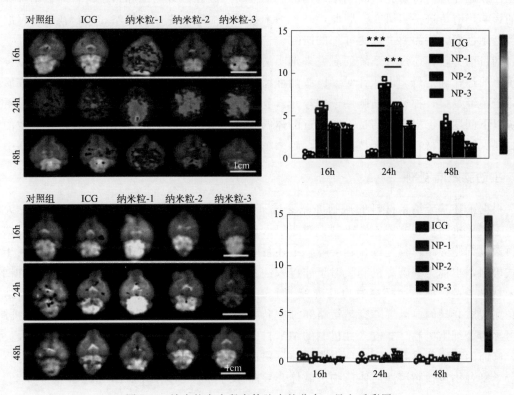

图 5.4　纳米粒在小鼠离体脑内的分布（见文后彩图）

摘自：Zhao P，Le Z，Liu L，et al. Therapeutic delivery to the brain via the lymphatic vasculature. Nano Letter，2020，20（7）：5415-5420.

五、其他通路介导的药物递送系统

笔者研究团队发现，面部皮内注射示踪性药物可以通过三叉神经绕过血脑屏障进入脑部。通过药代动力学结合鼻损伤、淋巴管抑制和免疫组织化学等手段，验证了面部三叉神经无创入脑通路的安全性和有效性。机制研究发现，三叉神经束膜、神经外膜、血管周围间隙、神经元和施万细胞参与了三叉神经无创入脑通路的药物递送。此外，笔者研究团队还发现，在大鼠面部肌垫皮内注射的示踪性药物同样实现了快速的脑内递送。实验表明，三叉神经-淋巴管组成的交汇网络介导了示踪性药物向脑部的渗透和运输。

》 第二节　直接脑靶向药物递送系统的构建 《

血脑屏障在维持中枢神经系统正常生理功能中起着非常重要的作用。虽然许多脑部病变的机制仍未完全阐明，其中血脑屏障的破坏被认为是最主要的致病原因。随着纳米技术的迅速发展，纳米医学在神经系统疾病的治疗中显示出巨大的潜力。尽管许多纳米材料已获得FDA批准或进入临床试验，但由于以下可能的因素，基于纳米材料的脑部给药系统的临床应用仍受到限制：①血脑屏障交叉的体内外模型研究方法仍有待进一步发展；②纳米材料的安全性和副作用尚待研究；③纳米载体的表面性质、粒径、载药剂和宿主材料对血脑屏障交叉的影响仍有待进一步研究。因此，基于纳米材料的血脑屏障穿透策略和药物在脑内释放的更多基础性研究还需要进行更详细的研究。

到目前为止，还没有系统的研究来阐明纳米材料的物理化学性质如何影响其在中枢神经系统中的运输和定位。设计针对多巴胺能神经元的纳米材料用于帕金森病的治疗，小胶质细胞用于神经炎症，神经干细胞用于神经元修复。因此，血脑屏障穿透纳米材料的开发应重点解决以下问题：①提高载药量；②通过配体偶联增强脑靶向效应；③开发更多安全有效的生物材料。随着新材料和纳米技术发展，越来越多的纳米材料将被用于脑部药物递送制剂中。

一、主动脑靶向制剂

根据上述基于纳米材料的血脑屏障穿透策略，纳米材料的血脑屏障穿透机制可分为两类：①侵入机制；②非侵入性机制。对于侵入机制，需要通过物理手段打开血脑屏障，纳米材料通过细胞旁路途径穿过血脑屏障。上述暂时性开放血脑屏障策略和局部递送策略属于侵入式机制，也称为细胞旁机制。对于非侵入性机制，在给药过程中血脑屏障是完好无损的，纳米材料通过跨细胞途径穿过血脑屏障。上述鼻腔给药策略、受体介导的血脑屏障穿越策略、穿梭肽介导的血脑屏障穿越策略和细胞介导的血脑屏障穿越策略均属于非侵入性机制，也可称为跨细胞机制。非侵入性机制的纳米材料还包括修饰的药物载体和前体药物两大类制剂，修饰的药物载体有单克隆免疫脂质体、聚山梨酯80包衣的纳米粒等。前体药物与药物大分子复合物包括脂溶性前体药物、载体介导前体药物、受体介导前体药物等。

1. 药物的理化性质

药物的理化性质极大地影响其在脑部的递送，如脂溶性、分子量都决定了药物的穿透能力。如图5.5所示，血脑屏障的存在仅仅选择性地允许非离子型和亲脂性的小分子自由通过或被动扩散，而极性分子和离子型的物质则很难通过血脑屏障。将药物酯化或酰胺化以增加其脂溶性，能够增加药物的转运，如海洛因是吗啡二乙酰衍生物，由于海洛因比母体药物吗啡有更好的脂溶性，海洛因透过血脑屏障的效率是吗啡的100倍。一般认为药物脂溶性越大，越容易透过血脑屏障，但分子量＞500时效果很差。

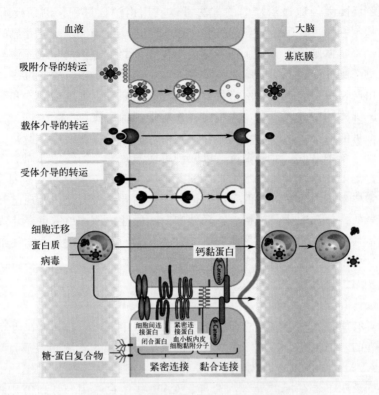

图 5.5　跨越血脑屏障的生物运输机制

摘自：Terstappen G C，Meyer A H，Bell R D，et al. Strategies for delivering therapeutics across the blood-brain barrier. Nature Reviews Drug Discovery，2021，20（5）：362-383.

2. 化学递药系统

化学递药系统（chemical drug delivery system，CDS）是一种比较成功的前体药物系统。CDS不仅能增加活性药物的脂溶性进而透过血脑屏障，并且一旦透过血脑屏障，连接部分将在生物体内发生氧化还原反应，脂溶性低的活性母体药物就被释放出来，因此药物被"锁定"在血脑屏障防止被血脑屏障再次释放。例如根据二氢吡啶-吡啶季铵离子氧化还原系统，依赖于 $NAD^+ \longleftrightarrow NADH$ 辅酶系统，药物与1,4-二氢吡啶部分相连接形成CDS。给药后，不稳定的二氢吡啶衍生物氧化成亲水性的吡啶鎓季铵盐，在许多组织中很快被消除，但因其水溶性而无法穿过血脑屏障仍保留于脑中，在酶的作用下分解成药物和 N-甲基烟酸内盐。目前采用的氧化还原型载体还有胡芦巴碱（N-甲基烟酸内盐）-二氢胡芦巴碱系、二氢喹啉羟酸酯等。

3. 载体介导的转运系统

在脑内内皮细胞上有很多内源性转运系统，它们负责从周围循环系统中吸收一些营养物质，如氨基酸、己糖、维生素、胆碱、低密度脂蛋白、神经肽以及核酸等，这种转运系统就是通过血脑屏障中的特异性载体介导入脑的。其中葡萄糖和氨基酸营养转运载体具有最大的转运能力。因此将母体药物进行修饰，"模仿"体内营养物质，使其具有与体内营养物质相似的结构，进而利用载体介导转运进入脑内。例如治疗帕金森病的左旋多巴，是多巴胺的前体，通过氨基酸转运系统进入血脑屏障，补充纹状体中多巴胺的不足，从而发挥治疗作用。因此，通过血脑屏障无创递送治疗剂的方法可以利用内源性过程，例如吸附介导的胞吞作用、载体介导的胞吞作用和受体介导的胞吞作用。在这些过程中，受体介导的胞吞作用已被广泛研究并用于跨越血脑屏障。跨血脑屏障的受体介导的胞吞作用，从配体与其在脑微血管和毛细血管内皮细胞的腔膜上的同源受体结合开始，这是一个多阶段的过程，涉及受体介导的内吞作用、由网格蛋白包被或非网格蛋白包被的囊泡介导、细胞内运输和囊泡分选，最终使得囊泡与血脑屏障的腔外膜融合，并将内容物输送到脑实质。

尽管该标准可能取决于治疗剂导致的外周靶向或脱靶的毒性作用，但靶受体或载体蛋白也应在外周脉管系统中最低限度地表达，以限制可能导致安全问题的外周效应。过去几十年的大多数研究都集中在血脑屏障细胞上表达的普遍存在的已知靶标上，例如转铁蛋白受体、胰岛素和胰岛素样生长因子受体、低密度脂蛋白受体和乳铁蛋白受体。现已开发了多种能够与此类靶标结合的抗体和配体，包括单特异性和双特异性抗体、单链可变片段、单抗原结合片段、单域抗体（如可变域新抗原受体和骆驼抗体）、双可变域免疫球蛋白和肽。血脑屏障靶标的选择和这些结合实体的内在特性，例如它们的亲和力和药代动力学特征，都是控制血脑屏障转运效率的关键因素。

（1）病毒载体介导的药物转运

病毒载体具有用核酸感染细胞的天然能力，二十多年来，人们一直在研究将病毒载体用于神经疾病患者的基因传递。通常，病毒载体的转染效率很高，腺相关病毒（adeno-associated virus，AAV）载体可以转导神经元、星形胶质细胞、少突胶质细胞、内皮细胞和室管膜细胞，已被广泛用于转基因的导入和介导。AAV 载体在基因转移研究中占有重要地位，在中枢神经系统中，尽管其对机体免疫原性的影响仍然存在，但目前为止已证明 AAV 载体支持非人类灵长类动物长达 8 年的长期、无毒的基因表达。因此，AVV 载体是目前用于脑部疾病基因治疗临床试验的突出载体。然而，尽管病毒可以将基因转染到靶细胞中，但是病毒通常不能被动地穿过血脑屏障。

目前已经探索了几种病毒给药途径，如立体定向注射和脑脊液注射，作为机械或生物旁路跨越血脑屏障的方法。尽管这些给药途径非常具体，但对于高度侵入性神经外科手术来说，对患者有着巨大的风险。因此，病毒载体的包载量有限，且具有免疫原性、难以重复给药等局限性，使得对非病毒载体的开发需求也更加迫切。

（2）细胞载体介导的药物转运

循环中的单核细胞或巨噬细胞能够通过血脑屏障迁移并在炎症部位积聚，因此巨噬细胞可用作靶向脑肿瘤或其他中枢神经系统疾病部位的载体，这被称为特洛伊疗法，目前只应用于动物模型。单核细胞或巨噬细胞可以装载纳米粒，其中可以包含药物分子、氧化还原酶、抗艾滋病病毒药物或其他中枢神经系统靶向药物，巨噬细胞也可以整合用于光热消融的纳米外壳。此外，转基因巨噬细胞可以直接将药物分子输送到大脑。干细胞也可以穿过血脑屏障，将治疗药物带入中枢神经系统，例如，间充质干细胞能够到达受伤的组织，包括受损的大脑，全身给药后，大量间充质干细胞在小鼠脑肿瘤中特异性积累。神经干细胞（neural stem cell，NSC）也显示出通过血脑屏障迁移，并呈现向胶质瘤的趋向性，因此可能被用作靶向胶质瘤的载体。NSC 具有携带前药、细胞因子、抗血管生成剂等的潜力。在最近的一项研究中，姜黄素被包埋在骨髓间充质干细胞负载的菊粉-D-α-生育酚琥珀酸酯胶束中，这种制剂中的载体被用于治疗肌萎缩性侧索硬化。利用干细胞靶向递送微小核糖核酸目前也在研究探索之中，基于干细胞的疗法现在正走向临床试验，然而在将这些方法转化到临床之前，需要充分解决伦理、安全和疗效问题。

（3）胰岛素受体介导的药物转运

胰岛素受体（insulin receptor，IR）是一种糖蛋白，它不仅广泛分布于外周组织，而且在 CNS 大脑皮质、海马、嗅球、脑微血管内皮细胞等部位也有表达，外周胰腺 β 细胞分泌的胰岛素可以通过结合血脑屏障的 IR 由外周进入中枢神经系统。尽管在临床前研究中，当该受体与抗体靶向结合时，在一些猴子身上观察到了剂量依赖的超敏反应，但最近在一项 Ⅱ 期临床试验中，这种方法被用于通过静脉输注将拉罗尼酶融合到胰岛素受体结合抗体（IgG）上，用于治疗溶酶体贮积病 Hurler 综合征（也称为黏多糖病 Ⅰ 型）。这种被融合构建物旨在靶向血脑屏障细胞中的胰岛素受体，并触发跨细胞反应，将药物运送到 CNS。总体而言，该融合构建物的治疗安全且耐受性良好。IR 不仅可以作为治疗疾病的直接靶点，而且可作为脑部药物递送的靶点。由于胰岛素在血液中的半衰期仅有 10 分钟，而且还会引发低血糖，因此将胰岛素作为药物载体仍然受到广泛的质疑。基因工程技术可以克隆出血脑屏障内皮细胞膜上 IR 的单克隆抗体，以此为药物载体，能够把一些不能透过血脑屏障的物质转运到脑内。该单克隆抗体不仅能在动物模型上实现药物的脑部递送，而且经过人源化修饰可减小抗原性，因此 IR 单克隆抗体被认为是一种非常有前景的脑靶向给药载体。

（4）葡萄糖转运体介导的药物转运

葡萄糖是脑最主要的能量来源，葡萄糖转运体（glucose transporter，GLUT）除了参与糖代谢，还参与一些免疫应答过程。目前已发现有 13 种葡萄糖转运体，其中 GLUT1 分布最广，其分布在人类红细胞、血脑屏障毛细血管内皮细胞、胶质细胞等部位。在脑组织中分布最多的葡萄糖转运体主要为 GLUT1 和 GLUT3，GLUT1 分布在血脑屏障的脑微血管内皮细胞（brain microvascular endothelial cell，BMEC）上，主要将葡萄糖从外周血液跨血脑屏障转运到脑细胞间隙。GLUT3 主要分布在神经元，能将葡萄糖从脑细胞间隙转运至神经元内。GLUT1 的表达和功能与脑葡萄糖代谢和脑部行使正常功能密切相关。一些疾病可降低 GLUT1 的表达，而有效治疗措施往往伴随 GLUT1 表达的增加。有研究发现 AD 患者大脑皮质 GLUT1 的表达下调，皮质局部葡萄糖代谢受到抑制，过表达淀粉样前体蛋白的小鼠在敲除 GLUT1 之后，表现出脑微血管血流减少、血脑屏障破坏、Aβ 清除减少、AD 病理加重以及相关的行为学缺陷，证明了血脑屏障上 GLUT1 减少会加重 AD。

脑梗死时 GLUT1 在缺血半影区的表达上调，这可能是机体对缺氧缺血脑损伤的代偿性自我保护反应。有研究表明，缺血缺氧后 GLUT1 表达显著上调，从而进入脑内的葡萄糖量增加，改善能量供应并减少神经元凋亡，因此 GLUT1 有作为缺血性脑卒中潜在治疗靶标的可能。其次，当大脑消耗能量增加时，BMEC 上 GLUT1 表达上调。此外，一些神经活性物质（如甲基苯胺、乙醇等）也会负面影响血脑屏障 GLUT1 表达和功能，导致血脑屏障的糖代谢功能减退，脑葡萄糖利用率降低。可见，GLUT1 在维持血脑屏障结构与功能完整性上起着不可或缺的作用。所以，由于葡萄糖与 GLUT1 有高亲和力，药物与葡萄糖或其类似物连接起来形成的糖缀合物可由 GLUT1 介导转运入脑，提高药物的脑内分布。

二、纳米递药系统

为了增加其血脑屏障的渗透能力，大多数纳米粒都被设计成能够通过细胞穿透来穿过血脑屏障。为了达到这一目标，必须对它们的表面进行涂层或官能化来完成非共价修饰。在过去的几年中，基于纳米粒的药物递送系统是一个不断发展的领域。纳米载体可以具有不同的尺寸和化学组成，其能够结合不同的靶部位以进一步增强内吞作用。此外，它们可以被动或主动靶向大脑，并且可以装载药物分子，以促进药物分子通过血脑屏障的运输，主要用于携带胶质母细胞瘤的患者，其中转移性肿瘤、神经退行性疾病和其他疾病也是基于纳米载体的药物递送策略发展的重点。目前已经开发出具有高稳定性、低毒性和受控药物释放的脂质、聚合物和其他类型的纳米粒。此外，纳米粒的聚乙二醇化可以帮助制剂逃避免疫细胞，可以与主动靶向血脑屏障转运相结合。

纳米粒适用于中枢神经系统药物递送的要求有：①粒径在 10～1000nm 之间（最好小于100nm）；②表面电荷略正；③运输中具有较高的稳定性；④能够降低全身和大脑的毒性；⑤免疫原性降低；⑥药物持续可控地释放；⑦携带不同分子（蛋白质、肽、核酸）的能力。

纳米粒的设计中一个重要问题是其药代动力学特性，在这方面其大小和电荷是药物作用效果关键的决定因素。大颗粒更容易被网状内皮系统清除，因此理想的颗粒尺寸是低于100nm。电荷也会显著影响纳米粒的清除效果，ζ 电势在 -10～$+10mV$ 之间的纳米粒被认为是中性的，强阳离子纳米粒的 ζ 电势 $>30mV$，而强阴离子纳米粒的 ζ 电势 $<-30mV$。当颗粒表面高度带电（阴性或阳性）时，巨噬细胞摄取增加。另一方面，随着表面电荷向正值移动，内皮细胞的摄取增加。因此，微带正电荷的纳米粒似乎是靶向中枢神经系统的最佳药物递送系统。再进一步的修饰，如表面水合或空间修饰，也可以显著影响纳米粒的半衰期。从化学的角度来看，不同种类的纳米粒可向中枢神经系统输送不同的药物。

1. 脂质体

脂质体是目前广泛研究的纳米载体系统，用于脑靶向的脂质纳米粒具有长期稳定性（保持在 4℃时可超过 4 年）和低体内毒性。脂质体是由一层或多层两亲性脂质（磷脂）组成的双分子层（薄片）球形囊泡，通常胆固醇也包括在内。它们有一个被脂质双分子层包围的水核，脂质双分子层的外部也是亲水的，水核允许装载不能通过磷脂膜逸出的亲水性药物，因此脂质体可以装载各种各样的亲水性和亲脂性药物。有许多不同类型的脂质体，其大小和形状、脂质层数、电荷、组成或制备方法不同。它们通常具有低毒性，可以被制成目标选择性的，并且可以装载亲水性和疏水性药物。

固体脂质纳米粒（solid lipid nanoparticle，SLN）通常是直径约为 50～1000nm 的球形结构。用于制备脂质体的脂质（脂肪酸、甘油酯、类固醇和蜡）在室温下是固体，具有良好的生物相容性、高载药量和稳定性。此外，药物可以被功能化修饰，进而其释放达到可控。虽然脂质体也受到网状内皮系统的清除，但是这可以通过使用 Pluronic F-68、聚乙二醇（PEG）、聚山梨酯 80 或通过使用隐形脂质纳米粒对其表面进行改性来减缓清除效率。其在神经退行性病变、胶质母细胞或其他脑部疾病中是很有前途的 CNS 靶向载体，并且由于其较低的细胞毒性、较高的载药能力、较长的药物释放、较低的成本以及可控性而优于聚合物纳米粒。

SLN 是在室温和体温下具有固体脂质核心的颗粒，其可以用生物相容的脂质制备，因此细胞毒性很低。此外，可以使用经济高效的高压均质方法来制备 SLN，这种方法避免了有机溶剂的使用，并且可以大规模生产，使 SLN 具有较好的发展前景。目前，一些脂质体制剂已经获得市场授权，如 Ambisome、Doxil、Myocet 或者最近上市的 Onivyde。然而，尽管一些临床试验目前正在进行中，但还没有脂质体制剂获得批准用于临床去治疗中枢神经系统疾病。

脂质体已经与多种配体偶联，如转铁蛋白、乳铁蛋白、抗转铁蛋白受体抗体、谷胱甘肽。为了穿过血脑屏障并靶向胶质瘤细胞，脂质体还与细胞穿膜肽结合。例如，在 Liu 等的一项研究中，一种识别细胞穿膜肽 R8-DGR 的新型双受体被用来功能化脂质体，该受体可以与整合素 $\alpha_v\beta_3$ 和神经粘连蛋白- I 受体结合。该制剂在体外和体内对携带颅内胶质瘤的小鼠进行了测试。R8-dGR 偶联脂质体在体外能通过小鼠脑内皮细胞单层，在脑内的蓄积量明显高于非偶联脂质体，表明该载体系统具有跨越血脑屏障的能力。研究还表明，这些微粒可以在胶质瘤细胞中蓄积，并在负载紫杉醇的情况下显著延长小鼠的存活时间（图 5.6）。因此，该制剂有望成为一种很有前途的抗肿瘤药物释放系统。

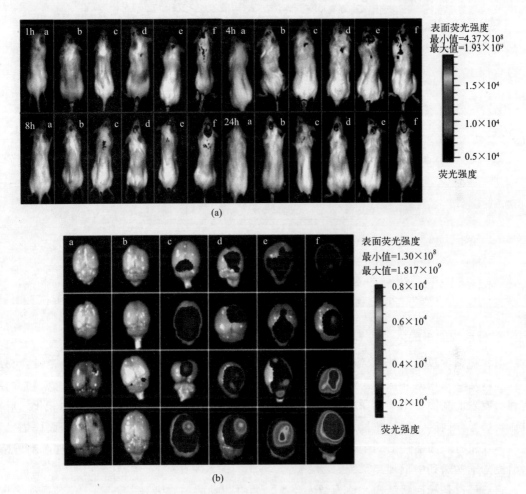

图 5.6　注射 DID 脂质体后小鼠颅内 C6 胶质瘤的活体图像（a）与体外图像（b）（见文后彩图）
摘自：Liu Y，Mei L，Xu C，et al. Dual receptor recognizing cell penetrating peptide for selective targeting, efficient intratumoral diffusion and synthesized anti-glioma therapy. Theranostics，2016，6（2）：177-191.

Neves 等利用载脂蛋白 E（apolipoprotein E，ApoE）对负载白藜芦醇（Resveratrol，RSV）的脂质体进行功能化修饰，载脂蛋白功能化的固体脂质纳米粒可以模仿脂蛋白颗粒，脂蛋白颗粒通过 LDL 受体内吞入血脑屏障的内皮细胞，然后转运到大脑。脂质体的加入构成了一个白藜芦醇胶体载体系统，具有脑靶向的潜力，特别是在制备过程中使用聚山梨酯 80 作为表面活性剂，制备的聚山梨酯 80 修饰的白藜芦醇（palmitate-RSV）可以克服其溶解度低的问题，保护其不被降解。同时，制备的纳米粒具备高度稳定性和易制备的优点，避免了使用有机溶剂。ApoE 功能化的脂质纳米粒（distearoyl phosphoethanolamine，DSPE-RSV）对内皮细胞的渗透性较未功能化的脂质纳米粒显著增加 1.8 倍（图 5.7）。通过这种方式，表明 ApoE 与纳米粒的结合显著增强了负载白藜芦醇的 SLN 通过血脑屏障的渗透性，这也可能是白藜芦醇脑输送量增加的一个重要原因。

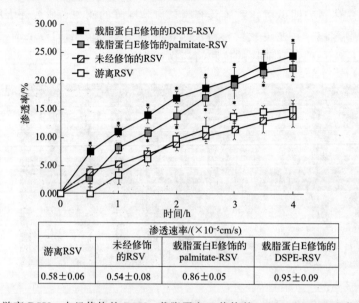

渗透速率/(×10⁻⁵cm/s)			
游离RSV	未经修饰的RSV	载脂蛋白E修饰的palmitate-RSV	载脂蛋白E修饰的DSPE-RSV
0.58±0.06	0.54±0.08	0.86±0.05	0.95±0.09

图 5.7　游离 RSV、未经修饰的 RSV、载脂蛋白 E 修饰的 palmitate-RSV 和载脂蛋白 E
修饰的 DSPE-RSV 在人脑微血管内皮细胞单层转运 4h 后的通透性

摘自：Neves A，Queiroz F，Reis S. Brain-targeted delivery of resveratrol using solid lipid nanoparticles functionalized with apolipoprotein E. Journal of Nanobiotechnology，2016，14：27.

2. 聚合物纳米载体

聚合物纳米粒是一种胶体药物递送系统，通常由生物相容性和可生物降解的聚合物组成，可以是均聚物或共聚物。聚合物纳米粒是目前研究最广泛的脑部给药系统，其独特的结构和功能表面基团可用于偶联多官能配体，可以在涂有表面活性剂时或在表面功能化之后穿过血脑屏障，同时，纳米粒尺寸小，很容易流经毛细血管并进入目标癌细胞。表面修饰了特定配体或涂有表面活性剂的生物可降解聚合物纳米粒能够利用不同的机制来穿过血脑屏障，将活性分子输送到中枢神经系统。

它们可以是囊泡状结构，称为纳米胶囊，其中药物溶解在液体核心中；或者是纳米球，药物被截留在基质中或吸附在颗粒表面。然而，这两种纳米粒之间的差异往往并不明显。聚合物胶束是由直径在 10～100nm 之间的两亲性分子组装而成，内核是疏水基团，表面是亲水基团，表现出良好的稳定性，并且从循环中移除相对较慢。聚合物胶束可能成为中枢神经系统药物的有效载体，然而，它们的临床实施仍然缺失。树枝状聚合物是具有高度支化结构的合成聚合物，其包含引发剂核、几个重复单元和多个活性表面端基，这允许较高的药物负荷。它们是靶向大脑和癌细胞的有效药物递送载体。水凝胶纳米粒是水凝胶稠度的纳米粒，即在其结构中含有大量水的亲水性纳米粒。亲水结构防止蛋白质非特异性吸附到水凝胶上，它们是由能够封装药物分子的弹性聚合物网络组成的。纳米凝胶也是将药物输送到大脑的有前途的系统，与使用天然的大分子相比，因为合成聚合物的可变性更低，改性潜力更大，所以它们的使用更为广泛。用于纳米粒脑靶向的最广泛的聚合物包括：聚谷氨酸（polyglutamic acid，PGA）、聚己内酯（polycaprolactone，PCL）、聚乳酸（polylactic acid，PLA）、聚乳酸-羟基乙酸共聚物 [poly（lactic-co-glycolic acid），PLGA]，它们已被 FDA 批准用于人类生物医学。聚氰基丙烯酸烷基酯 [poly（alkyl cyanoacrylate），PACA]、聚氰基丙烯酸丁酯 [poly（butyl cyanoacrylate），PBCA]、聚乙烯亚胺（polyethyleneimine，PEI）已进入临床试验。天然的聚合物分子有壳聚糖、白蛋白、藻酸盐、环糊精，水凝胶可以由天然聚合物（壳聚糖、藻酸盐）或合成聚合物制成，如聚乙烯醇、聚环氧乙烷、聚乙烯吡咯烷酮或聚异丙基丙烯酰胺。树枝状大分子可由聚酰胺-胺（polyamindoamine，PAMAM）、聚醚羟胺或聚丙烯亚胺 [poly（propylene imine），PPI] 制成，在中枢神经系统药物传递中具有很大的应用前景，其中，PAMAM 树枝状大分子的研究最多。药物分子可以被包裹在树枝状大分子内部，也可以通过静电或共价结合从而结合到其表面。然而，聚合物纳米粒需要具有生物降解性和生物相容性，因此限制了聚合物的选择。

Tosi 等研究了白喉毒素突变形式（CRM197）修饰的聚丙交酯-乙交酯（poly-lactide-co-glycolide，PLGA）纳米粒与糖肽修饰的 PLGA 纳米粒（g7-NPs）负载洛哌丁胺穿透血脑屏障交联效率。以不同的荧光探针（DY405、罗丹明 B 和 DY675）和不同的配体（糖肽 g7 和 CRM197）共价偶联 PLGA，对不同类型的纳米粒进行体内试验。通过评价它们的行为和转运效率，对 CRM197 修饰的纳米粒的血脑屏障交叉和神经元趋向性以及它们的血脑屏障交叉途径进行了分析。证明 CRM197 纳米粒能够穿过血脑屏障，到达所有脑区，而不会对血脑屏障的完整性造成任何损害，用糖肽 g7 或 CRM197 修饰的 PLGA 纳米粒已被证明能显著增强洛哌丁胺在小鼠体内的止痛效果。

其他一些聚合物也被用于开发脑内给药的纳米粒，如聚己内酯（polycaprolactone，PCL），Xin 等利用双靶向纳米给药系统，通过双功能聚乙二醇（polyethylene glycol，PEG）将脑部靶向分子（angiopep-2，ANG）与 PEG-PCL 纳米粒（ANG-NP）偶联（图 5.8），以克服化疗药物穿透血脑屏障能力低和对肿瘤组织渗透性差的局限性。ANG-NP 可以靶向在血脑屏障和胶质瘤细胞上过度表达的低密度脂蛋白受体相关蛋白（low density lipoprotein receptor-related protein，LRP），使得该纳米粒穿过血脑屏障。通过实时荧光成像，可以观察到经 ANG 功能化的 PEG-PCL 纳米粒在颅内胶质瘤小鼠模型体内的蓄积增强，在胶质瘤床和浸润边缘可以观察到纳米粒，表明经 ANG 功能化的纳米粒可以显示出双重靶向能力。与非靶向纳米粒相比，异硫氰酸罗丹明标记的双靶向纳米粒被人脑星形胶质母细胞瘤细胞（U87MG）内吞的量明显增加。ANG-NP 功能化的紫杉醇对 U87MG 胶质瘤细胞有明显的抑制作用，并且能显著提高 U87MG 胶质瘤细胞体外跨血脑屏障转运比率。

3. 金属和无机纳米载体

金纳米粒是一种无机颗粒，其形状（球、壳、棒）和大小可以根据合成过程进行调整。大多数关于金纳米粒脑内释放的研究都使用了金纳米球（gold nano-sphere，AuNP）。AuNP 是由金作为内核和表面配体通过共价或非共价载体连接组成的。AuNP 运载各种药物可以很容易地通过合成、包覆或结合来连接，从小分子到蛋白质再到核酸。此外，由于其惰性核心，AuNP 表现出较低的免疫原性和毒性。如果 AuNP 在大脑中的浓度足够高，可以作为 X 射线造影剂，从而使它们成为疾病治疗的潜在载体。但是，金纳米粒的器官分布与颗粒的大小有关。在对啮齿类动物的多项体内研究中，$10\sim15nm$ 的少量 AuNP 能够穿过血

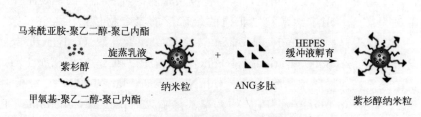

图 5.8　血管蛋白偶联纳米微球的构建策略

摘自：Xin H, Jiang X, Gu J, et al. Angiopep-conjugated poly (ethylene glycol)-co-poly (epsilon-caprolactone) nanoparticles as dual-targeting drug delivery system for brain glioma. Biomaterials，2011，32（18）：4293-4305.

脑屏障到达大脑。然而，绝大多数给药剂量是在肝脏和血液中发现。此外，在大脑中发现金的数量取决于 AuNP 的剂量，在测试的剂量下没有显示出饱和的迹象。这表明 AuNP 可能通过非饱和途径穿越血脑屏障，如被动跨膜扩散或细胞旁途径。当然，根据 AuNP 表面配体的不同，所采取的途径可能会有所不同。亲水配体可能会阻碍粒子的跨膜扩散。用转铁蛋白、苏氨酸（转铁蛋白受体配体）、Angiopep-2、胰岛素进行表面修饰，进而使得 AuNP 可以穿过血脑屏障，增加了 AuNP 的血脑屏障转运机会。此外，AuNP 已被广泛应用于脑肿瘤，由于其体积较小，AuNP 可以更容易地通过脑瘤血管系统经破坏的血脑屏障扩散，使其成为药物或显像剂的有用载体。使用靶向配体，如对低密度脂蛋白受体相关蛋白-1 具有高亲和力的活性靶肽 Angiopep-2、转录反式激活因子 TAT 或特异性表皮生长因子 EGF，可以增加它们在这些特定区域的蓄积。

超顺磁性氧化铁纳米粒（superparamagnetic iron oxide nanoparticle，SPION）是基于包裹在多糖、合成聚合物或单体涂层中的磁铁矿 Fe_3O_4 或 γ-Fe_2O_3 分子，其尺寸范围为 $1 \sim 100nm$。SPION 具有磁性，一些配方已经被 FDA 批准作为 MRI 造影剂用于肝脏成像。然而，由于担心毒性和致命的过敏反应，这些配方现已不再应用。目前，商品名为 Feraheme 的阿魏酸甲酯是 FDA 批准用于人类的唯一一种 SPION 配方，虽然它的适应证是治疗肾功能衰竭患者的铁缺乏，但它也被临床用于肾上腺和肾脏的磁共振成像。由于它们是由铁组成的，铁是人体的正常成分，因此，SPION 被认为具有低毒和高生物相容性。SPION 在溶酶体中代谢成可溶性的非超顺磁性形式或铁，然后，铁离子进入血液中，可被红细胞合并为血红蛋白的一部分。然而，其严重过敏反应极大地限制了它们在临床治疗中的使用。与AuNP 类似，小于 50nm 的 SPION 能够穿过脑瘤或阿尔茨海默病或缺血性脑卒中等疾病中被破坏的血脑屏障。使用靶向配体，如表皮生长因子、西妥昔单抗（一种抗表皮生长因子受体抗体）或抗 Aβ 肽抗体，可以使得它们在这些区域的蓄积增加（图 5.9）。例如，在Shevtsov 等的一项研究中，SPION 与 EGF 结合作为造影剂在一个大鼠颅内胶质瘤模型中进行了测试。功能化 SPION 能够穿透肿瘤血脑屏障并在肿瘤内蓄积，表现出较高的磁共振对比度，证实了功能化 SPION 具备作为颅内胶质瘤诊断试剂的能力。

4. 其他纳米载体

石墨烯是一种二维碳原子晶格，在平面上具有很强的碳-碳键，具有优异的物理和生物性能以及高表面积。石墨烯纳米材料家族包括单层和多层石墨烯、氧化石墨烯（graphene oxide，GO）和还原氧化石墨烯（reduced graphene oxide，rGO）。rGO 从血液进入大脑被证明会导致血脑屏障旁细胞紧密度短暂下降。其他碳基纳米材料有碳纳米管和富勒烯，它们

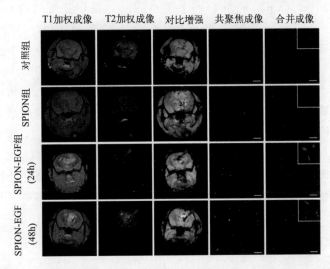

图 5.9　大鼠 C6 胶质瘤的 MR 成像展示功能化的 SPION 在脑内的滞留

摘自：Shevtsov M A，Nikolaev B P，Yakovleva L Y，et al. Superparamagnetic iron oxide nanoparticles conjugated with epidermal growth factor（SPION-EGF）for targeting brain tumors. International Journal of Nanomedicine，2014，9：273-287.

分别具有管状和球形排列。碳纳米管在体外和体内都可以穿过血脑屏障。富勒烯纳米粒被证明可以选择性地进入氧化损伤的体外细胞，并保护它们免于凋亡。

三、组合给药策略

组合药物递送策略是通过各种方法相互组合，以实现更好的中枢神经系统靶向，其中瞬时打开血脑屏障递送纳米粒是这方面最重要的方法。血脑屏障的渗透开放可以增强脂质体或磁性纳米粒进入中枢神经系统。在磁性纳米粒的情况下，外部磁场可以与渗透性血脑屏障破坏结合使用，以实现有效的脑靶向。此外，高渗甘露醇诱导的短暂血脑屏障开放可能有助于将周细胞输送到脑中。除了动脉内甘露醇注射，另一个策略是构建渗透活性纳米粒，它可以通过受体介导的胞吞作用（receptor mediated endocytosis，RMT），比如，狂犬病毒糖蛋白衍生肽（rabies virus glycoprotein，RVG）配体特异性靶向大脑。FUS 诱导的血脑屏障开放也可以促进纳米粒向大脑的运输。在另一项研究中，超声诱导的血脑屏障开放与颈动脉内输注的缓激肽相结合，以增强大分子或颗粒药物向大脑的靶向转运。光动力疗法诱导的血脑屏障破坏也可用于联合治疗，增强负载氧化铁纳米粒的巨噬细胞向大脑的迁移。瞬时血脑屏障开放与载体介导的药物递送相结合的另一个例子是使用磁性纳米粒，其可以被低射频波加热。血脑屏障开放化学制剂（如 Cereport）也可与 RMT（如转铁蛋白受体介导的转运）结合，用于将药物递送至中枢神经系统。

四、药动学和药效学评价

癫痫是一种非传染性的慢性中枢神经系统疾病，其特征是无端发作、发病短暂、频繁重复和刻板。托吡酯（topiramate，TPM）用作抗癫痫药物，用于治疗部分癫痫发作、全身性癫痫发作和 Lennox-Gastaut 综合征。托吡酯是 BCS Ⅱ类药物，生物利用度相对较低。它是 P-糖蛋白的底物，血脑屏障的限制使得其难以进入大脑。Patel 等采用相滴定法研究制备了托吡酯纳米乳（topiramate nano emulsion，TPMNE），采用托吡酯的 O/W 纳米乳递送系统，以提高其脑生物利用度。药效学研究表明，与其他三种制剂和对照组相比，TPMNE 经鼻腔给药时，平均癫痫发作持续时间显著缩短（$P<0.05$）（图 5.10），癫痫发作抑制百分比显著增加（图 5.11）。TPM 悬浮液、TPMNE 鼻腔和口服给药后，TPM 的血浆浓度-时间曲线对比见图 5.12，与血药浓度-时间曲线相关的药动学参数见表 5.2，其中与口服纳米乳相比，托吡酯纳米乳鼻腔给药后生物利用度改善了 1.26 倍。鼻腔给药纳米乳组在 1 小时内达到血药浓度峰值，而口服纳米乳组需要 2 小时才能达到血药浓度峰值，因此可以推断在鼻腔给药纳米乳后可以获得快速起效并且提高生物利用度。与口服给药纳米乳的托吡酯相比，鼻腔给药后纳米乳的托吡酯的 C_{max} 较差，这可能是由于鼻腔给药后部分药物通过鼻子的嗅觉区域输送到大脑。与鼻腔给药后的悬浮液相比，给予纳米乳的大脑对 TPM 的吸收优于悬浮液。

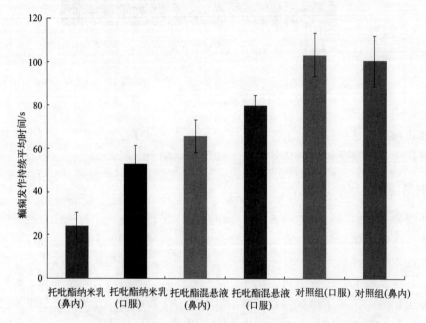

图 5.10　托吡酯纳米乳/托吡酯混悬液治疗后的癫痫发作持续平均时间

摘自：Patel R J，Parikh R H. Intranasal delivery of topiramate nanoemulsion：pharmacodynamic，pharmacokinetic and brain uptake studies. International Journal of Pharmaceutics，2020，585：119486.

表 5.2　托吡酯的药动学参数

给药方式	剂型	达峰时间/h	峰浓度/(μg/mL)		药时曲线下面积 AUC	
			数值	P[①]	数值	P[①]
口服	悬浮液	4	2.25 ± 0.10	2.18×10^{-8}　—	18.98 ± 0.13	1.11×10^{-6}　—
	纳米乳	2	3.60 ± 0.13	2.12×10^{-5}	19.31 ± 0.30	2.22×10^{-11}
鼻腔给药	纳米乳	1	3.40 ± 0.19	—	24.26 ± 0.17	—
	悬浮液	4	2.40 ± 0.18	—	16.91 ± 0.11	—

① 显著性 $P<0.05$。

摘自：Patel R J，Parikh R H. Intranasal delivery of topiramate nanoemulsion：pharmacodynamic，pharmacokinetic and brain uptake studies. International Journal of Pharmaceutics，2020，585：119486.

抗癫痫药物通过选择性改变神经元的兴奋性而起作用，从而抑制癫痫发作特异性神经元放电而不影响正常信号，通过抗癫痫药物来控制癫痫发作可以降低癫痫相关死亡率。拉莫三

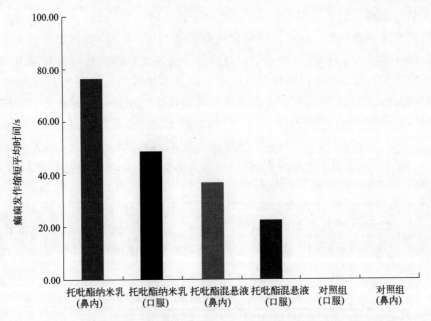

图 5.11 托吡酯纳米乳/托吡酯混悬液治疗后的癫痫发作缩短平均时间

摘自：Patel R J, Parikh R H. Intranasal delivery of topiramate nanoemulsion: pharmacodynamic, pharmacokinetic and brain uptake studies. International Journal of Pharmaceutics, 2020, 585: 119486.

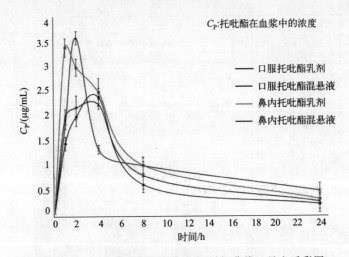

图 5.12 给予托吡酯后的血药浓度-时间曲线（见文后彩图）

摘自：Patel R J, Parikh R H. Intranasal delivery of topiramate nanoemulsion: pharmacodynamic, pharmacokinetic and brain uptake studies. International Journal of Pharmaceutics, 2020, 585: 119486.

嗪（lamotrigine，LTG）单一疗法已在对其他抗癫痫药物产生不良反应的患者中显示出较好的治疗效果。目前，拉莫三嗪速释片、缓释片、口腔崩解片和咀嚼片已获得美国 FDA 的批准。然而，由于溶解度差、非靶向给药、无法穿过血脑屏障、广泛的肝脏代谢和食物对拉莫三嗪的药动学导致其口服生物利用度低。

Shah 等记录了拉莫三嗪溶液和拉莫三嗪负载 PLGA 的纳米粒的癫痫发作时间（表 5.3），与对照组相比，所有治疗组的癫痫发作延迟，证实了 LTG 的抗癫痫作用。在亚组 1 中，癫痫发作时间为 131.36s（对照组）、187.08s（拉莫三嗪溶液鼻腔给药）、160.68s（拉莫三嗪溶液静脉给药）和 241.55s（拉莫三嗪纳米粒鼻腔给药）。拉莫三嗪溶液的静脉给药仅显示癫痫发作的轻微延迟，这可以解释为只有少量 LTG 穿过血脑屏障并且大部分存在于体循环中。药效学研究在图 5.13 中显示，与静脉注射相比，鼻腔给药的拉莫三嗪溶液和拉莫三嗪纳米粒表现出开始发作时间延迟，证实了经鼻途径提供直接进入大脑的能力。然而，由于鼻腔制剂无法在 15 分钟内到达大脑，因此癫痫发作的延迟并不显著，拉莫三嗪溶液和拉莫三嗪纳米粒的 30 分钟和 60 分钟 T_{max} 分别证实了这一点。在亚组 2 中，癫痫发作时间为 135.25s（对照组）、255.78s（拉莫三嗪溶液鼻腔给药）、165.26s（拉莫三嗪溶液静脉给药）和 440.84s（拉莫三嗪纳米粒鼻腔给药）。在亚组 3 中，癫痫发作时间为 128.45s（对照组）；210.06s（拉莫三嗪溶液鼻腔给药）、160.35s（拉莫三嗪溶液静脉给药）和 355.85s（拉莫三嗪纳米粒鼻腔给药）。在两个亚组中，与 LTG-SOL 鼻腔和静脉给药相比，拉莫三嗪溶液给药后癫痫发作的延迟非常显著（$P<0.05$）。经鼻给药的纳米粒表现出到达大脑的 LTG 量更高，并表现出更好的治疗作用。较高的量可归因于纳米尺寸、增加的表面积和泊洛沙姆 407 抑制 P-gp 介导的外排能力。

表 5.3　雄性大鼠癫痫发作的时间　　　　　　　　　　　　单位：s

剂型种类	15 分钟后（亚组 1）	30 分钟后（亚组 2）	60 分钟后（亚组 3）
对照组	131.36±3.06	135.25±4.07	128.45±3.45
拉莫三嗪溶液（鼻腔给药）	187.08±5.25[①]	255.78±6.98[①]	210.06±6.78[①]
拉莫三嗪溶液（静脉给药）	160.68±6.87[②]	165.26±6.26[①]	160.35±8.48[①]
拉莫三嗪纳米粒（鼻腔给药）	241.55±5.96[②]	440.84±9.89[①]	355.85±9.88[②]

① $P<0.05$；与对照组相比具有统计学意义。

② $\$<0.05$；与拉莫三嗪溶液组（鼻腔给药）及拉莫三嗪纳米粒组（静脉给药）相比具有较高的统计学意义。

摘自：Patel R J，Parikh R H. Intranasal delivery of topiramate nanoemulsion：pharmacodynamic，pharmacokinetic and brain uptake studies. International Journal of Pharmaceutics，2020，585：119486.

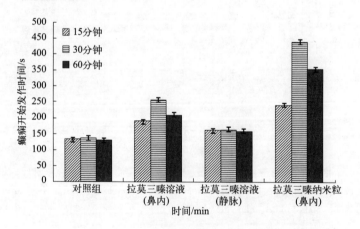

图 5.13　雄性大鼠癫痫发作的时间

摘自：Patel R J，Parikh R H. Intranasal delivery of topiramate nanoemulsion：pharmacodynamic，pharmacokinetic and brain uptake studies. International Journal of Pharmaceutics，2020，585：119486.

大脑和血液中的 $AUC_{0\sim480}$、C_{max} 和 T_{max} 见表 5.4，拉莫三嗪纳米粒（鼻腔给药）的脑 $AUC_{0\sim480}$ 是拉莫三嗪溶液（静脉给药）的 1.8 倍，表明拉莫三嗪纳米粒（鼻腔给药）具有更好的能力来增强靶位点的药物可用性。血液和大脑中的药物浓度百分比与时间的关系见图 5.14，其中拉莫三嗪纳米粒（鼻腔给药）与拉莫三嗪溶液（静脉给药）相比，显示出更高的脑/血比。与拉莫三嗪溶液相比，拉莫三嗪纳米粒对脑的相对优势可以通过纳米粒性质来解释：避免酶降解、泊洛沙姆 407 增强渗透和 P-gp 抑制。静脉注射拉莫三嗪溶液后，$AUC_{0\sim480}$ 血液值是 $AUC_{0\sim480}$ 脑值的 11 倍，表明该制剂主要在体循环中积累，而在脑中只有少量积累，这是由于 LTG 在溶液中不能穿过血脑屏障。鼻腔给药的拉莫三嗪溶液的 $AUC_{0\sim480}$ 血液和脑值显著低于静脉给药拉莫三嗪溶液和拉莫三嗪纳米粒的相应 $AUC_{0\sim480}$ 值，这可能是由于不存在任何黏度调节剂而导致的鼻溶液的短暂接触时间。^{99m}Tc 标记的拉莫三嗪溶液和 ^{99m}Tc 标记的拉莫三嗪纳米粒的药物靶向效率和药物直接转运百分比显示在表 5.4 中，纳米粒的药物靶向效率和药物直接转运百分比比溶液高 1.8 倍，表明 LTG 积累量显著（$P<0.05$），大脑通过鼻腔给药显示更好的治疗结果。^{99m}Tc 标记的拉莫三嗪纳米粒（鼻腔给药）、^{99m}Tc 标记的拉莫三嗪溶液（鼻腔给药）、^{99m}Tc 标记的拉莫三嗪溶液（静脉给药）$t_{1/2}$ 分别为 963.33min、336.32min 和 305.21min，表示纳米粒减缓了消除阶段大脑药物浓度的下降。

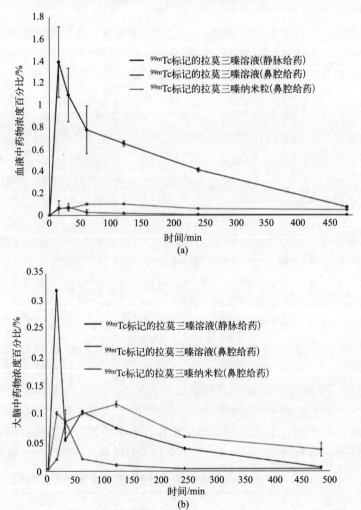

图 5.14　^{99m}Tc 标记的拉莫三嗪溶液（鼻腔和静脉）及 ^{99m}Tc 标记的拉莫三嗪纳米粒（鼻腔）给药后，在血液（a）和脑（b）中药物浓度百分比与时间曲线（见文后彩图）

摘自：Patel R J，Parikh R H. Intranasal delivery of topiramate nanoemulsion：pharmacodynamic，pharmacokinetic and brain uptake studies. International Journal of Pharmaceutics，2020，585：119486.

表 5.4　^{99m}Tc 标记的拉莫三嗪溶液（静脉给药）、^{99m}Tc 标记的拉莫三嗪溶液（鼻腔给药）和^{99m}Tc 标记的拉莫三嗪纳米粒（鼻腔给药）的药动学参数

药动学参数	^{99m}Tc 标记的拉莫三嗪溶液（静脉给药）		^{99m}Tc 标记的拉莫三嗪溶液（鼻腔给药）		^{99m}Tc 标记的拉莫三嗪纳米粒（鼻腔给药）	
	血液	脑	血液	脑	血液	脑
C_{max}/[%（放射性活度）/g]	1.390±0.320	0.313±0.002	0.074±0.034	0.083±0.002	0.102±0.004	0.114±0.005
T_{max}/min	15	15	30	30	120	120
$AUC_{0\sim480}$[min·%（放射性活度）/g]	453.84	42.45	9.7005	4.8225	82.59	76.005
鼻腔生物利用度/%			2.137	11.36	18.19	179.046
$t_{1/2}$/min		305.21		336.32		963.33
药物靶向效率/%			49.71		92.03	
药物靶器官转运/%			531		984.17	

摘自：Patel R J，Parikh R H. Intranasal delivery of topiramate nanoemulsion：pharmacodynamic，pharmacokinetic and brain uptake studies. International Journal of Pharmaceutics，2020，585：119486.

药效学研究表明，与拉莫三嗪溶液相比，拉莫三嗪纳米粒的癫痫发作时间延迟。拉莫三嗪纳米粒的鼻腔给药可以绕过血脑屏障，进而提供了延长释放、更高的生物利用度和更好的脑靶向。该制剂可以作为一天一次的配方给药，从而减少给药频率、剂量、剂量相关的副作用以及治疗成本，与拉莫三嗪溶液相比，将有利于癫痫的管理。

尽管现在已广泛认为，选择性 5-羟色胺再摄取抑制剂是改善抑郁症的主要药物，但它们的疗效仍然受到它们产生的副作用（性功能障碍和体重增加）的限制。临床医生便转向了非典型的抗抑郁药物如褪黑素受体激动剂（MT1、MT2 激动剂）和 5-羟色胺受体拮抗剂（5-HT2C），它们可防止至少 10 个月的抑郁复发。其中阿戈美拉汀是一种相对安全的药物，口服蛋白质结合率很高（85%～95%），并且广泛的肝脏代谢导致它的绝对生物利用度很低（约 5%～10%）。Ahmed 等通过将 20% 的泊洛沙姆-407 溶解在含有阿戈美拉汀的纳米乳中，为了赋予黏膜黏附特性，在配方中加入了 0.5% 的壳聚糖，制备了热响应原位凝胶，而后再通过不同途径单剂量静脉和鼻腔给药后评估阿戈美拉汀的药动学参数（C_{max}、T_{max}、$AUC_{0\sim8h}$、$AUC_{0\sim\infty}$、K_{elim} 和半衰期），其结果见表 5.5。鼻腔给予阿戈美拉汀壳聚糖纳米粒后，发现脑和血浆中的 $AUC_{0\sim8h}$ 分别为（1418.591±71.87）ng·h/mL 和（473.90±32.42）ng·h/mL。在每个时间点，阿戈美拉汀在大脑中的浓度都高于血浆。与此相反，当静脉给予阿戈美拉汀溶液时，血浆药时曲线下面积和大脑药时曲线下面积分别为（578.715±41.21）ng·h/mL 和（502.265±37.98）ng·h/mL，表明与阿戈美拉汀悬浮液相比，阿戈美拉汀壳聚糖纳米粒更能将药物输送到大脑中。图 5.15 展示了静脉给予阿戈美拉汀壳聚糖纳米粒后，血浆和脑中药物浓度（ng/mL）与时间的关系图，观察到阿戈美拉汀在大脑中的生物利用度提高了 2.82 倍。同时，阿戈美拉汀壳聚糖纳米粒的药物靶向效率和药物直接转运百分比分别为 344.9% 和 71%，这些结果支持了通过鼻腔途径选择性脑靶向的作用。

表 5.5　对 Wistar 大鼠进行鼻腔和静脉给药后不同制剂的药动学特征

给药剂型（方式）	样本	C_{max}/(ng/mL)	T_{max}/h	$AUC_{0\sim8h}$/(ng·h/mL)	$AUC_{0\sim\infty}$/(ng·h/mL)	$t_{1/2}$/h	K_{elim}/h^{-1}	药物靶向效率/%	直接转运百分比/%
阿戈美拉汀壳聚糖纳米粒（鼻腔给药）	血浆	93.38±8.23	2.0	473.90±32.42	494.31±27.88	0.055±0.004	12.5±1.13	344.9	71
	脑	93.38±8.23	2.0	1418.591±71.87	494.31±27.88	0.055±0.004	12.5±1.13		

给药剂型（方式）	样本	C_{max} /(ng/mL)	T_{max} /h	$AUC_{0\sim8h}$ /(ng·h/mL)	$AUC_{0\sim\infty}$ /(ng·h/mL)	$t_{1/2}$ /h	K_{elim} /h^{-1}	药物靶向效率/%	直接转运百分比/%
阿戈美拉汀溶液（静脉给药）	血浆	354.05± 31.72	0.5	578.71± 41.21	188.61± 14.42	0.239± 0.019	2.89± 0.23		
	脑	354.05± 31.72	0.5	502.265± 37.98	217.27± 19.81	0.145± 0.087	2.89± 0.23		

摘自：Ahmed S，Gull A，Aqil M，et al. Poloxamer-407 thickened lipid colloidal system of agomelatine for brain targeting：characterization，brain pharmacokinetic study and behavioral study on wistar rats. Colloids and surfaces B Biointerfaces，2019，181：426-436.

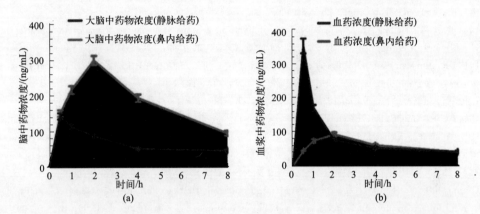

图 5.15　静脉和鼻腔途径给药后，Wistar 大鼠大脑（a）和血浆（b）中药动学研究

摘自：Ahmed S，Gull A，Aqil M，et al. Poloxamer-407 thickened lipid colloidal system of agomelatine for brain targeting：characterization，brain pharmacokinetic study and behavioral study on wistar rats.

Colloids and surfaces B Biointerfaces，2019，181：426-436.

参考文献

[1] Beverly L. Davidson，Colleen S S，et al. Recombinant adeno-associated virus type 2，4，and 5 vectors：transduction of variant cell types and regions in the mammalian central nervous system. Proceedings of the National Academy of Sciences of the United States of America，2000，97：3428-3432.

[2] Ying F，Min C，Jin Z，et al. Updated progress of nanocarrier-based intranasal drug delivery systems for treatment of brain diseases. Critical Reviews^{TM} in Therapeutic Drug Carrier Systems，2018，35（5）：433-467.

[3] 宋岭，赵琳琳，郭思琦，等. 血脑屏障和中枢神经系统疾病相关性的研究进展. 上海大学学报（自然科学版），2021：1-9.

[4] 段菁菁，潘阳. 血脑屏障概述. 生物学教学，2021，46（6）：68-70.

[5] 王栋，徐寒梅，胡加亮. 跨血脑屏障的药物递送策略研究进展. 药学进展，2021，45（6）：473-480.

[6] 桑丽红，王东凯. 跨血脑屏障纳米递药系统的研究进展. 中国药剂学杂志，2021，19（2）：41-51.

[7] Reger M A，Watson G S，Green P S，et al. Intranasal insulin improves cognition and modulates beta-amyloid in early AD. Neurology，2008，70：440-448.

[8] Abourehab M A，Ahmed O A，Balata G F，et al. Self-assembled biodegradable polymeric micelles to improve dapoxetine delivery across the blood-brain barrier. International Journal of Nanomedicine，2018，13：3679-3687.

[9] Agrawal M，Saraf S，Saraf S，et al. Nose-to-brain drug delivery：an update on clinical challenges and progress towards approval of anti-Alzheimer drugs. Journal of Controlled Release，2018，281：139-177.

[10] Ahmed S, Gull A, Aqil M, et al. Poloxamer-407 thickened lipid colloidal system of agomelatine for brain targeting: characterization, brain pharmacokinetic study and behavioral study on wistar rats. Colloids and Surfaces B Biointerfaces, 2019, 181: 426-436.

[11] Ahn J H, Cho H, Kim J H, et al. Meningeal lymphatic vessels at the skull base drain cerebrospinal fluid. Nature, 2019: 572 (7767): 62-66.

[12] Ali K A, Mudassir J, Mohtar N, et al. Advanced drug delivery to the lymphatic system: lipid-based nanoformulations. International Journal of Nanomedicine, 2013, 8: 2733-2744.

[13] Cai Z, Qiao P F, Wan C Q, et al. Role of blood-brain barrier in Alzheimer's disease. Journal of Alzheimer's Disease, 2018, 63 (4): 1223-1234.

[14] Chavda V P, Vora L K, Pandya A K, et al. Intranasal vaccines for SARS-CoV-2: from challenges to potential in COVID-19 management. Drug Discovery Today, 2021, 26 (11): 2619-2636.

[15] Choudhari M, Hejmady S, Narayan S R, et al. Evolving new-age strategies to transport therapeutics across the blood-brain-barrier. International Journal of Pharmaceutics, 2021, 599: 120351.

[16] Dal M R, Ornaghi F, Cambianica I, et al. ApoE-modified solid lipid nanoparticles: a feasible strategy to cross the blood-brain barrier. Journal of Controlled Release, 2017, 249: 103-110.

[17] Dong X, Current Strategies for Brain drug delivery. Theranostics, 2018, 8 (6): 1481-1493.

[18] Giugliani R, Giugliani L, de Oliveira P F, et al. Neurocognitive and somatic stabilization in pediatric patients with severe mucopolysaccharidosis type I after 52 weeks of intravenous brain-penetrating insulin receptor antibody-iduronidase fusion protein (valanafusp alpha): an open label phase 1-2 trial. Orphanet Journal of Rare Diseases, 2018, 13 (1): 110.

[19] Guennoun R, Frechou M, Gaignard P, et al. Intranasal administration of progesterone: a potential efficient route of delivery for cerebroprotection after acute brain injuries. Neuropharmacology, 2019, 145 (Pt B): 283-291.

[20] Helms H C C, Kristensen M, Saaby L, et al. Drug delivery strategies to overcome the blood-brain barrier (BBB). Handbook of Experimental Pharmacology, 2022, 273: 151-183.

[21] Korbelin J, Dogbevia G, Michelfelder S, et al. A brain microvasculature endothelial cell-specific viral vector with the potential to treat neurovascular and neurological diseases. EMBO Molecular Medicine, 2016, 8 (6): 609-625.

[22] Li J, Zheng M, Shimoni O, et al. Development of novel therapeutics targeting the blood-brain barrier: from barrier to carrier. Advanced Science (Weinh), 2021, 8 (16): e2101090.

[23] Male D, Gromnicova R. Nanocarriers for delivery of oligonucleotides to the CNS. International Journal of Molecular Sciences, 2022, 23 (2): 760.

[24] Nance E, Pun S H, Saigal R, et al. Drug delivery to the central nervous system. Nature Reviews Materials, 2021, 7 (4): 314-331.

[25] Neves A R, Queiroz J F, Reis S. Brain-targeted delivery of resveratrol using solid lipid nanoparticles functionalized with apolipoprotein E. Journal of Nanobiotechnology, 2016, 14: 27.

[26] Niu Z, Conejos-Sanchez I, Griffin B T, et al. Lipid-based nanocarriers for oral peptide delivery. Advanced Drug Delivery Reviews, 2016, 106 (Pt B): 337-354.

[27] Pardridge W M. Drug transport in brain via the cerebrospinal fluid. Fluids Barriers CNS, 2011, 8 (1): 7.

[28] Patel R J, Parikh R H. Intranasal delivery of topiramate nanoemulsion: pharmacodynamic, pharmacokinetic and brain uptake studies. International Journal of Pharmaceutics, 2020, 585: 119486.

[29] Paun L, Moiraghi A, Jannelli G, et al. From focused ultrasound tumor ablation to brain blood barrier opening for high grade glioma: a systematic review. Cancers (Basel), 2021; 13 (22): 5614.

[30] Powell S K, Khan N, Parker C L, et al. Characterization of a novel adeno-associated viral vector with preferential oligodendrocyte tropism. Gene Therapy, 2016, 23 (11): 807-814.

[31] Runcie K, Budman D R, John V, et al. Bi-specific and tri-specific antibodies-the next big thing in solid tumor therapeutics. Molecular Medicine, 2018, 24 (1): 50.

[32] Shah P, Dubey P, Vyas B, et al. Lamotrigine loaded PLGA nanoparticles intended for direct nose to brain delivery in epilepsy: pharmacokinetic, pharmacodynamic and scintigraphy study. Artificial Cells Nanomedicine and Biotech-

nology，2021，49（1）：511-522.

[33]　Shyam R，Ren Y，Lee J，et al. Intraventricular delivery of siRNA nanoparticles to the central nervous system. Molecular Therapy Nucleic Acids，2015，4：e242.

[34]　Sun C，Ding Y，Zhou L，et al. Noninvasive nanoparticle strategies for brain tumor targeting. Nanomedicine，2017，13（8）：2605-2621.

[35]　Terstappen G C，Meyer A H，Bell R D，et al. Strategies for delivering therapeutics across the blood-brain barrier. Nature Reviews Drug Discovery，2021，20（5）：362-383.

[36]　Tosi G，Vilella A，Veratti P，et al. Exploiting bacterial pathways for BBB crossing with PLGA nanoparticles modified with a mutated form of diphtheria toxin (CRM197)：*in vivo* experiments. Molecular Pharmaceutics，2015，12（10）：3672-3684.

[37]　Umlauf B J，Shusta E V. Exploiting BBB disruption for the delivery of nanocarriers to the diseased CNS. Current Opinion in Biotechnology，2019，60：146-152.

[38]　Whelan R，Hargaden G C，Knox A J S. Modulating the blood-brain barrier：a comprehensive review. Pharmaceutics，2021，13（11）：1980.

[39]　Xie J，Shen Z，Anraku Y，et al. Nanomaterial-based blood-brain-barrier (BBB) crossing strategies. Biomaterials，2019，224，119491.

[40]　Xin H，Jiang X，Gu J，et al. Angiopep-conjugated poly (ethylene glycol) -co-poly (ε-caprolactone) nanoparticles as dual-targeting drug delivery system for brain glioma. Biomaterials，2011，32（18）：4293-4305.

[41]　Xiong S，Li Z，Liu Y，et al. Brain-targeted delivery shuttled by black phosphorus nanostructure to treat Parkinson's disease. Biomaterials，2020，260：120339.

[42]　Yan S，Xuan Z，Yang M，et al. CSB6B prevents beta-amyloid-associated neuroinflammation and cognitive impairments via inhibiting NF-kappaB and NLRP3 in microglia cells. International Immunopharmacology，2020，81：106263.

[43]　Zhong L，Xu Y，Zhuo R，et al. Soluble TREM2 ameliorates pathological phenotypes by modulating microglial functions in an Alzheimer's disease model. Nature Communications，2019，10（1）：1365.

[44]　Zhu Y S，Tang K，Lv J. Peptide-drug conjugate-based novel molecular drug delivery system in cancer. Trends in Pharmacological Sciences，2021，42（10）：857-869.

[45]　Yu X C，Yang J J，Jin B H，et al. A strategy for bypassing the blood-brain barrier：facial intradermal brain-targeted delivery via the trigeminal nerve. Journal of Controlled Release，2017，258：22-33.

[46]　Yang W，Jin B H，Chen Y J，et al. The involvement of perivascular spaces or tissues in the facial intradermal brain-targeted delivery. Drug Delivery，201，26（1）：393-403.

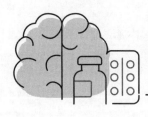

第六章

水凝胶与微泡

》 第一节　水凝胶 《

　　水凝胶是连接亲水性成分的三维聚合物网络。凝胶和聚合物在生物学中有着悠久的应用历史，包括在切片和成像过程中为组织提供物理支持，以及在再生医学和组织工程中的一些重要临床应用。事实上，当生物分子转移到聚合物晶格时，就会产生一种坚固的新型复合水凝胶组织材料，它将成为未来化学和光学的基质，以新的方式进行探测和操控。目前已经开放出多样化的水凝胶，以满足生物有机体和组织不同病理情况下治疗的需求（包括哺乳动物组织的细菌和 HIV 感染、帕金森病、阿尔茨海默病、多发性硬化症、孤独症、药物滥用和恐惧/焦虑症等）。

　　水凝胶是药物/基因控释给药系统的最佳候选剂型。考虑到水凝胶要用于局部释放治疗，一种具有原位溶胶-凝胶转变的可注射性水凝胶制剂诞生了，在生理条件下注射后通过光照、温度或 pH 变化触发。具体而言，热响应水凝胶是研究最多的刺激响应聚合物系统之一。当温度升高到高于此类聚合物水溶液中较低临界溶液温度时，这些聚合物的自组装可能导致溶胶-凝胶相变。对于生物医学和医药应用，基于聚（N-异丙基丙烯酰胺）（PNIPAM）的聚合物是此类应用最流行的热敏聚合物之一，其相变温度约为 32℃。利用这一特性，可以使用注射针头在室温下将载药/基因的热敏聚合物溶液注入肿瘤周围或肿瘤内。在体温下热诱导相变后，所形成的水凝胶会根据其降解速率为受控药物/基因释放提供凝胶库。而且这种水凝胶能够更好地控制药物释放，并被证明是一种有效的药物递送系统，可在肿瘤组织周围持续释放药物，用于肿瘤周围化疗。另一方面，水凝胶似乎也是同时提供两种或两种以上治疗剂的可靠解决方案。在载体中加入抗癌药物和基因的癌症联合治疗剂具有保护药物生物活性、限制有害毒性、改善亲水性、延长持续时间、控制药物释放速率以及显示协同抗癌效果的优点。表 6.1 总结了不同类型水凝胶的理化性质对细胞的影响。

表 6.1　不同类型水凝胶的理化性质对细胞的影响

类型	参数	聚合物基质	描述
化学型水凝胶	功能化	透明质酸水凝胶通过 IKVAV、YIGSR 和 RGD 功能化，并与 MMP 敏感序交联 RGD 改性 HA 水凝胶 含 TATVHL 的海藻酸聚（r-谷氨酸）水凝胶	功能化水凝胶 肝素结合的 BDNF 和 BMP-4 支持 hNPC 在梗死区的存活、移植和分化 功能上 iPS-npc 的存活和分化 hiPSC 向神经元分化

类型	参数	聚合物基质	描述
化学型水凝胶	功能化	RGD改性类弹性蛋白凝胶	RGD密度的提升增加了神经突起的生长长度（1800μm）和密度
		RADA16-IKVAV自组装 peptide水凝胶	增强NSC存活率和减少胶质星形细胞形成
		PRG和KLT功能化RADA16自组装肽水凝胶	促进HUVEC中的小血管生成和CAM中的新生血管生成
物理型水凝胶	弹性	羟基磷灰石水凝胶	神经元在0.5～1.5kPa软土上的附着和生长
		多模量互穿网络	凝胶和星形胶质细胞在硬度为7.2kPa的凝胶上的存活。弹性模量范围为0.01～19kPa。神经干细胞向软表面神经元和胶质细胞化
		聚丙烯酰胺和纤维蛋白水凝胶	250Pa软凝胶上的神经元生长。星形胶质细胞在9100Pa硬凝胶上的生长和扩散
		甲基丙烯酰胺壳聚糖（MAC）凝胶	NSPC在较软的（＜1kPa）表面上分化为神经元,在较硬的（1kPa）凝胶上分化为少突胶质细胞
	孔隙率和尺寸	聚甲基丙烯酸甘油酯［p(GMA)］水凝胶	交联剂浓度的增加使孔隙率增加到凝胶体积的50%以上。孔径大于10μm可使组织向内生长
		聚丙交酯-乙交酯水凝胶	固体致孔剂NaCl增强了孔隙的连贯性,有利于细胞迁移和细胞间相互作用
		聚N-(2-羟丙基)甲基丙烯酰胺（PHPMA）水凝胶	直径为10～30μm的连通开孔的广泛网络,允许向内生长组织的空间定向和扩张
刺激响应型水凝胶	热敏性	pNIPAAm接枝PEG水凝胶	多孔水凝胶在室温下提供机械支撑,允许细胞附着,并促进神经营养的持续释放
	光敏性	层粘连蛋白（LN）功能化甲基纤维素水凝胶	LN功能化水凝胶支持神经细胞附着和存活。较低的临界溶液温度（LCST）,从36.5℃降低至30℃,聚合物浓度从5%到7%,从而促进凝胶的微创递送
	pH敏感性	lgG结合HA水凝胶	pH敏感的腙键使60%～80%的IgG在pH值为5和6时在8～70h内从水凝胶中释放。IgG与Nogo-66和NgR的结合触发受损神经元的轴突再生
		聚氨酯氨基磺胺二甲嘧啶（PUASM）水凝胶	在碱性pH下,PUASM与基质细胞衍生的因子1α（SDF-1α）的离子共轭,然后在pH 7.4下形成胶束。SDF-1α在pH值为5.5或高于8时的胶束溶解和释放,诱导天然神经组织再生
	导电性	聚吡咯水凝胶	在1～2℃下进行电气预处理:1kHz下1V方波持续1h增强HNPC植入梗死腔,VEGF表达
		聚苯胺（PANI）与聚己内酯/明胶纳米纤维支架的电导系数为0.02×10⁻⁶S	1.5V电刺激15～60min可诱导神经干细胞增殖和突起生长
		PANI薄膜的电导率为1000Ω⁻¹·m⁻¹	100mV/cm的间歇刺激10min/d可使间充质干细胞（MSC）呈神经元样延伸
		聚-L-鸟氨酸和层粘连蛋白涂层PEDOT：PSS薄膜的电导率为5.8Ω⁻¹·m⁻¹	100Hz脉冲直流电场诱导ReNcell VM HNPC伸长
	光敏性	琼脂糖水凝胶不耐光性S-(2-硝基苯)半胱氨酸(S-NBC)	水凝胶的光照导致GRGDS肽的固定化,该肽支持神经元黏附和突起生长
		透明质酸水凝胶	利用图案化光掩模的紫外光辐射将成纤维细胞微图案化到光老化RGDS肽结合水凝胶表面。成纤维细胞仅在图案表面选择性生长和分化

一、刺激响应型水凝胶

尽管水凝胶被设计成模拟干细胞生态位，但仍需要刺激响应型水凝胶，以更好地模拟天然组织微环境。从大自然中汲取灵感，科学家们一直在设计刺激响应或"智能"水凝胶，感知并响应外部刺激，包括温度、光线和电场等物理刺激，pH、离子强度、葡萄糖等化学刺激，酶、DNA、谷胱甘肽等生物刺激。作为对刺激的响应，这些聚合物系统的物理结构或化学行为受到刺激时会发生剧烈变化。水凝胶的形状、表面特征、溶解性、溶胶-凝胶转变和分子自组装形成的刺激响应性变化使其能够应用于组织工程、药物输送、基因治疗、生物分离器、传感器和制动器系统。

1. 热敏性水凝胶

热敏性水凝胶对温度变化的反应表现为溶胶-凝胶转变现象，即聚合物从溶液形式转变为凝胶形式。在特定温度以上，一些聚合物变得疏水和不溶，并分离出来形成水凝胶，该临界温度称为下临界溶液温度（LCST）。在 LCST 以下，聚合物链和水之间的强氢键导致聚合物在水中的溶解度增大。在 LCST 以上，疏水相互作用占主导地位，导致聚合物凝胶化。相反，具有上临界溶液温度（UCST）的聚合物溶液在冷却时形成凝胶。已有研究将聚乳酸异丙烯酰胺（pNIPAAm）、甲基纤维素、聚-L-乳酸-PEG 聚合物（PLLA-PEG）和聚（环氧乙烷)-b-聚（环氧丙烷)-b-聚（环氧乙烷）（PEO-PPO-PEO）用于细胞和生物分子的微创递送的聚合物，因为它们对环境温度和生理温度的差异表现出原位凝胶作用。热响应型 pNIPAAm 接枝 PEG（pNIPAAm PEG）被用作治疗脊髓损伤的可注射支架。在其 LCST 以下，约 $29 \sim 32 \text{℃}$ 时，聚合物可混溶于水；但在其 LCST 以上，聚合物变得疏水，与水分离并形成半多孔凝胶。支架的多孔性使干细胞的结合和神经营养因子的持续释放成为可能。凝胶的溶胀动力学表明，凝胶化后，水凝胶能够在很长一段时间（14 天）内保持 90% 的体积，而不会膨胀或收缩。因此，聚合物系统可能有助于输送干细胞和生长因子，因为它可以在注射到体内后形成多功能支架。MAG-NC 温敏性水凝胶（MAG-NCs@Gel）的制备、结构和应用见图 6.1。

同样，层粘连蛋白功能化甲基纤维素热敏性水凝胶也被开发用于神经组织工程。功能化甲基纤维素水凝胶通过二次分子间和分子内疏水相互作用而稳定，疏水相互作用随着温度的升高而增加。观察到随着聚合物浓度的增加，LCST 降低。溶胀和降解研究以及细胞活力分析表明，这种热敏性水凝胶可能是中枢神经系统应用中一种强大的细胞输送系统。

2. pH 敏感性水凝胶

含有可电离官能团（如羧基和氨基）的聚合物可响应 pH 值的变化，形成 pH 敏感性水凝胶。pH 敏感性水凝胶的响应机制基于聚合物网络的膨胀或收缩，这取决于周围环境的 pH 值。在酸性 pH 下，阳离子水凝胶［如壳聚糖、聚丙烯酰胺和聚（乙烯亚胺）的聚合物链上的氨基/亚胺基团］发生质子化并引起排斥，导致聚合物系统膨胀。相反，在碱性 pH 下，阴离子水凝胶（如卡拉胶、羧甲基壳聚糖和聚丙烯酸的聚合物链上的酸性基团）电离会引起排斥作用，从而导致水凝胶膨胀。

缺血级联后，二氧化碳在细胞间隙内积聚，导致受影响区域的 pH 值降低。此外，氧气和葡萄糖供应的减少导致糖原和磷酸肌酸的消耗，增加 H^+ 的产生，从而在细胞内产生酸性（pH 值为 $6.3 \sim 6.4$）。在最近的一项研究中，利用缺血区域 pH 值降低来传递 IgG

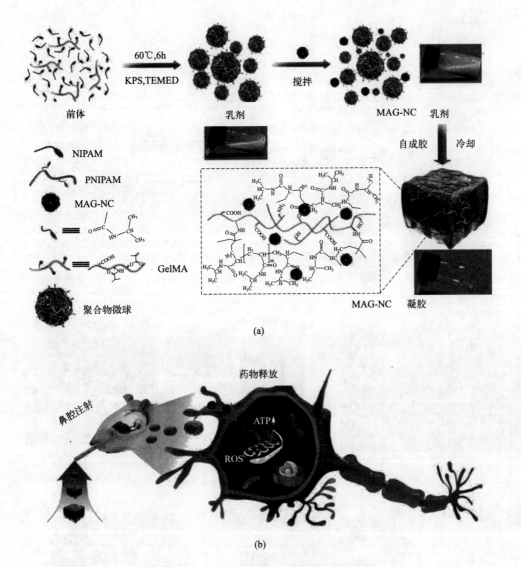

图 6.1　MAG-NCs@Gel 的制备、结构和应用

摘自：Tan Y，Liu Y，Liu Y，et al. Rational design of thermosensitive hydrogel to deliver nanocrystals with intranasal administration for brain targeting in Parkinson's disease. Research（Wash D C），2021；9812523.

抗体，该抗体通过腙键与 HA 有机结合，形成 pH 敏感性水凝胶。观察到，与中性和碱性 pH 值相比，在较低 pH 值下，IgG 和 HA 之间的腙键的酸性断裂导致 IgG 的快速释放。在体内模型中，观察到 IgG 在较低 pH 值下的释放非常迅速，然后在恢复到生理 pH 值时减慢。同样，设计了一种双离子 pH 敏感共聚物，用于将基质细胞衍生因子-1α（SDF-1α）输送至缺血部位。在碱性 pH 下，SDF-1α 与 pH 敏感的聚氨酯氨基磺胺甲嘧啶（PUASM）结合，并且在 pH 7.4 下，PUASM 的阴离子磺酰胺基团去离子，而阳离子叔胺基团联合化。因此，PUASM 形成包裹 SDF-1α 的疏水核，而 PEG 形成亲水壳，保护复合物免受蛋白水解消化。在 pH 值低于 5.5 和高于 8 时，PUASM 的氨基发生质子化并通过静电排斥释放 SDF-1α。这种 pH 敏感性水凝胶可能有助于改变缺血损伤后的组织微环境，从而诱导先天性再生。如图 6.2 所示，通过 3D 打印技术可以制备用于伤口监测和愈合的 pH 敏感性水凝胶敷料。

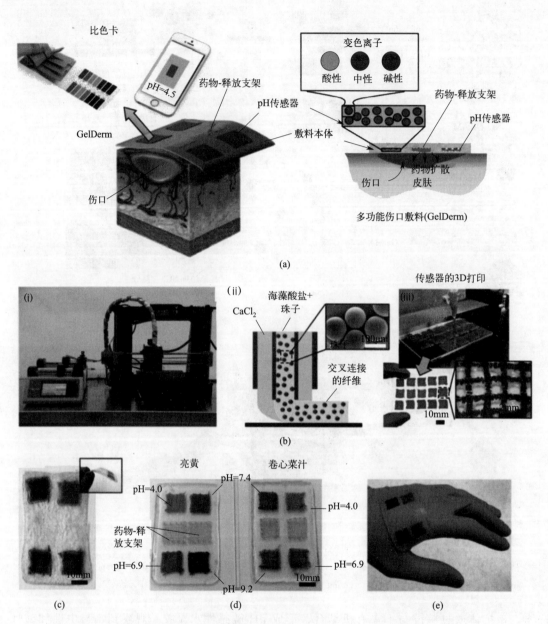

图 6.2　3D 打印技术制备用于伤口监测和愈合的 pH 敏感性水凝胶敷料
摘自：Hendi A，Umair H M，Elsherif M，et al. Healthcare applications of pH-sensitive hydrogel-based devices：a review. Int J Nanomedicine，2020，15：3887-3901.

3. 电敏感性水凝胶

研究表明，电刺激可增强缺血性脑卒中损伤后的内源性脑修复，主要通过诱导人髓核细胞（HNPC）增殖和刺激梗死腔内 EGF 和 FGF 等营养因子的产生。组织工程的新兴技术将导电性与聚合物系统结合起来，形成用于 CNS 应用的导电水凝胶。机械稳定的聚吡咯（PPy）导电水凝胶被开发用于 HNPC 的电预处理，以提高植入脑卒中损伤大鼠大脑皮质梗死周围区域的效率。电刺激不仅通过上调血管内皮生长因子（VEGF）促进脑卒中恢复，而且通过分泌因子的产生诱导皮质重塑和内源性血管生成。为了解决传统导电水凝胶机械稳定性差的问题，在聚乙烯醇（PVA）水凝胶中加入甲基丙烯酰化肝素（HepMA），并与掺杂了聚（3,4-亚乙基二氧噻吩）的对甲苯磺酸盐（PEDOT/pTS）电沉积，以形成互穿网络聚合物（IPN）导电系统。该杂交系统增强了力学性能，支持 PC12 细胞系的生长。类似地，用甲基丙烯酸酯和牛磺酸对 PVA 大分子单体进行改性，以形成柔韧的 IPN 导电水凝胶。聚苯胺（PANI）和 PEDOT 等导电聚合物已被用于水凝胶中，发现其可调节干细胞向神经谱系转变的命运，从而支持其在脑卒中中的潜在应用。然而，许多导电聚合物具有一定程度的细胞毒性，应予以重视。图 6.3 展示了负载 pht 的电敏感性水凝胶纳米粒修饰 angiopep-2（ANG-PHT-ERHNP）的制备过程。

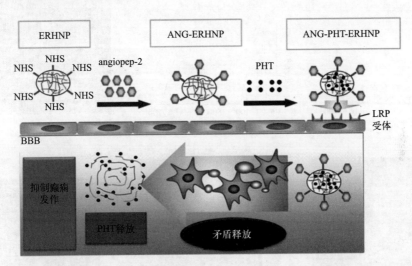

图 6.3　负载 pht 的电敏感性水凝胶纳米粒修饰 angiopep-2（ANG-PHT-ERHNP）的制备过程

摘自：Wang Y，Ying X，Chen L，et al. Electroresponsive nanoparticles improve antiseizure effect of phenytoin in generalized tonic-clonic seizures. Neurotherapeutics，2016，13（3）：603-613.

4. 光敏感性水凝胶

光敏感性水凝胶由光致变色物质组成，如偶氮苯和螺吡喃，这些物质结合在聚合物主链中，可引起体积变化以响应光。螺吡喃衍生物凝胶尺寸产生显著变化。使用光刺激，在酸性环境中形成的稳定亲水性 merocyanine-H$^+$ 异构体可以转变为疏水性螺吡喃形式，从而改变水凝胶的整体性质，允许材料膨胀和收缩。经不耐光性 S-(2-硝基苯)半胱氨酸（S-NBC）修饰的琼脂糖水凝胶经辐照后，暴露巯基，活化后可固定 GRGDS（Gly-Arg-Gly-Asp-Ser）肽对鸡胚背根神经节神经元黏附和突起生长的影响。光敏感性水凝胶具有作为生物传感器、微流控阀以及光调节药物递送的潜力。光刻技术可用于微图案光敏感性水凝胶。细胞黏附光老化 RGD（Arg-Gly-Asp-Ser）肽使用近紫外光在 HA 水凝胶上微图案化。成纤维细胞沿着微模式黏附和增殖，从而证明利用模式化蛋白质梯度控制细胞的空间定位。图 6.4 展示了光敏感性水凝胶 UCNPs 植入组织后，可以进行无线和灵活的光传输。但是设计制备未来可应用于脑内的水凝胶，不仅要考察其刺激响应性、安全性和生物相容性，还需要其具有与宿主脑组织相适应的降解动力学和力学性能。

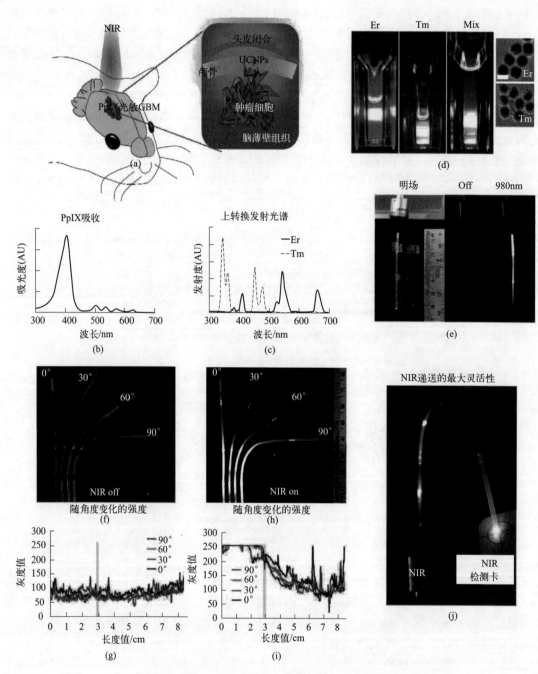

图 6.4 光敏感性水凝胶 UCNPs 植入深度组织后进行光传输实验

摘自: Cai Z, Gan Y, Bao C, et al. Photosensitive hydrogel creates favorable biologic niches to promote spinal cord injury repair. Adv Healthc Mater, 2019, 8 (13): e1900013.

二、脑组织修复工程水凝胶

1. 细胞黏附的信号线索

与身体其他组织相比，脑组织 ECM 的组成有所不同。神经元细胞通过特定的细胞表面受体与这些蛋白多糖相互作用，从而使得细胞黏附，这些受体有整合素、CD44、神经元细胞黏附分子（NCAM）等。蛋白多糖和细胞表面受体之间的相互作用向细胞提供特定信号，从而触发特定的细胞反应。ECM 中存在的几种纤维蛋白，如Ⅳ型胶原、纤维连接蛋白和层粘连蛋白，也促进细胞与 ECM 之间的相互作用。以前的研究表明，肽域由三个氨基酸组成的短肽组成；纤维连接蛋白中的精氨酸-甘氨酸-天冬氨酸（RGD）、五肽异亮氨酸-赖氨酸-缬氨酸-丙氨酸-缬氨酸（IKVAV）和层粘连蛋白中的酪氨酸-异亮氨酸-甘氨酸-丝氨酸-精氨酸（YIGSR）介导细胞结合。

2. 促生长信号线索

在生理条件下，内源性神经在两个名为 DG 和 SVZ 的大脑区域中活跃。DG 神经元的功能是补充嗅球中的颗粒细胞，而 SVZ 神经元则协助海马记忆的形成。大脑损伤后，局部星形胶质细胞分泌化学引诱剂，如基质细胞衍生因子 1α（SDF-1α）和单核细胞趋化蛋白-1（MCP-1）。所有这些都会吸引新形成的神经母细胞，导致它们迁移到受损的纹状体。然而，大多数信号分子的峰值水平在损伤后持续两周，但随后迅速下降。缺乏支持性信号导致大多数迁移神经元过早死亡。

研究表明，激活 BDNF 等神经营养因子的临界到达阈值是持续损伤诱导的神经发生和新合成神经元向大脑受损区域迁移所必需的。有研究显示，缺血性脑卒中后静脉注射 BDNF 可增强光血栓性脑卒中后 Wistar 大鼠的神经发生和运动功能恢复。据报道，腺相关病毒（AAV）局部输送 BDNF 也可增强亨廷顿病模型大鼠、喹啉酸诱导的脑损伤和大鼠 MCAO 脑卒中的神经发生。

将促生长神经营养因子或化学吸引分子共价连接到水凝胶上形成生物材料，不仅是维持其持续浓度的有效方法，而且是促进新形成的成神经细胞向受损区域迁移的有效方法，这两种药物对胶质瘢痕的形成都有负面影响。

》 第二节　微泡 《

微泡最初在超声成像中通常用作对比剂。它们在超声成像相关的中心频率和脉冲长度下的行为可以被准确记录下来。微泡脂质壳成分显著影响超声成像期间的声学溶解速率、碎裂阈值和脂质脱落。这种序列中的微泡行为主要由长脉冲开启期间的表面活性剂扩散和 kHz 脉冲重复频率（PRF）关闭期间的气体扩散决定。添加聚乙二醇（PEG）可以改善循环内的气体扩散和稳定性。PEG 酰化的程度和类型对脂质壳微泡的循环时间和回声的影响有限。相反，脂质摩尔比对后向散射功率有显著影响，很可能是由于壳黏度不同。有证据表明，壳的刚度随着聚乙二醇化乳化剂物质的量的减少而增加。最后，黏度和刚度随温度升高而降低，而尺寸分布基本不受影响。

一、微泡与超声

众所周知，超声波暴露可增加细胞膜通透性，促进药物的传递。已知一种增加细胞膜超声波渗透性爆破和含气微泡的组合有助于进一步增加药物或基因进入细胞。即使在使用弱强度超声时，超声爆破和含气微泡的组合也会进一步提高细胞膜的通透性，促使药物向细胞内转运。含气微泡在声压较高时可以由振荡转为爆破，从而引起空化效应。图 6.5 展示了聚焦超声波（FUS）通过爆破负载药物脂质体的含气微泡实现药物的定位递送。

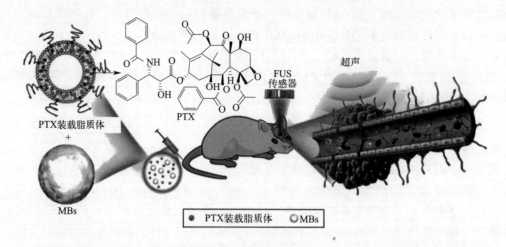

图 6.5　聚焦超声波（FUS）通过爆破负载药物脂质体的含气微泡实现药物的定位递送

摘自：Shen Y, Pi Z, Yan F, et al. Enhanced delivery of paclitaxel liposomes using focused ultrasound with microbubbles for treating nude mice bearing intracranial glioblastoma xenografts. Int J Nanomedicine, 2017, 3 (12): 5613-5629.

脂类、蛋白质或可生物降解的物质都可以作为微泡壳结构。纳米气泡周围通常为脂质、蛋白质和可生物降解的物质，其大小通常介于 $1\sim8\mu m$ 之间，且纳米气泡聚合物外壳为亚微米尺寸结构。亚微米尺寸的微泡特别适合用于纳米气泡的分子成像血管靶向，因为大小是亚微米的。微泡特别适合于分子成像，因为它们太大，无法渗出并积聚在血管周围空间。然而对于血管靶点，微泡因为尺寸太大难以在穿透时渗出，所以在血管深处积聚。近年来，纳米气泡作为微泡的替代物具有广泛的应用前景。纳米微滴停用一年以来，人们一直在寻找纳米微滴作为微泡的替代品。纳米微滴封装由白蛋白、脂质或聚合物作为核心。核心具有低沸点，可通过纳米微滴，泄漏的微血管就可以保留在液体中并到达血管周围空间。此类纳米微滴可通过泄漏的微血管到达血管周围作为肿瘤的间质空间。然后纳米微滴可以被超声空化，比如在肿瘤的间质空间中空化。据报道，纳米微滴和高压超声可将造影剂有效地转化为微气泡。

二、微泡制备

1. 声波降解法

超声是第一种制备微泡的方法。超声处理涉及气体/水界面处喇叭尖端的高频振动（通常为 20kHz）。这种振动会导致气体夹带，并通过大量水相中的空化导致二次破碎。不幸的是，很少有人研究通过超声作用夹带气体的细节。众所周知，将尖端浸入水介质中的低功率超声处理会导致微泡破坏（澄清）并将脂质结构由多片层囊泡分解为单片层小脂质体。这通常是产生微泡的准备步骤。然后，通过将探针尖端移动到气/水界面并将系统转为全功率，产生微泡。超声处理可以非常迅速地产生许多微泡，例如，1 分钟内可以产生 10^{12} 个微泡/L。夹带和破碎的随机过程会导致相当多的分散尺寸分布，因此，超声处理是一种简单而经济的方法，可以产生大量的微泡。

2. 振动法

振动是另一种用于产生微泡的机械搅拌过程。通常，将小体积（>1mL）的脂质溶液密封在带有气体顶空的小瓶中，并放置在牙科融合器或类似的混合装置中。该装置沿小瓶的长轴以>4000Hz的频率振动，能够生成独特的微泡。振动法的好处在于，它可以根据需要快速产生微泡（在不到1分钟内产生10^9个气泡），并且运输方便，比如，微泡可以由小瓶中的脂质悬浮液在中心设施中制备、消毒，然后运送给最终用户，最后用户将小瓶放入摇动装置中得到微泡。因此，对于少量微泡的多种用途而言，这是一种非常简单且经济的方法。虽然已知微泡会导致多分散的尺寸分布，但是与超声波处理一样，人们对振动过程中微泡夹带和破碎过程知之甚少。巧合的是，振动形成的微泡的尺寸分布往往与超声形成的微泡非常相似，尽管其几何形状和特征频率非常不同。为了更好地理解振动过程中微泡的形成过程，以及振动参数如何影响微泡的尺寸分布，还需要进行更多的研究。

3. 微流体法

微流体技术具有一微米到几百微米的微通道或微集成部件，从而使其能够控制小体积流体的流动。如上所述，标准的微泡生产方法会产生固有的多分散微泡大小分布，通常直径为$1\sim10\mu m$。给定大小和涂层特性的微泡将在特定频率下共振，从而产生最强的回声。因此，多分散性微泡作为多用途成像对比剂，对于一系列不同解剖目标是有利的，因此产生了一系列不同的成像频率。然而，在任何一组成像条件下，它确实限制了给定微泡浓度所能达到的噪声比。此外，单分散需要有效地利用微泡非线性，否则会在微泡声学响应的变化中被掩蔽掉。这对于新的成像策略尤其重要，例如超分辨率、三维和平面波成像，其中微泡浓度可能会受到限制，并且需要在低超声波压力下最大化微气泡信号。因此，单分散造影剂也可以实现造影，可以被认为是新的造影剂。此外，由于其均匀的声学响应，单分散微泡群可能会潜在地解决诱导治疗效果（如内吞作用）所需的最佳声学参数的剩余基本问题，超声波穿孔和细胞死亡，并精确测量外壳成分在细胞中的作用。因此，在过去几十年中，已经开发了几种技术来生产具有窄尺寸分布的微泡悬浮液。第一种方法是浓缩多分散微泡，第二种方法是在微流体聚焦装置中直接形成单分散微泡。微泡可以通过在孔隙过滤器上进行机械过滤、倾析和多次离心步骤来浓集。通过更好的控制，微泡可以在微流体设备中进行分类，从而产生更窄的尺寸分布。它们可以在挤压微通道中按大小分类，也可以使用行波引起的主要辐射力按共振行为分类。微流体分拣方法面临的一个挑战是如何提高稳定性和吞吐量，从而扩大规模。分拣方法的一个优点是可以自由选择用于包裹微泡的脂质混合物。

4. 微流控聚焦法

产生单分散微泡悬浮液的第二种方法是在微流体聚焦装置中直接形成微泡，在该装置中，气丝通过收缩作用在两种液体混合物之间聚焦，在收缩作用下失稳并挤压以释放单分散微泡。流动聚焦装置中的微泡大小和微泡形成速率可以通过气体压力和液体流动速率来控制。从以往经验看，前面介绍的经典微泡制造技术与低吞吐量方法的微流体聚焦技术之间存在很大差距。

三、微泡的稳定性

注入血液的微泡不稳定，在被清除之前只循环几分钟。微泡清除有两种主要机制：溶解和吞噬。注入血液后，自由循环的微泡将其气芯与呼吸气体（大部分为 N_2、O_2 和 CO_2）交换，然后由于通气/灌注不匹配而完全溶解。此外，自由循环的微泡可被补体蛋白或其他调理素标记，然后被吞噬细胞（例如巨噬细胞、中性粒细胞、库普弗细胞）吞噬。观察到微泡吞噬作用主要发生在肺、肝和脾。值得注意的是，被吞噬的微泡或通过配体-受体键黏附在内皮细胞上的微泡比自由循环的微泡更稳定，这可能是因为周围微环境中的溶解气体含量更稳定。

1. 静力学

微泡通过从颗粒悬浮液转变为完全分离的气相和液相，趋向于热力学平衡。这一过程通过两种机制发生：聚结和溶解。外涂层或外壳通过施加排斥表面力和降低表面张力来抑制这两种过程的速率，从而动态捕获微泡，并在一定时间内稳定它们。因此，当周围的水介质被封装的气体填满时，静态微泡相对稳定。在密封的小瓶中，微泡悬浮液可以在货架上稳定数天到数月，该小瓶产生能量传递，但不产生质量传递。然而，一旦小瓶打开，与大气的质量交换往往会破坏微泡的稳定性，导致浓度降低。事实上，静态微泡对脱气介质或气泡核心与周围环境之间的气体交换高度不稳定。一般来说，具有更硬、渗透性较差外壳的微泡，例如含有长酰基链的微泡，倾向于产生更稳定的微泡。乳化液的作用在这方面也很重要。

2. 声学

在静态条件下稳定的微泡可以通过暴露于超声波而改变和破坏。微泡的声学破坏有两种机制：破碎和溶解。破碎是一个气泡在声音的驱动下分裂成两个或更多子气泡。高速视频显微镜已经证明，碎片可能是由谐波形状振荡而产生的。另一方面，声学溶解是一个过程，其中微泡直径随着每个脉冲而收缩，有时在小尺寸（直径 $1 \sim 2mm$）的情况下稳定下来，防止进一步的声学驱动溶解。提出的声学溶解机制包括脂质脱落和非常小的子气泡破裂。随着机械指数（MI）的增加，这些不稳定性开始出现。当 MI 非常低时，微泡是稳定的，但随着 MI 增加，微泡会因声波溶解而变得不稳定，然后碎裂。值得注意的是，微泡也可能通过二次辐射力相互吸引，然后在内固定作用下聚结。

四、应用

微泡已应用于各种生物医学领域。超声波和微泡的结合使用使得在实际应用过程中对微泡的操作和控制更加容易。微泡被用作超声成像中的对比增强剂、药物/基因传递载体、血栓减少剂、O_2 气体载体以及通过血脑屏障传递药物。

1. 造影剂

微泡对入射的超声辐射进行反向散射，并产生与周围组织产生的谐波明显不同的谐波。然后对这些线性或非线性谐波进行处理以获得图像。由于微泡可压缩的气核暴露在超声波时容易收缩和膨胀，因此微泡比周围组织更好地反射超声波，从而在超声检查期间产生更好的对比度。超声辐射的声功率以机械指数 MI 为特征，MI 是超声辐射的峰值稀疏频率与 p 中心频率的平方根之比（$MI = f / \sqrt{p}$）。在极低 MI（$MI \leqslant 0.1$）的辐射下，微泡会产生线性振荡。在低 MI（$MI = 0.1 \sim 0.3$）时，微泡开始非线性振荡和后向散射谐波辐射。最后，在高 MI（$MI \geqslant 0.5$）时，微泡振动迅速增加，这可能导致微泡破裂。在高 MI 值下，微泡开始产生亚谐波和超谐波。表 6.2 总结了峰值压力、MI 和微泡行为之间的关系。

表 6.2　峰值压力、MI 和微泡行为之间的关系

超声场中的微泡行为模式			
峰值(近似值)	机械指数	泡沫行为	声学行为
<100kPa	<0.1	线性振荡	背散射增强
100kPa~1MPa	0.1~1.0	非线性振荡	谐波反射
>1MPa	>1.0	破坏	谐波回波

　　微泡不仅可用于增强血管和非血管组织的对比成像，也可以用作器官或组织的靶向造影剂，即通过特定设计使微泡实现特定器官或组织的成像。这种器官或组织特异性微泡可以被不同器官的特定组织吸收，比如肝脏和脾脏的网状内皮系统吞噬，该类微泡是将特异性配体与泡膜材料共轭连接，或者通过将配体与合成的微泡混合来实现。研究已证明了这类特异性微泡用于实现靶点特异性成像的可行性，例如心肌成像、左心室混浊、心肌灌注、通过吞噬微泡实现的心肌灌注成像和特定的血池成像。Hundley 等利用该技术测定了左心室容积，其结果与磁共振成像（MRI）一致。Chow 等将微泡用于脑部和肝脏 MRI 研究，即将铁纳米粒与微泡结合，实现增强 MRI 对比度。图 6.6 展示了器官或组织特异性微泡的成像效果。

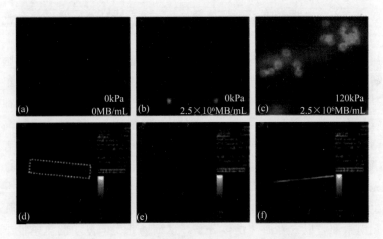

图 6.6　器官或组织特异性微泡的成像效果

(a)~(c)光学成像；(d)~(f)超声成像

摘自：Klibanov A L. Microbubble contrast agents：targeted ultrasound imaging and ultrasound-assisted drug-delivery applications. Investigative Radiology，2016，41（3）：354-362.

　　微泡最初是为了提升超声成像质量而开发的，目前研究已将造影剂应用于药物的分子成像和靶向递送，例如：使用靶向特异性微泡的 CEUS 分子成像、使用微泡作为载体的位点特异性药物递送和触发药物的释放。

2. 药物靶向递送

　　微泡或可以形成微泡的液滴通过配体分子修饰其表面，从而靶向特定的细胞表型。微泡与靶细胞之间的配体-受体相互作用，促使微泡黏附在细胞表面。研究表明，结合血管内皮生长因子受体 2 的含肽微泡可以实现超声分子成像，用于肿瘤血管生成的临床检测试验。此外，除了超声聚焦提供的空间特性外，靶向微泡还可以通过结合化学特性来促进药物的靶向递送（图 6.7）。

　　微泡用于局部药物递送，其中药物分子被封装在微泡核心，或者可以使用配体栓系在其表面。微泡可以通过超声波递送到理想位置。微泡和超声波可以通过产生微束破坏肿瘤的内

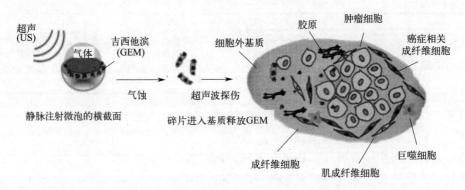

图 6.7　载药超声造影剂微泡通过超声递送到胰腺导管腺癌间质中进行修复

摘自：Delaney L J，Eisenbrey J R，Brown D，et al. Gemcitabine-loaded microbubble system for ultrasound imaging and therapy. Acta Biomater，2021，130：385-394.

皮细胞壁，或者迫使微泡破裂，从而将药物或基因输送到所需的部位。这些药物或基因也可以与微泡一起服用。在用于靶向微泡进行局部递送的不同方法中，最重要的是利用微泡的外壳特性。

微泡也被用来将药物分子输送到大脑，大脑是人体最难入侵的器官。血脑屏障不利于微泡向大脑输送药物，主要是因为其结构紧凑。使用微泡有很多好处，一是脑组织不会受到器质性伤害，二是它有助于可逆性打开血脑屏障，从而将药物分子输送到中枢神经系统，三是微泡也可作为氧气输送剂，并且发现其每单位向特定器官输送的氧气含量较高。

在大多数情况下，表面改造靶向配体通过聚乙二醇（PEG）系链与微泡表面结合。柔性PEG系链允许配体分子扩散并定向自身受体，以便与受体结合带进行良好的相互作用。配体在产生之前先附着在微泡的脂质上，BR55就是这样。然而，这种方法可能会浪费大量配体，而且用于生成微泡的前体脂质中只有10%会进入微泡壳中。此外，必须通过离心和再悬浮"清洗"靶向微泡，以去除游离配体分子，从而防止受体分子的竞争性结合和阻断。因此，开发了共轭化学，将配体直接连接到预成形微泡上。可洗涤微泡以清除未附着于微泡表面的自由官能团，从而提高共轭产率并降低成本。生物素-亲和素-生物素结合化学是最早被测试和商业化的方法之一。在这种方法中，微泡由PEG生物素合成，然后用亲和素修饰，最后与生物素化配体结合。不幸的是，抗生物素具有免疫原性，这限制了这种方法转化应用到临床。因此，已经开发出具有生物相容性连接物的共价共轭化学，最显著的是马来酰亚胺硫醇。这种方法中将先洗涤聚乙二醇马来酰亚胺形成的微泡，然后与硫化配体分子结合，例如构成暴露的半胱氨酸基团的蛋白质。不幸的是，该方案在水介质中有不必要的副反应，结合后暴露的马来酰亚胺基团必须被游离半胱氨酸"封闭"，以防止与血液蛋白质的非特异性结合。

配体植入：靶向微泡构建时，要保证补体蛋白固定在微泡表面，以便形成补体激活免疫系统。补体蛋白C3-b是普遍存在的，并且具有不稳定的硫酯基团，可以共价结合到靶向配体上的亲核基团，例如羟基。这意味着几乎所有的靶向配体都可以用C3-b标记，在单核巨噬细胞系统中几乎每个细胞上都有相应的受体（C3 R）。微泡捕获和吞噬降低了循环持续性和靶向特异性，使得靶向策略不可靠，除非靶向表型为炎症或缺血。大多数超声分子成像研究忽略了这一重要的生物学现象。研究表明，微泡的补体可以在不到5分钟内固定，这可以显著降低微泡循环的持续性。补体激活也可能导致可能致命的超敏反应。因此，已开发出一种埋入配体的方法来阻断补体 C3-b 固定，延长微泡循环的持续性，并保持微泡靶向性。该方法采用了一个分层的 PEG 涂层，配体由短 PEG 链系和甲基端连接的长 PEG 链包围，以保护配体免受补体攻击。然后，通过初级超声辐射力观察配体与受体结合。

磁性靶向：将磁性材料封装在微泡涂层内，可以使微泡对外部施加的磁场产生响应，从而形成磁性靶向微泡。微泡的磁靶向性已被证明能够在体内外增强多种疗法，如加速溶栓、增强对比度、增强磁共振图像对比度等。

3. 声动制剂

"治疗诊断学"术语最初用于描述预测患者是否适合特定治疗的筛查技术。微泡具有的多种特性使其能够作为治疗剂。因为它们的位置和振幅都可以使用传统的超声成像设备来确定，所以它们的回声提供了一种方便的实时治疗监测手段。同样的振荡行为使微泡产生回声，也会产生一些生物效应，可用于治疗。具体地说，当一个微泡或一团微泡振荡时，周围的液体开始形成微束。这种微束可以显著增强药物从血流到组织的对流。这对于治疗实体瘤和血凝块尤其重要，因为在这些肿瘤和血凝块中，扩散通常不足以在整个靶组织中产生治疗药物浓度。微束也被认为是微泡促进内皮可逆开放的机制之一，包括血脑屏障和增强细胞对药物的吸收（声穿孔）。在较高的超声压力下，微泡及其前体也可以对组织产生热消融。

微泡剂也可用于药物释放和/或激活的定位。某些种类的药物只有在受到物理刺激时才会发挥作用。因此，它们的活性可以被限定在目标组织，这显著降低了全身毒性的风险。超声波和微泡可以提供合适的刺激，以实现所谓的声动力疗法。

微泡可输送氧气和一氧化氮等治疗性气体，其外层涂层也为药物分子的附着或封装提供了一个多功能平台。这有助于靶向释放，因为可以使用聚焦超声刺激微泡在靶点释放药物。这与增强组织渗透相结合，通常也会显著减少需要注射的药物量。

4. 肿瘤血管破坏

癌症治疗也可以通过切断血液供应来终止对肿瘤组织的营养供应。为了破坏肿瘤血管系统，治疗药物可以输送到血管内皮细胞，导致细胞凋亡以及随后的肿瘤血管系统破坏。振荡微泡与细胞之间的相互作用可以增强通透性，从而促进血管内皮细胞对细胞毒性或抗血管生成药物的吸收。通过使用不同类型的荧光分子，已在体内外证明了振荡微泡能够增强这种内皮细胞摄取。

5. 聚焦超声（FUS）介导的屏障开放

自 20 世纪 50 年代以来，人们就开始研究聚焦超声在大脑中的应用。应用连续超声加热脑组织可能使 BBB 开放，但这通常伴随出血或组织凝固。当时，热机制和空化机制都被认为有助于 BBB 的开放。然而，进一步的研究证实，热机制可导致内皮细胞的药物摄取增加，但热诱导的 BBB 开放会伴随着组织损伤。另一种选择是，利用脉冲超声探索与空化相关的 BBB 开放。空化是指超声诱发的组织内气泡的产生、振荡和随后的溃灭。与热机制类似，空化介导的超声诱导的 BBB 开放是不可预测的，通常与周围血管和脑组织的损伤有关。总体上，随着脉冲持续时间、脉冲数和重复频率的增加，组织损伤发生的频率更高。

2001 年，首次证明静脉输送的预制微泡可用作空化核，从而减少诱导 BBB 开放所需的超声能量。当循环的微泡通过超声波的焦点区域时，它们将声能集中在血管内。超声能量使微泡以超声频率膨胀和收缩，这一过程称为稳定空化。

值得注意的是，在最初尝试超声介导的 BBB 开放和随后于 2001 年引入的预制气泡的稳定振荡期间，观察到高压产生和气泡崩塌之间存在相当大的差异。微泡的加入使打开 BBB 所需的超声能量减少至 1/100。由于所需能量较少，因此通过超声波加热颅骨的风险降低，从而使临床治疗可行。此外，在较低的超声压力下，脑组织出血和损伤的风险显著降低。相反，轻微振荡的微泡与内皮细胞相互作用，刺激紧密连接的开放，增加跨细胞分子运输，从而安全有效地将药物输送到大脑。

一项研究中，研究者在微泡存在的情况下使用不同的超声参数进行有效的药物递送。结果表明，施加足够的超声压力可以诱导 BBB 开放，但限制超声以避免损伤血管和周围脑组织之间存在微妙的平衡。随着压力的增加，微气泡的膨胀和收缩量也会增加，但压力过大可能会导致微气泡塌陷，进而导致组织损伤。最近的研究表明，与 70kDa 药物所需的超声压力相比，2000kDa 药物需要更大的超声压力才能通过 BBB。

在啮齿类动物中，使用 28kHz～8MHz 的超声波频率可以打开 BBB。焦斑（或治疗区域）的大小随着频率的增加而减小，因此从概念上讲，更高频率的换能器更适合用于靶标小的脑核。然而，当使用更高频率时，需要更高的超声压力来诱导开放，因此，治疗性超声的临床相关频率范围可能能在 0.2～1.5MHz 之间。除了频率外，还需要考虑超声脉冲的持续时间和重复脉冲的频率，以更好使 BBB 开放以及了解它们的影响。据报道，超声脉冲长度从几微秒到 100 毫秒不等，一般来说随着脉冲长度的增加，BBB 开放程度更大，10 毫秒后没有太多的提升。爆破的重复频率对 BBB 开放程度没有显著影响，但可以理解的是，如果爆破的重复频率太高，微泡无法重新融合该区域，从而限制了低超声能量的有效性。微泡本身会影响 BBB 的开放，随着微泡大小和剂量的增加，BBB 开放和损伤的可能性也会增加。

直到最近，FUS 介导的 BBB 开放还通过治疗后用磁共振成像（MRI）和组织学方法进行监测；然而，这些方法在 FUS 治疗期间提供反馈的能力有限。在过去几年中，几个不同的小组已经开发出了检测和评估体内微泡活性的方法。经证明，超声治疗期间微泡发出的频率内容可用于在线控制爆破。

五、给药途径

治疗药物可能会遇到一些生理障碍，阻碍药物到达肿瘤部位。这就是在充满这种生理障碍的微环境下，对培养的单层肿瘤细胞的治疗结果无法转化为体内试验的原因。例如，在静脉药物注射中，药物首先需要通过血管外渗，然后通过间质区域，肿瘤细胞需要在那里吸收治疗剂。这些药物需要足够高的驱动力才能到达肿瘤细胞。在没有超声微泡（USMB）的帮助下，药物的转运仅仅是由扩散和对流驱动的，而扩散和对流仅限于对组织治疗具有足够高渗透性的小型治疗剂。

与仅注射药物相比，USMB 介导的药物递送已被用作显著增强肿瘤对药物治疗的反应的有效方法。作为对超声波的响应，微泡可以通过声穿孔产生各种途径，从而使治疗剂跨越物理屏障。此外，空化为药物提供了足够的动力，从而帮助它们到达肿瘤部位。

1. 跨血管间质细胞内通路

空化不仅通过声穿孔产生药物递送途径，而且直接空化诱导的液体运动有助于治疗剂穿透血管进入肿瘤基质。这种空化诱导流体运动的机制被认为是微泡周围微束活动的结果。当声穿孔在脉管系统中产生短暂的孔隙时，伴随的液体运动有助于推动药物通过孔隙并打开通道。最近研究证明，通过 USMB 使用萤光素酶标记的聚合物包被腺病毒增强药物递送，用于治疗乳腺癌。

2. 绕过 BBB 进行有效的药物输送

克服药物输送的 BBB 的方法存在局限性。在一些临床试验中，研究人员试图使用 MRI 和神经导航系统将药物直接注射到目标大脑区域，以定位针头和泵为主。虽然这种给药方法是有效的，但潜在的风险和不良的手术程序让患者难以接受。其他绕过 BBB 的方法包括药物靶点的药理学修饰，以增加通过屏障的摄取。这项技术的一个成功例子是在不可运输的药物中添加半胱氨酸（一种小的中性氨基酸）。这使得药物似乎是一个大的氨基酸，从而允许它进入 BBB。

为了解决药物输送困难的问题，研究人员试图找到新的"非侵入性"方法来绕过 BBB。近年来，经鼻给药治疗药物的成功引起了人们的关注。高度血管化的鼻黏膜与脑脊液（CSF）相邻，因此可以快速达到治疗性 CSF 药物浓度。有人提出，药物通过嗅神经上皮或神经元转运进入脑脊液。最近的研究表明，经鼻输送的荧光示踪剂可能会穿过血管周围空间到达大脑。这些实验在啮齿类动物模型中很有前景，但药物在人类大脑区域渗透的程度可能很难得到验证。

超声最基本的是压力波，因此它被用作神经调节工具，低强度超声用于抑制癫痫活动并刺激各种动物模型中的神经元活动，以及通过瞄准人类的初级体感皮质来提升情绪或调节感觉诱发的大脑活动和皮质功能。在存在外源性微泡但没有治疗剂的情况下，FUS 介导的 BBB 开放也对蛋白质聚集体产生影响，在 AD 动物模型中诱导 Aβ 和 tau 蛋白显著降低。在 AD 小鼠模型中，用 MRgFUS 单侧处理皮质并静脉注射微泡将斑块大小减少 20%，斑块占据的总表面积减少 13%。这种减少归因于内源性免疫球蛋白水平的增加及其与斑块的关联，以及星形胶质细胞和小胶质细胞的激活和这些胶质细胞中淀粉样蛋白的增加。在一项后续研究中，MRgFUS 每周针对小鼠双侧海马一次，持续三周，显示斑块大小（20%）和负荷（19%）显著减少，同时海马依赖性空间记忆得到改善。此外，齿状回中未成熟神经元的数量显著增加，树突长度和分支增加，表明神经调节作用产生。研究者推测，FUS 的机械生物效应可以刺激神经元，例如激活信号级联以上调 BDNF 和 VEGF 等因子，这些因子已知可诱导海马神经发生。SUS 在小鼠的全脑水平上可暂时打开 BBB，而不会造成任何损伤，并减少了 Aβ 斑块的数量（52%）和面积（56%），不同的 Aβ 物种显著减少，重要的是，在 5～8 周治疗后的三个互补行为测试中恢复了记忆缺陷。这种处理诱导小胶质细胞活化，导致小胶质细胞溶酶体摄取和清除 Aβ。此外，还证明 SUS 可减少老年小鼠中较大的 Aβ 斑块和纤维淀粉样蛋白的比例，而无任何组织学损伤。在另一项后续研究中表明，尽管超声本身具有神经调节作用，但不足以清除 Aβ，即需要打开 BBB 才能清除。图 6.8 展示了微泡在脑内的潜在递送机制。

最近，在没有治疗剂的情况下，15 周的 FUS 治疗表明通过诱导自噬清除神经元 tau 蛋白，减少转基因小鼠模型中的 tau 蛋白，并在相关的运动和记忆行为缺陷中观察到改善。另一项以海马为单侧靶向的研究蛋白，每周治疗 4 次，也证明了 CA1 锥体神经元磷酸化 tau 蛋白的减少，以及激活的小胶质细胞和病理性 tau 蛋白的共定位，从而探明了小胶质细胞清除机制。这些研究证明了治疗性超声清除蛋白质聚集体的潜力，并解决了重要的安全问题，证明了即使纵向应用，此类治疗也不会对神经元组织产生不利影响。在多次超声治疗后，还对野生小鼠进行了安全性研究，发现神经元兴奋性无损伤或树突形态无变化。对老年小鼠长期功能性认知读出、神经元形态和记忆的多模式分析报告了类似的积极结果。重要的是，这

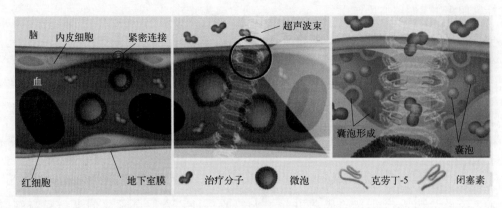

图 6.8　微泡的脑内递送机制

摘自：Pandit R，Chen L，Götz J. The blood-brain barrier：physiology and strategies for drug delivery.

Adv Drug Deliv Rev，2020，1（4）：165-166.

些研究还扩展到了更大的动物，如绵羊、猕猴和年老的比格犬，证明了 BBB 的开放，而没有组织学证据表明微出血或细胞损伤。此外，在这些研究中，在各种行为任务上没有观察到缺陷，表明超声介导的 BBB 开放不会导致功能损害。这些研究共同强调了治疗性超声有作为一种安全、无创的脑疾病治疗方式的潜力。

在最近的Ⅰ期临床试验中，对五名轻度 AD 患者的额叶小面积白质进行了两次不含治疗剂的超声检查（间隔一个月）以实现 BBB 开放，结果表明可成功实现重复开放 BBB 而无严重不良事件。目前正在进行后续临床试验，以评估 MRgFUS 介导的 BBB 开放在可能的 AD 患者中的可行性、安全性和有效性，以及使用可植入脉冲超声系统（Sonocloud，CarThera）靶向左边缘上回的Ⅰ/Ⅱ期临床试验。此外，一项针对 ALS 患者初级运动皮质的Ⅰ期临床试验证明了 BBB 开放的安全性和可逆性。

聚焦超声已被用于无创、瞬时打开 BBB，使药物从血流进入大脑。FUS 作为一种在临床前疾病模型中提供小型和大型治疗药物的方法，已经非常有效。第一次临床试验指日可待，FUS 有可能彻底改变药物递送方法，从而有效治疗脑部疾病。

六、超声微泡介导药物的空化机制

通过血管壁的药物输送路径可以由稳定空化或惯性空化产生，这取决于施加的压力振幅。稳定振荡的微泡可以通过机械推拉与血管壁相互作用，暂时增加内皮细胞之间的缝隙连接距离，从而促进药物外渗。由于爆破性微泡崩塌过程中的冲击波和喷射等更强的机械现象，惯性空化会更积极地产生孔隙。了解空化过程及其对细胞的影响，对于优化药物输送，同时最大限度地减少副作用（如对健康组织的损害）至关重要。孤立球形气泡的机制在理论和实验框架上都有了很大的进步。通过使用高速光学成像技术捕捉短寿命内（在微秒范围内）的瞬时气泡运动，以及使用能够通过光击穿产生单个微泡（激光诱导的细胞内微泡）的脉冲激光，在实验理解方面取得了进展。获得的时间分辨图像揭示了空化流体动力学，包括液体射流形成和冲击波发射。此外，从这些实验中可以看出，气泡与刚性边界（如玻璃、聚合物或金属）之间的距离对周围介质产生的空化效应至关重要。

尽管这些受控的体外试验为微泡行为提供了一些见解，但它们与体内组织环境中的气泡动力学截然不同。在体内，周围的细胞是可变形的，不再是刚性边界，因此它们的空化诱导变形可以通过对气泡施加反作用力来影响气泡动力学。此外，气泡运动在血管内受到高度限制，因此气泡诱导的流体运动也会受到显著限制。在所有临床应用中，不能忽略气泡之间的相互作用，因为治疗需要使用高浓度的微气泡，而不是单个气泡。

1. 约束介质中的空化

气泡动力学受周围环境（例如流体运动、静压和边界附近）的显著影响。刚性边界附近的非对称气泡崩塌会产生向边界方向的液体射流，这被认为是造成声穿孔的原因。与刚性边界不同，空化气泡与弹性材料的相互作用非常复杂。这种复杂性的产生是因为弹性边界会因为与体积气泡振荡相关的"推"和"拉"力而变形。与不可变形边界相比，边界变形将反过来影响气泡行为，有利于更动态的相互作用。最近研究表明，弹性边界附近的空化气泡，该弹性边界由浓度为 80% 的透明聚丙烯酰胺（PAA）凝胶组成（弹性模量 $E=0.25\text{MPa}$），在一定条件下，液体射流远离边界，边界物质喷射到液体中，并用两种相互竞争的力解释了这一现象：弹性边界反弹产生的反作用力和朝向边界的 Bjerknes 引力。这一发现表明，根据材料的弹性性质和气泡与边界之间的距离发现，液体射流要么朝向边界，要么远离边界。

尽管气泡与受控细胞环境（单细胞或单层细胞）之间相互作用的研究为气泡与细胞的相互作用提供了一些见解，但气泡动力学与体内气泡完全被可变形边界包围的情况有很大不同。Gac 等发现，决定空化特性的一个重要因素是间距（气泡中心和边界之间）。他们使用 HL60（人类早幼粒细胞白血病）悬浮细胞，观察到只有小于 $0.75R_{\text{max}}$（最大径向膨胀）的细胞进行了声穿孔。然而，自由浮动的单电池却不能限制气泡动力学，不可能产生任何反作用力，因此对气泡运动几乎没有影响。在体内，气泡将与周围组织动态相互作用。除了漂浮的细胞外，许多研究人员还报道了气泡与细胞单层之间的相互作用，这为液体喷射和声穿孔提供了有价值的信息（此外还有间隔距离、药物递送效率、细胞存活性和分离）。尽管单个细胞因气泡运动而发生局部变形，但作为刚性边界可能会显著限制细胞表面（可影响气泡运动）的总变形。

2. 气泡之间的相互作用（气泡合并）

为了有效地给药，微泡通常以最佳浓度集体给药，可以产生积极的治疗效果。优化的微泡浓度取决于实验条件，包括超声参数和靶组织。如果浓度太低，泡间距大，降低了对病变部位进行统一治疗的机会。如果浓度太高，气泡会密集堆积，这可能会造成负面影响，例如，密集堆积的气泡会阻止超声波到达远离焦点的其他微泡。为了确保治疗均匀，同时尽量减少负面影响，微泡浓度通常在 $10^7 \sim 10^8$ 个微泡/mL 注射剂量范围内，这相当于估计的几十微米的泡间距离。然而，在这个泡间离中，气泡之间的相互作用不能被忽略，因为它会极大地影响气泡动力学，从而影响治疗结果。

七、微泡给药的副作用

微泡给药可能会引起一些副作用。有研究对实验室患者进行了临床前试验，以研究微泡引起的副作用的性质和严重程度为目的。恶心、头痛、头晕和呕吐是一些常见的观察结果，不需要任何医疗护理。超声和微泡在体内非破坏性使用 MI 的安全极限为 0.4。

使用较高的 MI 会导致与微血管渗漏、瘀点、心肌细胞死亡、炎症细胞过滤以及心室收缩有关的病理症状。然而，惯性空化需要更高的 MI 微泡，以破坏某些肿瘤或输送药物/基因。在这些高 MI 下，微泡变得不稳定，并产生非线性谐波、气体扩散，甚至小空腔的形核都可能发生。一些人对包裹气体的影响表示担忧，这种气体可能不适合组织，甚至对组织有毒。尽管一些研究人员报告了轻微的副作用，如恶心、轻度发热和头晕，但其他研究人员对微泡的使用大多持积极态度。

参考文献

[1] Avetisova K，Onika M. Differential diagnosis of chronic salpingo-oophoritis in adolescents. Akusherstvo I Ginekologiia，1983，9：50-52.

[2] Heyde H，Elloso M，Vande W，et al. Use of hydroethidine and flow cytometry to assess the effects of leukocytes on the malarial parasite Plasmodium falciparum. Clinical and Diagnostic Laboratory Immunology，1995，2（4）：417-425.

[3] Lin D，Lei L，Shi S，et al. Stimulus-responsive hydrogel for ophthalmic drug delivery. Macromolecular Bioscience，2019，19（6）：255-262.

[4] Tan Y，Liu Y，Liu Y，et al. Rational design of thermosensitive hydrogel to deliver nanocrystals with intranasal administration for brain targeting in parkinson's disease. Research，2021，2：401-411.

[5] Xiao Y，Gu Y，Qin L，et al. Injectable thermosensitive hydrogel-based drug delivery system for local cancer therapy. Colloids and Surfaces B-Biointerfaces，2021，200：111-581.

[6] Hendi A，Hassan M，Elsherif M，et al. Healthcare applications of pH-sensitive hydrogel-based devices：a review. International Journal of Nanomedicine，2020，15：3887-3901.

[7] Gao L，Chen J，Han X，et al. Electro-response characteristic of starch hydrogel crosslinked with Glutaraldehyde. Journal of Biomaterials Science-Polymer Edition，2015，26（9）：545-557.

[8] Ying X，Wang Y，Liang J，et al. Angiopep-conjugated electro-responsive hydrogel nanoparticles：therapeutic potential for epilepsy. Angewandte Chemie International Edition，2014，53（46）：436-440.

[9] Cai Z，Gan Y，Bao C，et al. Photosensitive hydrogel creates favorable biologic niches to promote spinal cord injury repair. Advanced Healthcare Materials，2019，8（13）：190-213.

[10] Teh L，Bansal A，Chai C，et al. A Flexi-PEGDA upconversion implant for wireless brain photodynamic therapy. Advanced Materials，2020，32（29）：401-459.

[11] Gopalakrishnan A，Shankarappa S，Rajanikant G. Hydrogel scaffolds：towards restitution of ischemic stroke-injured brain. Translational Stroke Research，2019，10（1）：1-18.

[12] Ali M，Bhuiyan M. Types of biomaterials useful in brain repair. Neurochemistry International，2021，146：105-134.

[13] Zatuchni B，Hahn D，Zaneveld L. Postcoital，vaginal，spermicidal potency of formulations：the macaca arctoides（stumptailed macaque）as animal model. Fertility and Sterility，1981，35（6）：683-690.

[14] Shen Y，Pi Z，Yan F，et al. Enhanced delivery of paclitaxel liposomes using focused ultrasound with microbubbles for treating nude mice bearing intracranial glioblastoma xenografts. International Journal of Nanomedicine，2017，12：5613-5629.

[15] Khilko S，Jelonek M，Corr M，et al. Measuring interactions of MHC class I molecules using surface plasmon resonance. Journal of Immunological Methods，1995，183（1）：77-94.

[16] Rezai R，Ranjan M，Haut M，et al. Noninvasive hippocampal blood-brain barrier opening in Alzheimer's disease with focused ultrasound. Proceedings of the National Academy of Sciences of the United States of America，2020，117（17）：9180-9182.

[17] Francis C. Ultrasound-enhanced thrombolysis. Echocardiography，2001，18（3）：239-246.

[18] Lin H，Chen J，Chen C，et al. A novel technology：microfluidic devices for microbubble ultrasound contrast agent generation. Medical & Biological & Engineering & Computing，2016，54（9）：1317-1330.

[19] Stride E，Segers T，Lajoinie G，et al. Microbubble agents：new directions. Ultrasound in Medicine and Biology，2020，46（6）：1326-1343.

[20] Xie Y，Dixon A，RIckel J，et al. Closed-loop feedback control of microbubble diameter from a flow-focusing microfluidic device. Biomicrofluidics，2020，14（3）：34-101.

[21] KwanJ，Borden M. Lipid monolayer collapse and microbubble stability. Advances in Colloid and Interface Science，2012，184：82-99.

[22] Gupta R，Saini R，Parmar R，et al. Analysis of stability of silica nano-particle-laden microbubble dispersion. Environmental Science and Pollution Research，2022，21：180-221.

[23] Upadhyay A，Dalvi S. Microbubble formulations：synthesis，stability，modeling and biomedical applications. Ultrasound in Medicine and Biology，2019，45（2）：301-343.

[24] Helfield B. A review of phospholipid encapsulated ultrasound contrast agent microbubble physics. Ultrasound in Medicine and Biology，2019，45（2）：282-300.

[25] Ton N，Panahifar A，Chapman D，et al. Developing a microbubble-based contrast agent for synchrotron in-line phase contrast imaging. IEEE Transactions on Bio-medical Engineering，2021，68（5）：1527-1535.

[26] Klibanov A. Microbubble contrast agents：targeted ultrasound imaging and ultrasound-assisted drug-delivery applications. Investigative Radiology，2006，41（3）：354-362.

[27] Quaia E. Microbubble ultrasound contrast agents：an update. European Radiology，2007，17（8）：1995-2008.

[28] Sun W，Li Z，Zhou X，et al. Efficient exosome delivery in refractory tissues assisted by ultrasound-targeted microbubble destruction. Drug Delivery，2019，26（1）：45-50.

[29] Delaney L，Eisenbrey J，Brown D，et al. Gemcitabine-loaded microbubble system for ultrasound imaging and therapy. Acta Biomaterialia，2021，130：385-394.

[30] Mayer C，Geis N，Katus H，et al. Ultrasound targeted microbubble destruction for drug and gene delivery. Expert Opinion on Drug Delivery，2008，5（10）：1121-1138.

[31] McMahon D，Deng L，Hynynen K. Comparing rapid short-pulse to tone burst sonication sequences for focused ultrasound and microbubble-mediated blood-brain barrier permeability enhancement. Journal of Control Release，2021，329：696-705.

[32] Zhang J，Wang S，Deng Z，et al. Ultrasound-triggered drug delivery for breast tumor therapy through iRGD-targeted paclitaxel-loaded liposome-microbubble complexes. Journal of Biomedical Nanotechnology，2018，14（8）：1384-1395.

[33] Chen Z，Yang F，Lin Y，et al. New development and application of ultrasound targeted microbubble destruction in gene therapy and drug delivery. Current Gene Therapy，2013，13（4）：250-274.

[34] Dadfar S，Roemhild K，Drude N，et al. Iron oxide nanoparticles：Diagnostic，therapeutic and theranostic applications. Advanced Drug Delivery Reviews，2019，138：302-325.

[35] Burgess A，Hunynen K. Microbubble-assisted ultrasound for drug delivery in the brain and central nervous system. Advances in Experimental Medicine and Biology，2016，880：293-308.

[36] Kiessling F，Fokong S，Koczera P，et al. Ultrasound microbubbles for molecular diagnosis，therapy，and theranostics. Journal of Nuclear Medicine，2012，53（3）：345-348.

[37] Juffermans L，Dijk A，Jongenelen C，et al. Ultrasound and microbubble-induced intra-and intercellular bioeffects in primary endothelial cells. Ultrasound in Medicine and Biology，2009，35（11）：1917-1927.

[38] Pandit R，Chen L，Götz J. The blood-brain barrier：physiology and strategies for drug delivery. Advanced Drug Delivery Reviews，2020，14：165-166.

[39] Chowdhury S，Abou-Elkacem L，Lee T，et al. Ultrasound and microbubble mediated therapeutic delivery：underlying mechanisms and future outlook. Journal of Control Release，2020，326：75-90.

[40] Gasca-Salas C，Fernández-Rodríguez B，Pineda-Pardo J，et al. Blood-brain barrier opening with focused ultrasound in Parkinson's disease dementia. Nature Communications，2021，12（1）：756-779.

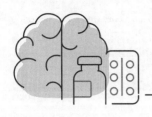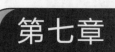

第七章

纳米制剂

血脑屏障（BBB）是中枢神经系统（CNS）中最重要的保护机制之一。它选择性地允许单个分子通过毛细血管内皮膜，同时限制病原体或毒素的通过。然而，这种保护机制也是疾病状态下给药的主要障碍，因为它极大地阻碍了药物输送。近年来，发现许多策略可被用来帮助穿过血脑屏障。其中，纳米粒介导的药物递送正在成为一种有效的非侵入性途径来治疗脑部疾病，通过纳米粒辅助经 BBB 向脑部递送药物是一种相对缓和的方法。就药物种类而言，纳米粒向大脑输送的第一种药物是六肽（Dalargin）。迄今为止，使用纳米粒递送的药物已涵盖肽、蛋白质、核酸、抗体、抗逆转录病毒等。一般而言，使用纳米粒进行药物递送具有许多优点，例如非侵入性、低成本、良好的生物降解性、长期稳定性、易于合成、靶向。

》 第一节　纳米粒类型 《

一、聚合物纳米粒

聚合物纳米粒包括由聚合物制成的纳米囊、纳米球及聚合物胶束。因为聚合物纳米粒稳定、易于制备并且可以结合其他小分子或药物，所以在过去的几十年中已被广泛用于临床治疗。此外，聚合物纳米粒不仅可用于传统的小分子药物，还可用于核酸、蛋白质递送和疾病诊断。然而，其应用仍然受到其不确定的潜在毒性的限制，包括由纳米粒的纯度和浓度决定的化学毒性，以及由粒径、形状、表面和电荷引起的纳米毒性。

聚合物胶束是一类新型的纳米载体，人们有目标地合成水溶性嵌段共聚物或接枝共聚物，使之同时具有亲水性基团和疏水性基团，在水中溶解后自发形成高分子胶束，如图 7.1所示，聚合物胶束具有亲水性外壳及疏水性内核，可以实现药物的增溶和包裹，亲水性的外壳还具备"隐形"的特点，很少引起异物反应。其组成材料具有生物可降解性及较高的生物相容性，作为药物载体可以降低药物的毒性，保持药物的活性，达到高效释药的目的。Pang 等制备了一种基于化疗药物多柔比星和靶向性分子转铁蛋白的生物可降解性聚合物囊泡，体外试验表明，与非靶向性载药聚合物囊泡和游离多柔比星相比，该靶向性载药聚合物囊泡（Tf-PO-DOX）对 C6 胶质瘤细胞有更强的杀伤性和更有效的细胞内传递。随后对胶质瘤原位移植瘤模型小鼠进行分组尾静脉注射治疗，结果表明，Tf-PO-DOX 组与其对照组相比肿瘤组织的体积缩小并且显著延长了荷瘤小鼠的生存时间。

近年来，聚氰基丙烯酸正丁酯（PBCA）纳米粒已被广泛应用于跨 BBB 药物转运，例如分子成像造影剂、荧光团和化疗剂。作为第一个应用于跨 BBB 药物输送的纳米粒，PBCA 纳米粒被应用于研究决定纳米粒穿透 BBB 的因素，如大小和 Zeta 电位。2014 年，Voigt 等制备了不同尺寸（87～464nm）的 PBCA 纳米粒，以研究尺寸对 BBB 渗透的影响。注射不同大小的 PBCA 纳米粒后，观察视网膜组织细胞的荧光。在本实验中，血视网膜屏障被用作 BBB 的模型，因为它具有与 BBB 相似的特征，并且视网膜是唯一可用于显微成像的 CNS 组织。结果，荧光观察显示最大的纳米粒标记了大量细胞，而最小的纳米粒没有。它说明缩小 PBCA 纳米粒不会促进通过血视网膜屏障，并且运输机制可能不是通过细胞外空间的被动扩散。相反，它应该是一个主动运输过程，但需要进一步研究来证实这一假设。

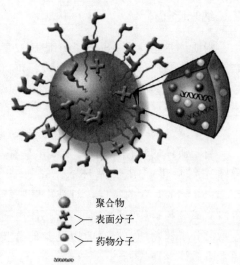

聚合物
表面分子
药物分子

图 7.1　聚合物纳米粒的结构
摘自：Patel T，Zhou J，Piepmeier J M，et al.
Polymeric nanoparticles for drug delivery to the central nervous System.　Advanced Drug Delivery Reviews，2012，64（7）：701-705.

　　自 20 世纪 90 年代中期以来，考虑到良好的生物相容性和已知的降解动力学，除了 PBCA，聚乙二醇化的聚乳酸-羟基乙酸共聚物［poly（lactic-co-glycolic acid），PLGA］和聚乳酸（PLA）纳米粒已成为增强神经药物递送的有前途的替代品。PLGA/PLA 纳米粒作为纳米载体可以在体内水解产生乳酸和乙醇酸，这两种可生物降解的代谢物单体易于被身体代谢。因此，用于药物递送的 PLGA/PLA 纳米粒被认为是可生物降解的，并已获得美国 FDA 的认证，可用于人类的药物应用。PLGA 纳米粒可以通过溶剂蒸发、乳化扩散和纳米沉淀法合成，而 PLA 纳米粒的制备方法是溶剂蒸发、溶剂置换、溶剂扩散和盐析，其中，盐析法有利于蛋白质封装。

　　此外，通过用表面活性剂或聚合物包覆纳米粒的表面改性，或纳米粒与靶向配体的共价共轭是提高 PLGA/PLA 纳米粒穿透性能的有效方法。它减缓了调理作用并延长了血液中纳米粒的循环时间，以有效穿透 BBB。基于肽和蛋白质的纳米药物、含有基因的纳米粒和纳米疫苗是目前最流行的 PLGA/PLA 纳米粒应用。

　　2013 年，Li 和 Sabliov 总结了 29 篇自 2004 年以来 PLGA/PLA 纳米粒被用作有效纳米载体后穿透 BBB 的文章。他们通过研究强调了 PLGA/PLA 纳米粒在神经药物递送中的重要性，PLGA/PLA 纳米粒具有微弱的细胞毒性和高效的脑摄取。这 29 项研究涉及体内和体外试验，其中，体外研究通常采用源自牛、人或大鼠的脑内皮细胞系、神经胶质瘤细胞和 Madin-Darby 犬肾细胞的细胞培养物。他们还研究了使用各种 w243 细胞系的药物有效率、细胞毒性、药物摄取效率和胞吞机制。在 72 小时内，PLGA 纳米粒的浓度低于 $8000\mu g/mL$，在体外研究中没有观察到显著的毒性。同时，他们通过口服、颈动脉或静脉注射给予大鼠纳米粒进行体内试验。体内试验通常采用共聚焦激光扫描显微镜、脑摄取效率量化、行为观察、药物药效和体内毒性等方法，发现未修饰的 PLGA/PLA 纳米粒 BBB 渗透能力较弱（＜1%）。然而，在对 PLGA/PLA 纳米粒进行修饰（例如表面涂层和添加特定靶向配体）后，大脑对 PLGA/PLA 纳米粒的吸收得到了增强，其机制主要是胞吞作用。

二、纳米脂质体

脂质体是指具有一个或多个脂质双层的球形囊泡，具有内部水性隔室和相对不可渗透的亲脂外壳。脂质体通常由磷脂组成，可以通过破坏生物膜来制备。在过去的几十年中，它们一直是研究最多的药物递送结构之一，因为它们具有优异的特性，例如出色的生物相容性和生物降解性、低毒性以及结合亲水药物和疏水药物的能力。基于脂质体的药物递送系统已被广泛用于提高药物疗效或消除药物相关毒性。

当脂质体的粒径控制在 100nm 左右，并用亲水性材料如聚乙二醇进行表面修饰，其在静脉注射后兼具"长循环（long-circulation）"和"隐形（stealthy）"或"立体稳定（stereo-stable）"的特点，对减少肝脏巨噬细胞对药物的吞噬、提高药物靶向性、阻碍血液蛋白质成分与磷脂等的结合、延长体内循环时间等具有重要意义。纳米脂质体也被用作改善生物大分子药物的口服吸收以及其他给药途径吸收的载体，如透皮纳米柔性脂质体和胰岛素纳米脂质体等。

三、固体脂质纳米粒

与磷脂为主要成分的脂质体双分子层结构不同，固体脂质纳米粒（solid lipid nanoparticle，SLN）是由多种类脂材料如脂肪酸、脂肪醇及磷脂等形成的固体颗粒，其性质稳定、制备较简便，具有一定的缓释作用，主要适合于难溶性药物的包裹，被用作静脉注射或局部给药达到靶向定位和控释作用的载体。迄今为止，极少数聚合物已获得监管批准用于临床。而脂质则被提出作为替代载体以克服聚合物在亲脂性药物配制过程中的限制。固体脂质纳米粒等脂质纳米粒作为一种用于各种临床目的的全球药物递送系统正受到广泛关注。

图 7.2 展示了 SLN 的载药方式，SLN 是独特的基于脂质的生物相容性纳米载体系统，主要由脂质或修饰的脂质（甘油三酯、脂肪酸或蜡）纳米结构（直径尺寸范围为 10～1000nm）组成。SLN 具有固体疏水性脂质核心，固体疏水性脂质核心可以分散亲水性和亲脂性药物。SLN 在穿过 BBB 的网状内皮系统（RES）方面发挥着重要作用。这种胶体纳米载体因其固体脂质成分而被开发为聚合物纳米粒和脂质体的替代品，用于保护活性药物抵消生化降解。由于 SLN 是由生理固体脂质乳液系统形成的，可以最大限度地避免有机溶剂的使用，因此与聚合物纳米粒相比，它们表现出了更好的生物相容性和更低的全身毒性。通过使用特定比例的固体脂质、改性药物和添加剂成分，SLN 可以缓控释药物，促进药物扩散。一些研究结果表明，给大鼠注射装载尼群地平的 SLN 可以改善尼群地平的药动学、组织分布和生物利用度。SLN 原材料和生产成本低，具有优异的物理化学稳定性，并且可以以经济实惠的方式进行商业灭菌和冻干。这些特性有利于 SLN 大规模工业化生产。此外，SLN 是一种理想的药物递送系统，它的生物利用度高、免疫反应小，具有特定的组织靶向、可控的释放动力学、足够的载药能力，且患者

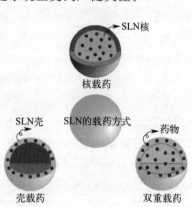

图 7.2　固体脂质纳米粒的载药方式
摘自：Satapathy M，Yen T，Jan J S，et al. Solid lipid nanoparticles（SLNs）：an advanced drug delivery system targeting brain through BBB. Pharmaceutics，2021，13（8）：1183-1218.

依从性良好。与聚合物纳米粒以及其他制剂相比，SLN 可能成为更好和独特的系统。

四、碳纳米管

碳纳米管（carbon nano-tube，CNT）是目前研究较为热门的药物载体。CNT 具有较大的比表面积及细胞穿透性等特点，空腔结构可容纳生物分子和药物。但是，未经修饰的 CNT 的水溶性较差且具有一定的毒性，需经功能化修饰，使其具有良好的溶解性及生物相容性，充分发挥其在药物递释方面的应用价值。Shityakov 等用萤光素标记 CNT，通过构建体外 BBB 模型证明了功能化修饰的 CNT 具有通过 BBB 的能力。Wang 等通过体外共培养 BBB 模型考察了氨基化多壁 CNT 的渗透性。用透射电镜直接观察了星形胶质细胞对氨基化多壁 CNT 的摄取，发现其在胞吞小泡中聚集。CNT 作为脑部药物递送系统的研究还在继续。

》 第二节　纳米粒用于脑部药物递送的机制 《

一、胞饮作用

载药纳米粒易于穿过 BBB，可能与脑毛细血管内皮细胞低密度脂蛋白（low-density lipoprotein，LDL）受体介导的胞饮作用有关，如图 7.3 所示，LDL 受体既能结合载脂蛋白 B（ApoB），又能结合载脂蛋白 E（ApoE）。纳米粒的摄取与 ApoE 密切相关。Kreuter 等发现，给 ApoE 缺陷的 Apo-Etm1Unc 小鼠注射载有六肽（Dalargin）的 PBCA 纳米粒后，其镇痛的效果显著降低；而给 ApoE 正常的小鼠注射载有 Dalargin 的 PBCA 纳米粒后，镇痛效果恢复，此外，给 ApoE 正常的小鼠注射载有 Dalargin 的包被聚山梨酯 80 的 PBCA 纳米粒后，镇痛效果显著提高。这些结果显示，ApoE 参与了载药 PBCA 纳米粒通过 BBB 的转运调节。Kreuter 等推测，其作用过程如下：纳米粒经聚山梨酯 80 包裹后，血浆中 ApoE 吸附到纳米粒表面（ApoE 通常只吸附于被表面活性剂包被的纳米粒），并与 BBB 内皮细胞 LDL 受体作用，被内皮细胞识别和摄取，随后药物在内皮细胞中释放，并扩散至脑组织。

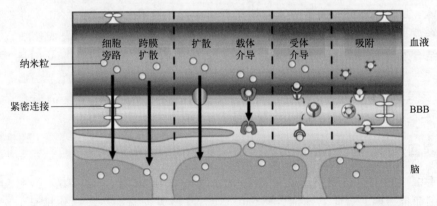

图 7.3　纳米粒穿过血脑屏障的途径

摘自：Satapathy M，Yen T，Jan J S, et al. Solid lipid nanoparticles（SLNs）：an advanced drug delivery system targeting brain through BBB. Pharmaceutics，2021，13（8）：1183-1218.

Koffie 及其同事在 2011 年应用了四维（4D）实时双光子活体显微镜和磁共振成像。这些技术有助于在活体小鼠的大脑中实时可视化 BBB 的传递过程中的靶向荧光团、抗体和磁共振造影剂。PBCA 纳米粒可以经 BBB 有效递送药物，通过活体多光子显微镜证实了 PBCA 纳米粒通过 BBB 的途径是受体介导的渗透，该过程归因于血浆中的 ApoE 吸收到 PBCA 纳米粒表面。最重要的是，PBCA 纳米粒不会非特异性地破坏 BBB，这使得它们成为通过 BBB 给药的安全选择。

但另一方面，聚山梨酯 80 包被的 PBCA 纳米粒可能会引起毒性：聚山梨酯 80 存在下的 PBCA 纳米粒会通过破坏紧密连接而导致 BBB 的非特异性打开。然而，随着血脑屏障的打开，高浓度的 PBCA 纳米粒会导致毒性，值得研究者警惕。2014 年，有研究者对 Hela 和 HEK293 细胞培养的 PBCA 纳米粒进行了载体功效和毒性测试。尽管在运用 SDS 和聚山梨酯制造的 PBCA 纳米粒孵育的培养物中只有非常高的剂量观察到剂量依赖性的细胞死亡，但在体内，在任何一种情况下都没有发现纳米粒诱导的神经元死亡。因此，适当的聚山梨酯 80 修饰仍然是可以被接受的。

二、吸附介导的胞吞作用

由于内皮细胞具有带负电荷的质膜，因此带正电荷的纳米粒应该能够与膜结合并通过吸附介导的胞吞作用（adhesion-mediated endocytosis，AMT）穿过 BBB。几个研究小组报告了此类研究以提供基于 AMT 的治疗药物和基因递送策略。例如，Helm 和 Fricker 在大鼠模型和猪脑毛细血管内皮细胞体外研究了阳离子化牛血清白蛋白（cationic BSA，cBSA）功能化脂质体的转运。研究表明，对于单独的脂质体或与天然 BSA 缀合的脂质体，没有观察到吸附，证明脂质体与 cBSA 的结合是 pBCEC 摄取的关键。

三、受体介导的胞吞作用

大分子配体与细胞表面特定受体的结合，触发受体介导的胞吞作用（receptor-mediated endocytosis，RMT）。受体和它们结合的配体聚集在一起，形成一个小窝，再形成独立囊泡，然后配体和受体都被内化到内皮细胞中，并穿过细胞质，在细胞的另一极被胞吐。配体和受体的解离可能发生在细胞转运期间或胞吐事件期间。因为 BBB 中的内皮细胞表面表达丰富的受体，所以现在已有大量的研究使用受体介导的胞吞作用，通过 BBB 将药物转运到 CNS。纳米粒与抗体或肽等特定配体结合，其中，转铁蛋白已广泛用于靶向癌细胞并与各种纳米材料结合通过 BBB，并且还报道了其基于脂质体的药物递送系统进入 CNS 中的应用。例如，抗转铁蛋白受体抗体 RI7217 与脂质体结合，以帮助脂质体系统通过 BBB，这项研究将 RI7217 缀合到脂质体表面，通过不同技术研究对其促进 BBB 渗透能力的影响。关于利用转铁蛋白受体进行脑部药物递送的内容将在接下来的章节中单独阐述。

四、抑制泵回作用

在脑毛细血管内皮细胞膜上的 P-糖蛋白，具有 ATP 依赖性的药物外排泵功能。Nerurkar 等的研究表明，表面活性剂，如聚山梨酯 80 可以抑制上述药物外排泵的泵回作用。但是单纯在药物溶液中添加聚山梨酯 80 并不能提高药物的脑靶向效果。聚山梨酯 80 与纳米粒的简单混合物也未发挥明显效果，只有聚山梨酯 80 吸附在纳米粒上才有作用，这种现象被解释为：表面活性剂只有经"孵化"而被纳米粒表面吸附，才可以更有效地与 P-糖蛋白结合。然而虽然与纳米粒结合可能增加聚山梨酯 80 对 P-糖蛋白的抑制作用，但是这种抑制作用是否显著依然证据不足。Kerurkar 认为聚山梨酯 80 确实发挥了一定的泵抑制作用，但具体机制有待更深入研究。

五、被动扩散

当药物溶解于内皮细胞脂溶性细胞膜时，药物可通过被动扩散穿过 BBB 进入脑内。在 BBB 能否发生被动扩散，主要取决于药物的脂溶性、表面电荷、分子质量以及在 BBB 两侧形成的药物浓度梯度等。Shroeder 等证实，纳米粒作为药物载体能显著提高药物通过被动扩散透过 BBB 的能力。此外，聚合物纳米粒的降解产物也能促进 BBB 内皮细胞对纳米粒的吸收，使药物更容易通过被动扩散透过 BBB。

六、外力破坏血脑屏障

外力破坏 BBB，即通过施加外力来引起 BBB 的短暂破坏，从而允许药物直接输送到 CNS。例如，在 Shen 等的研究中，聚焦超声与微泡的结合被用于打开小鼠大脑的 BBB，以实现有效的药物输送。通过小鼠尾静脉注射微泡，然后用聚焦超声（FUS）打开小鼠大脑的 BBB。直接给小鼠静脉注射染料标记的脂质体后超声处理，荧光成像研究和埃文斯蓝外渗均显示脂质体成功转运到了大脑。

还有一些纳米粒，如聚合物纳米粒具有表面活性剂效应，能溶解脑内皮细胞膜，使药物易于通过 BBB。还有许多分子被证明能够瞬时打开 BBB，并允许高浓度的全身性化疗药物到达大脑。这些分子打开 BBB 的基本原理之一是基于通过降低 TJ 蛋白（如 Claudin-1、Occludin 和 Tricellulin）的表达来短暂破坏 BBB。它们的早期应用是动脉内甘露醇与化疗药物协同治疗脑肿瘤。目前，Cereport（一种缓激肽类似物）也被证明可以增加 BBB 通透性，从而提高动物模型中共同施用的抗癌药物的抗癌功效。然而，临床研究未能显示共同给药对胶质瘤患者的益处。同样，在动物研究中，热激活腺苷（一种腺苷受体激动剂）增加了 BBB 通透性。然而，发现这些分子在啮齿类动物和人类之间存在明显的不匹配。作者提出对剂量、时间和药物联合方案进行进一步研究。最近，在动物模型中研究了冰片用于增加药物的口服吸收和脑渗透的可行性。Yi 等比较了四种不同的葛根素与冰片的口服制剂。其中，与其他制剂相比，含有葛根素和冰片的自微乳化药物递送系统导致血浆和脑中的药时曲线下面积（area under curve，AUC）显著升高。如先前的 Cereport 和 Regadenoson 研究所示，药物和渗透性增强剂的共同给药很可能不能实现增强剂加强药物渗透的能力。由于增强剂与 BBB 的相互作用是短暂的，因此共同递送增强剂和药物这种载体对于允许药物在增强剂打开 BBB 时穿过 BBB 可能很重要。

》 第三节　常用的脑靶向纳米递药策略 《

一、细胞穿膜肽

细胞穿膜肽（CPP）介导的药物传递是于 1988 年由 Green 等在 HIV 病毒中首次发现的，具有穿透多种细胞膜的作用（图 7.4）。研究发现，CPP 表现出对于 BBB 的亲和力，因此 CPP 具有穿透 BBB 的作用。Qin 等发现，用 CPP 修饰脂质体可以提高脂质体在脑部的聚集。Cheng 等构建了偶联 CPP 同时负载多柔比星及 Gd^+ 的纳米金递药系统，相比游离多柔比星或 Gd^+，该纳米递药系统提高了药物及成像剂的入脑效率。Yao 等用 CPP 修饰的载基因纳米粒对脑胶质瘤荷瘤小鼠进行尾静脉注射治疗，发现该载基因纳米粒具有延长荷瘤小鼠生存时间的能力。然而，CPP 缺乏细胞选择性，在提高药物跨 BBB 效率的同时也会增加药物在其他器官中的聚集，因此，在脑靶向研究中很少单一使用 CPP 修饰纳米粒，通常将另一种配体与 CPP 合用来提高细胞选择性。

肽和蛋白质的亲水性使其不能渗透细胞膜。因此，为了成功地构建基于肽和蛋白质的跨过质膜或上皮和内皮屏障递送的治疗剂，必须采用渗透增强策略。CPP 构成了一种有前途的工具，已显示出将肽和蛋白质递送到细胞中以及穿过各种上皮细胞和 BBB 的应用前景。CPP 介导的肽和蛋白质的递送可以通过 CPP 与底物或蛋白质的共价缀合或混合。两种方法各有利弊，哪一种更好，可能与 CPP 及其货物的理化性质以及给药途径、特定屏障和靶细胞有关。除了物理屏障外，在应用基于肽的递送载体（例如 CPP）时，还必须考虑代谢屏障，并且通常采用增强稳定性的策略来延长 CPP 的半衰期。

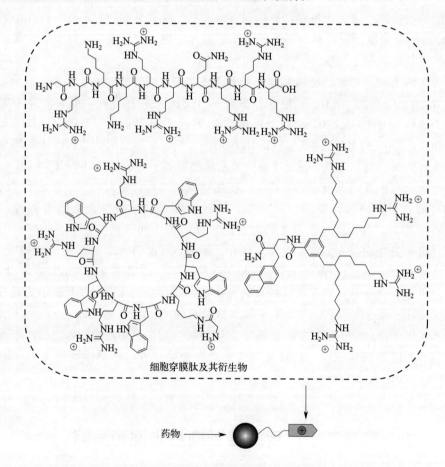

图 7.4　细胞穿膜肽

摘自：Gui L，Zhang X，Qiao Z，et al. Cell-penetrating peptides and polymers for improved drug delivery. ChemNanoMat，2020，6（8）：1138-1148.

二、转铁蛋白受体

转铁蛋白受体（transferrin receptor，TfR）在各类细胞上都有表达，其中在肿瘤细胞和 BBB 的表达极其丰富，可用于介导药物递送。研究证明 TfR 能够介导转铁蛋白（transferrin，Tf）通过胞吞转运进入脑部。Kumar 等将多柔比星负载于偶联转铁蛋白的纳米粒上，该纳米粒表现出较强的抗肿瘤作用。Li 等用转铁蛋白和他莫昔芬双配体修饰聚合物树枝状分子 PAMAM 用于脑胶质瘤的治疗，转铁蛋白使得药物递释系统能够跨过 BBB，他莫昔芬的靶向修饰使得给药系统在进入脑内后进一步向肿瘤区域内聚集。然而，靶向性转铁蛋白在介导受体转运的过程中易与内源性转铁蛋白产生竞争性抑制，降低转运效率，因此逐步发展为使用 TfR 单克隆抗体。OX26 为 TfR 的单克隆抗体，其可以与 TfR 结合介导转运且不会与内源性转铁蛋白发生竞争性抑制，保证了转运效率。Monsalve 等用 OX26 修饰壳聚糖，成功实现了跨 BBB 的药物转运。然而，抗体具有稳定性差、免疫原性强、分子量大以及生产成本高等缺点。肽类配体被用于解决这些问题。T7 是对 TfR 具有高亲和力的肽类配体，可以靶向至 TfR 介导转运。Kuang 等以 T7 为靶向性分子修饰载基因树枝状聚合物实现对脑肿瘤的基因治疗。体外试验证明，T7 可显著增加 BCEC 对树枝状大分子的摄取。而后在对荷瘤小鼠进行尾静脉注射的治疗中，发现 T7 修饰的树枝状大分子可显著提高脑内基因的表达。由此可见，T7 作为一种对 TfR 具有高亲和力的肽类配体，可用于高效的脑靶向。

三、低密度脂蛋白受体

BBB 上高表达低密度脂蛋白受体（low-density lipoprotein receptor，LDLR），因此，低密度脂蛋白受体也可作为药物递送系统的靶点。其中，Angiopep-2 是一种目前研究较为热门的低密度脂蛋白受体配体，采用该配体来修饰药物递送系统可以达到穿透 BBB 的目的。Kafa 等用 Angiopep-2 修饰不同粒径的碳纳米管，体外试验表明其可以有效地跨越体外共培养 BBB 模型；体内摄取试验表明，Angiopep-2 修饰的 CNT 与未修饰的 CNT 相比在脑胶质瘤组织中有更高的摄取。An 等用 Angiopep-2 修饰载基因聚合物纳米粒，实现了脑内基因的递送。Wang 等制备了 Angiopep-2 修饰的共载多柔比星和表皮生长因子受体 siRNA 的纳米粒，研究表明该靶向性纳米粒可以有效实现多柔比星和 siRNA 的递送，造成荷瘤小鼠的肿瘤组织内明显的细胞凋亡，延长荷瘤小鼠的生存期。

癌细胞依赖于大量的胆固醇来提高膜合成的速度，因此过表达 LDLR。这使得该受体成为一个容易获得的目标。此外，靶向 LDLR 的纳米粒可以与其他替代靶点结合，例如叶酸受体。包含 LDLR 配体的 LDLR 靶向纳米粒具有很好的生物相容性，是非免疫原性的。同时，它们还是可生物降解的，即可以在溶酶体中消化产生可以被回收利用的胆固醇、脂肪酸和氨基酸。靶向 LDLR 的纳米粒可以将药物包裹在疏水核心中，从而保护它们免于降解。鉴于 LDLR 纳米粒不易被降解，它们的半衰期更长。

相比之下，使用 LDLR 靶向纳米粒的主要缺点是它们的应用仅限于表达 LDLR 的癌症和病理状况。此外，它们在正常组织上的表达是可变的。当使用这些纳米粒时，表达该受体的正常组织可能会导致背景结合过高的问题，因为它们会减少到达所需作用位点的药物量。尽管可以通过修改颗粒尺寸和使用 PEG 来克服这一挑战，但它仍然可能存在诸多问题。

四、胰岛素受体介导的药物传递

由于胰岛素受体在 BCECs 上高表达，因此，胰岛素受体同样是一个能有效介导物质跨越 BBB 的受体。Shilo 等在 30nm 的纳米金上修饰胰岛素，尾静脉注射 2h 后能在小鼠脑组织中发现纳米粒的聚集，由于肝脏和胰腺也高表达胰岛素受体，因此也发现了纳米粒的聚集。Dieu 等用鼠抗人胰岛素受体的单克隆抗体修饰 PDMS65-b-PMOXA32 聚合物囊泡，体外试验表明该靶向性聚合物囊泡可被 BCECs 所摄取。

五、疾病中的血脑屏障开放窗口

长期以来，BBB 一直被认为是脑药物输送的一大障碍。虽然已知 BBB 渗漏会随着某些疾病状况而演变，但 BBB 开放持续时间和大小等详细信息尚不清楚。随着研究的深入，越来越多新机制被发现。最近基于新的脑成像技术的研究也提供了关于 BBB 泄漏的理论。根据最近关于疾病条件下血脑屏障通透性的发现，可以重新审视以上"旧"概念。在涉及炎症、创伤和退化情况的疾病中可以观察到 BBB 开放。在许多情况下，BBB 开放是标志性的临床症状。内皮间连接是维持健康大脑中组织液稳态的关键结构。在某些疾病条件下，蛋白质液体通过破坏的内皮间连接进入间质，从而导致水肿。另一方面，脑损伤进一步改变了疾病进展中的 BBB 通透性。

最近，MRI 已成为研究患者 BBB 损伤的常用非侵入性工具。炎症是 BBB 破坏的根本原因之一。MRI 应用于体外循环的患者，可诱导全身炎症反应。有研究者应用动态对比增强磁共振成像和扩散加权成像方法来确定体外循环下 BBB 破坏和 BBB 完整性恢复的持续时间。手术后血脑屏障完整性被破坏。尽管 BBB 通透性在几天内恢复，但短期 BBB 破坏与术后神经认知功能障碍相关。Huang 等证明可以调整磁共振参数以在评估脑血管疾病患者的细微 BBB 渗漏时得到较好的重现性。以上研究为我们利用特定的疾病状态，抓住 BBB 开放的机会进行药物递送提供了指导。

》 第四节　脑内递药的影响因素 《

一、制备材料

目前用于脑内药物递释研究的纳米材料主要有两类。一类是聚氰基丙烯酸烷基酯类，另一类是固体脂质。上述绝大多数模型药物都是以聚氰基丙烯酸烷基酯纳米粒为载体，同时一些体外试验也主要采用该材料。虽然固体脂质的有关报道较少，但固体脂质纳米粒作为喜树碱的载体同样也能在一定程度上提高药物脑内浓度，因此对该材料今后可多作尝试。另外，其他高分子材料，比如前文提到的 PLGA 也在研究中应用。

二、制备工艺

根据所用材料不同，目前聚氰基丙烯酸烷基酯纳米粒制备方法主要是乳化聚合法和相界面聚合法。固体脂质纳米粒主要用高压均相法制备。Scheroder 等考察了制备纳米粒过程中所使用的不同稳定剂对口服载药纳米粒入脑效果的影响。实验模型药物仍为 Dalar-gin。结果表明，使用聚山梨酯 85 作为稳定剂的载药纳米粒口服后能发挥作用，而以右旋糖酐（dextran）12000 或泊洛沙姆 188 作稳定剂时则口服无效。除此之外，有关制备工艺对纳米粒入脑的影响暂未见系统性的报道。目前，用于脑内药物递释系统的聚氰基丙烯酸烷基酯纳米粒直径通常在 200～300nm 之间，均获得较好的入脑效果。在体外试验中，FE-NART 等的直径为 60nm。但上述所有实验者都未报道纳米粒直径的影响。固体脂质纳米粒直径也在 200nm 左右。纳米粒大小对其入脑到底有怎样的影响仍需进一步研究。

三、表面修饰

图 7.5 展现了固体脂质纳米粒针对脑部药物递送的常用修饰策略，胶体颗粒载体的一个共同特点是易被网状内皮系统（reticulo-endothelial system，RES）吞噬，为了减少 RES 的吞噬，常用的方法是制备"长循环纳米粒"，即利用表面活性剂的亲水性长链在纳米粒表面形成保护层，使其不易被 RES 识别而吞噬，从而增大纳米粒进入非 RES 器官的机会。同样的，在脑部环境中，纳米粒表面如果未经任何修饰，进入血循环后大部分很快被网状内皮系统丰富的器官如肝、脾等摄取，在循环系统逗留时间很短，因此无法大量入脑。只有表面修饰后达到长循环的效果才有可能在脑组织富集。Kreuter 等研究了不同类型表面活性剂对装载 Dalargin 的纳米粒入脑的影响，结果只有聚山梨酯类的表面活性剂才能引发药物镇痛作用，而其他表面活性剂例如泊洛沙姆、Poloxamine、Cremophor 等都无效。此外高分子聚合物纳米粒表面聚乙二醇（PEG）化也能使纳米粒在血管内长循环从而一定程度上提高脑内药物浓度。Calvo 等以 PEG 修饰的聚氰基丙烯酸酯纳米粒作为药物载体治疗朊病毒（prion）疾病。他们通过诱发大鼠羊瘙痒病模型，研究了未装载药物的空纳米粒在疾病不同阶段的脑内分布。结果表明 PEG 化的纳米粒在小脑和大脑左右两个半球的浓度比普通的纳米粒都至少高 2 倍。总之，纳米粒表面必须有合适的修饰才能集中到脑组织，而聚山梨酯 80 是目前最有效的修饰剂。

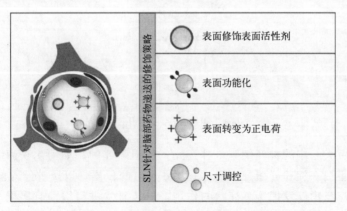

图 7.5　固体脂质纳米粒针对脑部药物递送的常用修饰策略

摘自：Satapathy M，Yen T，Jan J S，et al. Solid lipid nanoparticles（SLNs）:

an advanced drug delivery system targeting brain through BBB.

Pharmaceutics，2021，13（8）：1183-1218.

》 第五节　脑内纳米递药的应用 《

在当前先进的神经科学时代，大多数能够调节病理生理学或治疗神经系统疾病和脑肿瘤的潜在治疗制剂由于生物屏障的阻碍作用都很难发挥作用。在应用于药物递送穿越血脑屏障（BBB）的各种治疗策略中（如图7.6），纳米制剂通过克服生物和化学屏障以药物稳定包载，从而促进脑实质组织中的最佳治疗药物浓度，为脑靶向递药提供了一个极好的平台。纳米载体是研究最广泛的血脑屏障易位递送载体，具有选择性靶向或利用大脑固有生物分子、受体、载体或机制的能力。近年来，几乎所有可用于脑治疗的药物递送纳米载体都是基于脂质或聚合物材料的。聚合物纳米粒（NP）和脂质基纳米载体，包括脂质体、固体脂质纳米粒（SLN）和胶束等，由于其在神经疾病中的良好特性和广泛应用，正受到神经科学家的密切关注。本部分将介绍多种脑靶向纳米递药系统在阿尔茨海默病治疗中的应用，如聚合物纳米载体递药系统、脂质纳米载体递药系统、无机纳米载体递药系统和仿生纳米递药系统，介绍脑靶向递药策略及治疗机制，为脑部疾病的治疗提供新思路和新方法。

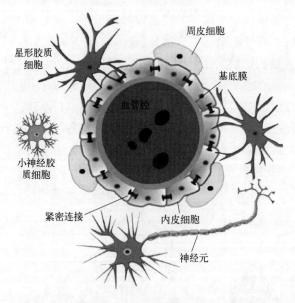

图 7.6　血脑屏障示意

摘自：Xie J，Shen Z，Anraku Y，et al. Nanomaterial-based blood-brain-barrier（BBB）
crossing strategies. Biomaterials，2019，224：119491.

脑部疾病是由大脑中的神经细胞（神经元）受损引起的。如阿尔茨海默病（AD）的大脑变化包括异常蛋白 β-淀粉样蛋白和磷酸化 tau 蛋白的积累，以及神经元的退化（表7.1）。目前 AD 临床治疗药物仅发挥缓解症状的作用，新药研发进程缓慢且屡屡失败。究其原因，AD 治疗主要面临两大障碍：一是发病机制复杂，研究人员仅能根据疾病现象提出发病机制假说，真实病因尚无定论；二是血脑屏障具有低渗透性和高选择性，严重限制了治疗药物入脑，是 AD 治疗中所要面临的首要屏障。虽然已经合成了无数种自由药物（例如肽、蛋白质、基因、反义药物）来对抗中枢神经系统疾病，但其中许多药物由于生物屏障的阻碍作用很难发挥作用。生物流体稳定性差、酶降解速度快、释放曲线不充分以及药动学特性不佳是此类药物无法实现临床疗效的原因。为了克服这些挑战，越来越多的人正在开发纳米载体来保护和靶向本身无效的药物分子。药物可以通过吸附、溶解、封装或共价结合的方式与 NP 结合，例如，在逐层（layer by layer，LbL）胶囊组装的背景下，药物装载可以分为三大类：①药物与胶囊壁的集成；②在 LbL 组装之前用药物预加载胶囊模板；③通过改变其渗透性并将药物封在胶囊内部来对胶囊进行后装载（图 7.7）。因此赋予其具有附加功能的特定部分可以共轭到纳米粒表面或并入其纳米结构中（例如，通过亲和生物素结合、异双功能连接物或"点击"化学），将各种功能整合到一种纳米药物系统中被称为 NP 功能化，这种方法已被证明在增强药物向大脑的递送方面是有利的。本节将阐释不同类型的 NP，包括脂质 NP［图 7.8(a)］、聚合物 NP［图 7.8(b)］和无机 NP［图 7.8(c)］等。

表 7.1　AD 病变机制及治疗策略

病理靶点	病变机制	治疗策略
淀粉样斑块	Aβ 代谢失衡导致 Aβ 产生与清除失衡	①抑制 Aβ 生成；②促进聚集的 Aβ 降解和清除
神经元缠结	tau 蛋白过度磷酸化	①稳定微管蛋白结构；②抑制 tau 蛋白磷酸化和聚集；③促进已聚集的 tau 蛋白降解
氧化应激	线粒体损伤升高活性氧水平；脂质过氧化导致核细胞膜损伤；金属离子促进 ROS 生成	①抑制线粒体 ROS 过度生成；②螯合金属离子
神经炎症反应	小胶质细胞及星形胶质细胞过度激活，释放炎症因子	抗炎药物筛选
突触功能障碍	胆碱能系统损伤，神经递质缺失	①乙酰胆碱酯酶抑制剂；②NMDA 拮抗药

摘自：孙晨华，季艺，张华清，等. 脑靶向纳米递药策略在阿尔茨海默病治疗中的研究进展. 中国医药工业杂志，2021，52（12）：1561-1574.

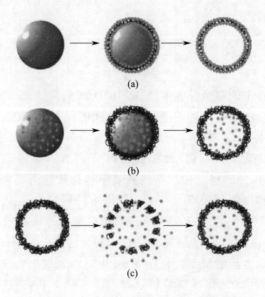

图 7.7　LbL 胶囊内药物装载的三种方法图解

(a) 药物整合到胶囊壁中；(b) 在组装 LbL 之前，将胶囊模板与药物一起预加载；

(c) 胶囊通过改变其渗透性将药物包封后组装

摘自：Furtado D，Björnmalm M，Ayton S，et al. Overcoming the blood-brain barrier：the role of nanomaterials in treating neurological diseases. Advanced Materials，2018，30（46）：e1801362.

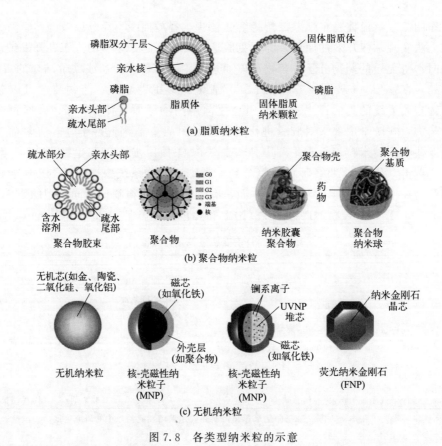

图 7.8　各类型纳米粒的示意

摘自：Furtado D，Björnmalm M，Ayton S，et al. Overcoming the blood-brain barrier：
the role of nanomaterials in treating neurological diseases. Advanced Materials，2018，30（46）：e1801362.

一、胶束

胶束是分散在水溶液中的两亲性表面活性剂分子的聚集体。通常，它们形成球形结构，表面上的亲水性"头部"区域与周围的溶剂接触，而内部为疏水性"尾部"区域。虽然胶束是由本体溶液中的分子或离子自然形成的，但聚合物胶束是由嵌段共聚物大分子组成的自组装聚合物核-壳，常见的是聚乙二醇-聚乳酸（PEG-PLA）和聚乙二醇-聚己内酯（PEG-PCL）。聚合物胶束具有极强的稳定性、高负载效率和持续的药物释放特性。它们还可以提高难溶性药物的溶解度和生物利用度。在 Liu 等进行的研究中，发现由胆固醇偶联的 PEG 组装并用转录激活剂（TAT）肽（TATPEG-b-Col）锚定的球形胶束在人类星形胶质细胞培养和大鼠模型中成功穿过血脑屏障。胶束的平均尺寸小于 200nm，以促进大脑摄取，这导致胶束具有初始载药能力低的缺点，并在 5～6 小时内表现出持续的药物释放特征。结果表明，由于 TAT 肽的作用，选择性脑渗透是可以实现的，TAT 肽可能通过穿过血脑屏障的吸附介导胞吞作用（adsorption mediated endocytosis，AMT），从而使胶束能够定位在星形胶质细胞和神经元细胞核周围。在另一项研究中，发现用血管肽-2 修饰的小聚合物胶束（平均尺寸约 25nm）能够在大鼠和小鼠模型以及细胞培养中转运两性霉素 B（AmB），这是一种抗真菌剂，其本身表现出较差的脑穿透性。结果表明，这种药物载体提供了三个主要益处。①AmB 是一种水溶性较差的药物，由于胶束具有水稳定性和疏水核心，能够增强 AmB

在水中的溶解能力。②增加对胶束进行功能化的血管肽-2 的量［高达总聚合物的 20％（摩尔分数）］，增强了 AmB 通过血脑屏障的转运（功能化胶束的脑摄取量比未涂覆的胶束高 1.6 倍，比游离药物高 3 倍），且使 AmB 能渗透到实质组织中（功能化胶束被定位在大脑皮质、尾壳核、海马和黑质中，而普通胶束仅积聚在皮质和尾壳核中）。③使用胶束作为药物递送载体降低了 AmB 对哺乳动物细胞的全身毒性。在小鼠生物分布研究中，含有 AmB 的胶束（普通和功能化）对肝脏和脾脏的亲和力比游离药物低得多。此外，将 AmB 掺入胶束能使其细胞毒性和溶血显著降低（这在血管肽-2 功能化后更加明显）。在细胞培养中，即使在高胶束浓度（50～100μg AmB/mL）下，脑微血管内皮细胞仍保持几乎 100％的活力。毒性降低的原因被认为是 AmB 的缓慢释放和聚集状态。据报道，AmB 以其单体、非聚集形式对哺乳动物细胞无毒；然而，它以聚集的形式与哺乳动物和真菌细胞会产生非特异性相互作用，从而引起广泛的毒性。与游离药物相比，胶束药物负载可能导致单体、非聚集 AmB 的选择性释放，从而改善其毒性。

Lu 等以聚乙二醇（PEG）-聚赖氨酸（pLys）为亲水端、修饰苯硼酸（phenylboronic acid，PBA）为疏水端合成的载体材料（PLB），能利用 PBA 进行超分子自组装，在胶束内核包载疏水性药物姜黄素（curcumin，Cur）。为增强脑靶向效果，在 PEG 端修饰晚期糖基化终产物受体（receptor of advanced glycation endproduct，RAGE）靶向肽 Ab（KLVF-FAED），得到荷载 Cur 的聚合物纳米胶束（Ab-PEG-LysB/curcumin，APLB/Cur）。如图 7.9 所示，给药后，APLB/Cur 纳米胶束在靶向肽 Ab 作用下经 RAGE 介导的转胞吞作用跨越 BBB，在 ROS 触发下响应性地释放 Cur，清除 ROS，改善氧化应激环境，同时聚合物分子可与 Aβ 结合，抑制 Aβ 进一步聚集。此外，纳米胶束还可进一步靶向于小胶质细胞

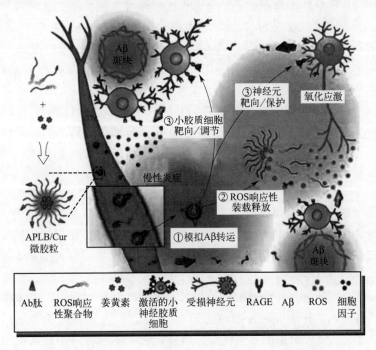

图 7.9　APLB/Cur 纳米胶束组成及治疗过程示意

摘自：Lu Y，Guo Z，Zhang Y，et al. Microenvironment remodeling micelles for Alzheimer's disease therapy by early modulation of activated microglia. Advanced Science，2018，6（4）：1801586.

和神经元细胞，抑制糖原合成酶激酶-3β（glycogen synthase kinase-3β，GSK-3β）通路，发挥保护神经元和抑制小胶质细胞过度激活的作用。

二、树枝状大分子

树枝状聚合物通常由聚酰胺-胺（PAMAM）组成，是一种三维、重复支化的聚合物，在水中呈球形和对称形态。它们包括三个结构域：①多价表面，包含几个潜在的反应性官能团；②径向同心的内壳，即连接于核心的类似树枝状分叉的高分子链；③核心本身，树枝通过焦点附着在核心上。分子结构在外围紧密堆积，但在核心松散堆积，留下有利于药物包埋的空间。药物分子可以通过三种方式与树枝状大分子结合：首先，它们可以共价连接到外围，形成树枝状大聚合物前药；其次，它们可以通过离子相互作用与外部官能团相互作用；最后，它们可以通过形成树枝状聚合物药物超分子组装体而被封装在树枝状聚合物中。树枝状聚合物的许多物理化学特性使其可用于药物递送目的，包括其单分散性、水溶性、低毒性、高负载能力和大量可修饰的表面基团。这些 NP 的多功能性允许它们根据环境进行调节；亲水端基可以使具有疏水性核心的树枝状大分子具有水溶性，而疏水性外围部分可以使具有亲水性核心的树枝状大分子具有脂溶性。PAMAM 树枝状大分子的功能化已被证明是通过神经外科和静脉给药增加神经与血管单位中细胞渗透的有效方法。在 Ke 等进行的一项研究中，用血管肽（一种靶向 LRP-1 的配体）修饰 PAMAM 树枝状大分子，然后与 DNA 复合，产生 PAMAM-PEG 血管肽/DNA NP。静脉给药后，发现这些血管肽修饰的 NP 通过网格蛋白介导的胞吞作用以及部分大细胞吞噬作用成功穿过小鼠血脑屏障。由于血管肽的存在，其与 LRP-1 的相互作用被怀疑是细胞摄取的主要机制。尽管对于掺入最大量血管肽的 NP，这些血管肽功能化的 NP 能够比未涂覆的 NP 更大程度地通过血脑屏障，表现为脑摄取是注射剂量的 0.25％，而未涂覆的 NP 为 0.03％。与该途径相关的一个缺点是纳米粒会参与 LRP 介导的转运系统的内源性配体竞争。体外测试表明，LRP-1 的另一种内源性配体受体相关蛋白（RAP）的引入会导致血管肽功能化 NP 的转运效率降低。然而，通过增加 NP 制剂中掺入的血管肽的比例，脑摄取能够增强。另一个缺点是 NP 在肾脏中的显著积累（几乎是注射剂量的 20％），并且当血管肽比率发生变化时，这一特性仍保持相对不变。这被认为是 PAMAM 树枝状大分子本身的特性，因为 PAMAM 通常通过肾脏消除。树枝状聚合物也能成功地被其他靶向配体功能化，用于跨血脑屏障的胞吞作用，包括乳铁蛋白和转铁蛋白。

三、脂质体

脂质体是一种球形囊泡，由一个或多个脂质双分子层（称为薄片）组成，包围着内部的水空间。它们通常由两亲性磷脂组成，如鞘磷脂和磷脂酰胆碱。胆固醇也经常包含在脂质体制剂中，因为它已被证明可以提高体内稳定性。脂质体通常根据其大小和片层数量进行亚分类。小单室脂质体（small unilamellar vesicle，SUV）的尺寸高达 100nm，有一个脂质双分子层；大单室脂质体（large unilamellar vesicle，LUV）大于 100nm，也含有一个脂质双分子层；多囊脂质体（multiple layer vesicle，MLV）的直径通常超过 500nm，含有几个同心脂质双分子层（图 7.10）。根据配方中使用的脂质，脂质体通常为中性电荷型的、阴离子型的或阳离子型的。对于阳离子脂质体，最常用的脂质之一是 1,2-二油酰基-3-三甲基铵-丙烷（DOTAP），通常与二油酰基磷脂酰乙醇胺（DOPE）混合。事实上，与阳离子脂质体相关的正电荷使它们能够更有效地与带负电荷的脑微血管内皮细胞表面相互作用。这使得它们能够在大脑中大量积累，但也带来了潜在的问题，包括稳定性降低、体内细胞毒性增加（尽管脂质体通常具有低毒性）和非特异性细胞结合增加。在没有功能化的情况下，大量脂质体被网状内皮系统（RES）迅速从循环中清除，这也被称为单核巨噬细胞系统（MPS）（包含吞噬免疫细胞）。一项研究发现，带负电荷的脂质体被循环单核细胞螯合的速度比带正电荷的脂质体快3倍，比中性脂质体快5倍。这种带负电荷的脂质体与单核细胞结合增加的趋势已被其他研究证实。减少脂质体大小（＜100nm）和用特定部分进行表面功能化都被证明在延长循环时间和改善脑药物靶向方面是有效的。在Gao等进行的研究中，在对负载瘤核的大鼠静脉给药之前，将尺寸约为180nm的多柔比星脂质体与转铁蛋白和叶酸这两种靶向配体偶联。据报道，由于转铁蛋白（TfR）在脑微血管内皮细胞的管腔侧过表达，因此选择转铁蛋白的目的是促进血脑屏障的受体介导胞吞作用。叶酸受体（FR）已被证明在多种人类肿瘤中过表达，因此用叶酸进一步修饰脂质体以促进肿瘤细胞的摄取。结果表明，与生理盐水（20天）、多柔比星溶液（24天）和未涂层多柔比星脂质体（27天）相比，使用双功能脂质体治疗能够更有效地将90种抗癌药物输送到大脑，使大鼠具有更长的中位生存时间（30天）。此外，磁共振成像（MRI）评估显示，双重功能化脂质体对胶质母细胞瘤细胞具有显著的肿瘤抑制作用，导致肿瘤区域缩小。毒性研究证实，脂质体制剂在全身器官中没有诱导任何可观察到的毒性作用，甚至在心脏或肝脏中也没有。这是一个重要的发现，因为已有报道称多柔比星以游离药物形式给药会引起心脏毒性。在一项研究中，在与脂质体结合后，研究者们在体外和体内研究了五种血脑屏障受体靶向配体［转铁蛋白、RI7217、COG133、血管肽-2和交叉反应材料197（CRM197）］的脑靶向功效。每个脂质体都用估计数量在22～25个配体分子之间的分子修饰。结果表明，在这5个配体中，只有RI7217（一种抗TfR抗体）在体外与人BMEC实现了显著和延长的结合，并在体内在小鼠大脑中积累。对于这些RI7217包被的脂质体，脑微血管内皮细胞的摄取量比未包被的高出10倍，实质摄取量高出4.5倍（在注射后12小时，RI7217包裹的脂质体在大脑中累积的初始剂量百分比为0.18％，非靶向脂质体为0.04％）。

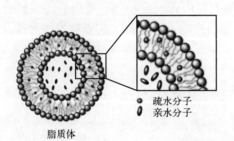

疏水分子
亲水分子

脂质体

SUV(脂质双分子层)＜100nm

KUV(脂质双分子层)＞100nm

MUV(脂质双分子层)＞500nm

图 7.10　脂质体结构示意

注：根据脂质双分子层的大小和数量，脂质体可分为小单室脂质体、大单室脂质体和多囊脂质体。

摘自：Furtado D，Björnmalm M，Ayton S，et al. Overcoming the blood-brain barrier：the role of nanomaterials in treating neurological diseases. Advanced Materials，2018，30（46）：e1801362.

四、固体脂质纳米粒

固体脂质纳米粒（solid lipid nanoparticle，SLN）是球形、稳定的纳米载体，具有由水性表面活性剂稳定的固体疏水性脂质核心基质，如图7.11。核心通常由生物相容性脂质组成，如甘油三酯、脂肪酸和蜡，它们具有溶解亲脂性分子的能力。另一方面，稳定表面活性剂由生物膜脂质组成，如磷脂、鞘磷脂、胆汁盐和胆固醇。药物可以溶解或分散到 SLN 中。与这种类型的 NP 相关的益处包括其良好的生物相容性、显著的药物包埋效率（高于许多其他 NP）、增加的药物稳定性以及在几周的时间内提供受控药物释放的能力（由于脂质的固态提供的传质阻力增加）。与许多其他 NP 一样，SLN 可以通过表面功能化来修饰，以限制 RES 的摄取并改善对大脑的特异性靶向。Jose 等使用大鼠进行的体内研究表明，表面修饰后的 SLN 能够显著增加白藜芦醇在大脑中的分布。负载白藜芦醇的 SLN 被认为是 SLN 的最佳配方，其药脂比为 1：10，粒径小于 250nm，并用两种表面活性剂聚山梨酯 80（PS 80）和聚乙烯醇（PVA）的组合进行功能化。该药物制剂表现出相对

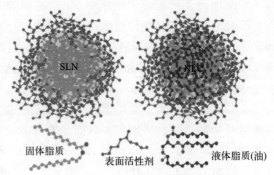

图 7.11　中性表面活性剂制备的空间稳定的 SLN 和 NLC 的示意

摘自：孙晨华，季艺，张华清，等．脑靶向纳米递药策略在阿尔茨海默病治疗中的研究进展．中国医药工业杂志，2021，52（12）：1561-1574.

较高的包封效率（约 30%，以掺入 SLN 的药物相对于添加的总药物的百分比来衡量）和负载能力（约 3%，以掺进的药物相对于 SLN 质量的百分比来测量），并与游离的白藜芦醇具有相似的细胞毒性特征（SLN 本身没有产生细胞毒性作用）和在系统器官中的低积累率（可能归因于 PS 80 的亲水性，这可能有助于 RES 器官对 NP 的吸收减少），最重要的是，与游离药物相比，脑药物积累量显著增加（白藜芦醇在实质组织中的积累高出 6 倍）。表面电荷也在 SLN 介导的脑摄取和毒性的发生方面产生重要影响。在小鼠研究中，阴离子和阳离子三棕榈素 SLN 负载标记的依托泊苷并静脉给药，并将其生物分布特征与游离药物进行比较。结果显示，与游离依托泊苷相比，带正电荷的 SLN 实现了高血药浓度和延长的血液停留时间，而带负电荷和带正电荷颗粒的主要 RES 器官摄取量均较低。此外，带正电荷的 SLN 表现出最大的脑摄取量（与带负电荷的 SLN 和游离依托泊苷相比，给药后 4 小时的脑药物积累高 14 倍）。然而，在大鼠身上进行的另一项研究表明，这种大脑摄取的增加是以潜在的显著血脑屏障破坏为代价的。有研究者研究了中性、带负电和带正电的 SLN 对血脑屏障通透性的影响，结果表明，尽管中性 SLN 和低剂量阴离子 SLN（10μg/mL）在脑药物递送应用中是安全的，但较高浓度的阴离子和阳离子 SLN（20μg/mL）都不利于血脑屏障的完整性。

五、无机纳米载体

无机纳米载体性质稳定不易分解、受环境影响小、保存期限长，具备耐热、耐光、耐酸等优点。其中，金、铈、硒等无机材料具备高效 AD 治疗功能，还可作为优良的药物递送平台，适用于药物脑内定向递送和病灶可控释放，因此具有广阔的应用前景。

1. 金纳米粒

金纳米粒（AuNP）具有独特的物化特性，包括超小尺寸、大表面积质量比和易于功能化，因此有潜力成为非常有应用前景的药物输送载体。此外，AuNP 具有许多其他类型 NP 所没有的光学特性。根据 AuNP 的尺寸和形状，AuNP 可以强烈地吸收或散射特定共振波长的入射光。这被称为局域表面等离子体共振（LSPR）。

随着金表面附近折射率的增加，NP 的 LSPR 向更长的波长移动。LSPR 峰值可以特别调谐到近红外区域（800～1100nm），这是软组织的光学透明窗口。由于这种光学特性所带来的纳米级生物传感能力，AuNP 可以用作结合治疗和诊断功能的治疗剂。AuNP 还可以通过光热效应将近红外光转化为热，从而有可能应用于癌症治疗。在 Sonovane 等进行的一项研究中，在小鼠体内配制并静脉注射了各种大小（15nm、50nm、100nm 和 200nm）的未涂层 AuNP，以确定其大小依赖的生物分布特性。组织分析显示，尺寸为 15nm 或 50nm 的 AuNP 能够最有效地穿过血脑屏障并在大脑中积累（100nm 的 AuNP 在大脑中的积累程度较低，200nm 的 AuNP 仅以微量存在）。研究发现，进入大脑的 AuNP 的总数与大小成反比，因此 15nm 的纳米粒的 AuNP 数量大于 50nm 纳米粒的数量。然而，发现进入大脑的金的总体积（与 AuNP 的总体积成比例）对于两种颗粒尺寸都是相似的。在单独的器官分布研究中，未涂覆的 AuNP 穿透血脑屏障的能力被发现是一种尺寸依赖性现象，低于 20nm 阈值的 AuNP 可以被吸收到大脑中。然而，在大鼠中静脉注射不同大小（10nm、50nm、100nm 和 250nm）的 AuNP 可导致全身器官的显著脱靶分布，其中大部分 NP 剂量在 24 小时后积累在肝脏（给药剂量的 20%～46%）和脾脏（给药量的 1.2%～2.2%），甚至在 2 个月后仍存在。可能有助于这些器官分布模式的两个因素包括：①小的 AuNP 尺寸可以更好地透过器官表面；②AuNP 的未涂覆性质导致网状内皮系统的螯合。在小鼠中重复施用不同剂量后，对未涂覆的 AuNP 的积累模式和毒性作用的研究表明，尽管 AuNP 可以显著分布到全身组织，但它们通常不会产生细胞死亡或任何相当大的毒性作用。然而，这是一种潜在的可变现象，因为 AuNP 的毒性通常取决于具体的颗粒特征，包括成分、尺寸和表面特性。在上述研究中，使用了具有球形形态和 -53mV ζ 电位的 12.5nm AuNP。在其他研究中，由于核室的穿透和随后的 DNA 结合，小于 4～5nm 的 AuNP 被认为可能诱导细胞毒性。假设未涂覆的 AuNP 通过血脑屏障的转运是通过主动转运机制发生的，尽管需要进一步研究来阐明确切的进入途径。无论如何，许多研究表明，在没有表面修饰的情况下，AuNP 可以达到次优的大脑积累水平。Sousa 等在小鼠中进行了生物分布研究，静脉给药 15nm 的涂有带相反电荷的聚电解质聚烯丙基胺盐酸盐（PAH）（聚阳离子）、聚苯乙烯磺酸盐（PSS）（聚阴离子）以及 HSA 的 AuNP。HSA 是 107 种血液的天然成分，其双重目的是中和聚电解质引起的潜在细胞毒性作用，并通过限制免疫识别来增加 AuNP 的循环时间。这两个目标都实现了，在脑微血管内皮细胞中没有检测到显著的毒性或屏障损伤，并且观察到 AuNP 的循环时间显著延长（长达 48 小时）。对随后大脑分布模式的分析显示，穿过血脑屏障的 AuNP 主要聚集在海马、丘脑、下丘脑和大脑皮质，而没有进入不同区域的细胞核。AMT 被认为是主要的转运模式，因为已知阳离子化形式的 HSA 可以选择性地诱导血脑屏障的胞吞作用。这些发现特别令人感兴趣，因为观察到分布模式发生在受 AD、PD 和朊病毒疾病影响的区域附近。事实上，有证据表明，AuNP 的功能化可以产生与水混溶、生物相容、长循环、防止化学降解并更有效地靶向大脑的药物系统。尽管如此，AuNP 是否适用于涉及大脑的生物医学应用仍存在争议，这表明应根据具体情况进行广泛的纳米毒理学研究。

2. 铈纳米粒

脑损伤过程中产生过量 ROS 是导致神经损伤的重要原因，二氧化铈可在 2 种价态（Ce^{3+} 及 Ce^{4+}）下进行转化，因此具有较强的 ROS 循环清除能力。三苯基膦（triphenylphosphine，TPP）修饰的二氧化铈（ceria）纳米粒可用于抑制 AD 病灶中线粒体损伤导致的氧化应激反应。TPP 是一种亲脂性阳离子，能与负电性的线粒体膜结合，实现线粒体靶向；二氧化铈则消耗线粒体内过多的 ROS，实现神经保护作用，缓解 5XFAD 转基因小鼠的线粒体损伤和神经元缺失，降低 ROS 水平，同时抑制脑内胶质细胞过度激活。

3. 磁性纳米粒

磁性纳米粒（magnetic nanoparticle，MNP）的核壳由无机磁芯 NP 组成，其被在生理条件下提供稳定性的生物相容性壳涂层包围。在没有任何表面涂层的情况下，许多磁性颗粒具有大表面积与体积比的疏水表面，这可能导致颗粒团聚。这种聚集不仅可以降低粒子所具有的固有磁性特性，还可能触发免疫细胞摄取。然而，在复合形式中，MNP 表现出相当大的优势。它们的磁性特性可以使其成为治疗药物，因为它们既可以作为 MRI 108 造影剂，也可以作为治疗载体，具有磁性吸引的靶向性（例如，在一项研究中，当施加局部磁场时，磁性脂质体的脑内水平比非磁性 NP 高出 10 倍）。磁芯本身可以由两种类型的磁性材料组成——顺磁性材料和超顺磁性材料。虽然这两种材料具有相似的特性，但它们的主要区别在于磁矩的值，对于超顺磁性材料来说，磁矩明显更高。这一点的最终意义在于，与顺磁性试剂不同，超顺磁性试剂在外磁场外不具有磁性特性。因此，超顺磁性试剂在生物医学中通常更有用，因为这种缺乏磁化可以使它们更容易避免聚集并保持胶体稳定性。核心 NP 可以由各种材料组成。最常用的是氧化铁，它以磁铁矿（Fe_3O_4）和磁赤铁矿（γ-Fe_2O_3）的形式存在，其中磁铁矿更常用。氧化铁纳米粒通常是球形的，直径在 10～100nm 之间。假设它们可以被自然分解，从而释放出三价铁，这些三价铁可以被添加到身体的储备中，最终被红细胞用作血红蛋白。然而，在实践中，氧化铁 NP 由于其小尺寸和在细胞内达到高局部浓度的倾向，在有效清除方面可能会带来困难。它们被认为在中枢神经系统中表现出低毒性，但在生产过程中积累的任何杂质，包括金属离子或有机稳定剂，都会降低它们的生存能力，并在体内导致潜在的细胞毒性作用。尽管氧化铁是一种铁磁性材料，但当其尺寸减小到 12nm 以下时，它就会变为超顺磁性。

六、仿生脑靶向纳米药物

脑给药的另一种策略是使用血脑屏障特异性转运蛋白，以靶向血脑屏障特异性转运蛋白为目的，对纳米粒进行设计改造，将低分子量的药物从血流有效地供应到中枢神经系统。血脑屏障中已知有 20 种不同的转运蛋白。从这个意义上说，转运体介导的胞吞作用可能是设计用于脑递送的纳米载体的重要方法。将目标分子共轭到纳米粒表面，有利于被脑内皮细胞中过度表达的转运蛋白快速识别。然而，这种方法并没有被广泛使用，因为它会干扰营养物质的正常吸收。目前最常见的策略是使用葡萄糖、谷胱甘肽和氨基酸转运体。

1. 葡萄糖转运蛋白

葡萄糖转运蛋白 1（GLUT1）是一种跨膜蛋白，属于 GLUT 家族，迄今为止在人类中已知有 14 个不同的成员。该转运蛋白在血脑屏障中表达，以介导代谢底物（如糖）的传递。此外，GLUT1 似乎在脑肿瘤细胞中过表达，这使其成为胶质瘤治疗的一个有吸引力的候选靶点，如图 7.12 所示。研究者们利用这种转运体促进血脑屏障的渗透，并在脑内输送药物。Singh 等测试了 MAN 修饰的脂质纳米粒的功效，MAN 是甘露糖的类似物，对 GLUT 转运体具有高亲和力。通过这种方法，作者将多西紫杉醇（一种化疗药物）输送到脑。结果表明，静脉注射的小鼠脑摄取增强，显示了抗脑肿瘤药物递送的良好潜力。在一项更深入的研究中，用乙二胺和甘露糖修饰带阳离子的 HSA 纳米粒，并负载多柔比星。体外结果显示

BBB 摄取增强，U87MG 胶质母细胞瘤细胞摄取增强。静脉注射胶质瘤小鼠的体内结果也与先前的证据一致，因为与未包被的 HSA 纳米粒相比，用甘露糖包被的 HSA 纳米粒处理的小鼠显示肿瘤大小减小。

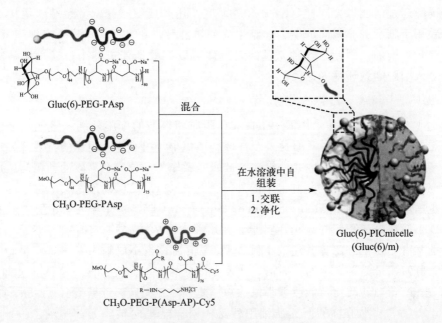

图 7.12　血糖控制促进糖基化纳米载体通过葡萄糖转运蛋白 1（GLUT1）穿过血脑屏障进入脑组织示意
摘自：Liu H J，Xu P. Strategies to overcome/penetrate the BBB for systemic nanoparticle delivery
to the brain/brain tumor. Advanced Drug Delivery Reviews，2022，191：114619.

2. 谷胱甘肽

谷胱甘肽（GSH）是一种亲水性内源性三肽和众所周知的抗氧剂。近年来，谷胱甘肽被认为是促进转运体介导的纳米载体的转胞作用的潜在候选者，与血脑屏障细胞上的 ATP binding caste（ABC）转运蛋白家族相互作用，称为多药耐药蛋白（MRP），如 MRP1、MRP2 和 MRP5。因此，一些研究表明，GSH 偶联纳米粒代表了一种可行且有前途的将药物输送到大脑的方法。Maussang 等使用 GSH 修饰的脂质体，将利巴韦林作为药物模型，在静脉注射大鼠中增加了利巴韦林的脑摄取。此外，还研究了人、牛、胰岛素的摄取机制。猪脑微血管内皮细胞的温度、时间和剂量依赖性的胞吞作用，通过网格蛋白包被的小凹介导。经鼻腔注射 GSH 包被 PLGA 纳米粒并装载紫杉醇的大鼠也获得了同样的脑摄取增强效果。在基因传递方面，Englert 等优化了一种由聚亚胺组成并经谷胱甘肽修饰的阳离子聚合物纳米载体，并在 hCMEC/D3 内皮细胞层和微流体灌注生物芯片中模拟血脑屏障进行了测试。阳离子纳米载体能够穿过单层并释放 DNA 质粒。因此，这些研究证明了 GSH 修饰的纳米粒靶向大脑的能力。

3. 氨基酸转运休

氨基酸转运体参与细胞对氨基酸的吸收，根据它们对底物的选择性可以在不同的系统中进行分类。例如，L-型氨基酸转运蛋白 1（LAT1）在许多癌细胞中过表达，负责运输大的中性氨基酸。特别是，LAT1 在血脑屏障和脑肿瘤细胞中高度表达。因此，这种转运体似乎是介导血脑屏障传递的一个有趣的靶点，因此，它同时靶向脑肿瘤细胞。在此背景下，一些

作者已经尝试将这种方法用于脑肿瘤的递送。Li 等验证了这种递送策略。将荧光染料（DIR
和香豆素）包裹在经谷氨酸修饰的脂质体中，结果显示体外 C6 胶质瘤细胞对其的摄取高于
未修饰的脂质体。此外，静脉注射的小鼠在大脑中发现了 DIR 积累，这证明了这种转运体
允许血脑屏障通过的能力。同样，Kharya 等研究了用苯丙氨酸修饰并装载多柔比星的固体
脂质纳米粒用于脑和肿瘤靶向的能力。结果表明，静脉注射小鼠 C6 胶质瘤细胞摄取增强，
多柔比星脑积累增加。因此，这种氨基酸转运体可以有效地促进纳米粒通过血脑屏障的运
输，增加进入脑肿瘤微环境的途径。

4. 外泌体

如图 7.13 所示，外泌体是体液中蛋白质、脂质和核酸的细胞外纳米囊泡，可以作为纳
米载体递送药物，其本身除了具有免疫原性低、体积小、更易深入组织的特性外，还可在其
表面进行多肽、抗体等修饰，因此外泌体已被研究者作为一种安全高效的脑靶向递送平台进
行深入研究。有实验报道，提取血浆中的外泌体递送 Qu，发现该递送 Qu 的外泌体能有效
抑制周期蛋白依赖性激酶（cyclin dependent kinase 5，CDK5）介导的 tau 蛋白磷酸化，显
著减轻 AD 小鼠脑内神经元的缠结。实验者在培养 RAW264.7 细胞时加入 Cur，然后收集
细胞分泌的载有 Cur 的外泌体并注入小鼠体内，24h 后该组小鼠脑内 Cur 蓄积量为游离 Cur
的 6.5 倍，肝蓄积量为游离组的 2.5 倍，体现出优良的脑靶向性；该外泌体通过抑制 GSK-
3β 通路抑制 tau 蛋白磷酸化，能改善小鼠认知。此外，狂犬病病毒糖蛋白（rabies virus gly-
coprotein，RVG）多肽修饰的间充质细胞外泌体同样能靶向神经元细胞的乙酰胆碱受体，
减少海马和皮质内 Aβ 斑块沉积，减缓星形胶质细胞激活，下调 TNF-α、IL-β、IL-6 等炎症
因子水平，抑制炎症反应。

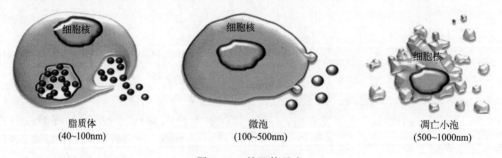

图 7.13　外泌体示意

摘自：Batrakova E V，Kim M S. Using exosomes，naturally-equipped nanocarriers，for drug delivery.
Journal of Controlled Release，2015，219：396-405.

七、其他脑内药物传递方式

1. 冰片能提高 BBB 的通透性

冰片（1,7,7-三甲基二环庚-2-醇）由菊科艾纳香茎叶或樟科植物龙脑樟枝叶经水蒸气蒸
馏并重结晶而得。冰片能够促进 BBB 开放的特点受到了广泛关注，许多实验表明冰片可使
BBB 的超微结构发生可逆性改变。为了评价口服冰片对纳米粒脑靶向药物传递的影响，实
验人员将冰片、纳米粒与 BCEC 共培养，结果表明冰片可显著提高 BCEC 对纳米粒的摄取
率。体内试验表明，冰片可显著增加纳米粒在脑组织中的聚集。冰片抗脑缺血损伤的机制及
三种冰片的化学结构参见图 7.14。

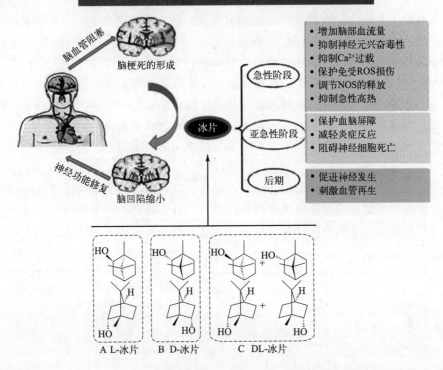

图 7.14　冰片抗脑缺血损伤的机制及三种冰片的化学结构

A—左旋冰片（内-(1S)-1,7,7-三甲基双环[2.2.1]庚烷-2-醇，(－)-冰片），从蓝莓的新鲜叶中提取；
B—右旋冰片（内-(1R)-1,7,7-三甲基双环[2.2.1]庚烷-2-醇，(＋)-冰片），从樟树的新鲜枝叶中提取；C—合成冰片

摘自：Liu S，Long Y，Yu S，et al. Borneol in cardio-cerebrovascular diseases：pharmacological actions，mechanisms，and therapeutics. Pharmacol Research，2021，169：105627.

2. 低频聚焦超声开放 BBB

自 2001 年 Hynynen 等首次将超声和微泡联合起来，发现可以无创、可逆地开放兔子的 BBB 后，低频聚焦超声联合微泡开放 BBB 输送大分子物质入脑的研究进入一个历史性的阶段。该方法通过聚焦超声实现局部区域的治疗，具有靶向性；BBB 短暂开放后能重新恢复，具有可逆性。该方法近年来得到了广泛的关注及应用。Fan 等将超顺磁性氧化铁（SPIO）与多柔比星偶联制备了一种新型诊疗剂 SPIO-DOX，并将其负载于超声微泡上。与 SPIO 偶联的 DOX 可以通过磁共振成像监测其在脑内的分布情况，同时利于实现磁靶向递药。在大鼠脑胶质瘤模型上进行的实验结果表明，低频聚焦超声可有效开放 BBB，提高了脑肿瘤内的药物聚集，同时实现了药物分布的监测。

3. 经鼻腔脑靶向给药

经鼻腔给药能绕过 BBB 将药物传递至脑内，该给药方式是治疗脑部疾病的一个研究热点。现研究发现经鼻腔进入脑内的通路主要有嗅黏膜上皮通路和嗅神经通路，药物绕过 BBB 直接吸收入脑称为直接通路，此外还存在间接通路，即血液循环通路，其为经呼吸道黏膜吸收后经过血液循环进入脑组织。Yadav 等制备了一种包封 TNF-α、siRNA 的鼻腔阳离子纳米制剂，并在大鼠脑内观察到较高摄取量，显著降低神经炎症模型中 TNF-α 的水平，

在预防神经炎症方面有重要价值。

　　总之，为了寻找有潜力的脑药物给药策略，研究者进行了大量的研究。克服血脑屏障无疑是改进当前治疗方法的一大挑战。在设计实现这一目标的解决方案时，主动靶向是十分重要的，因为这种策略允许将纳米粒定向到所需的作用位点。通过特殊分子修饰 NP 的表面，而这些分子可能被大脑中过度表达的受体或转运蛋白特异性识别，如转铁蛋白、乳铁蛋白、LDL、nAChR 和 $\alpha_v\beta_3$ 整合素受体，或葡萄糖、谷胱甘肽和氨基酸转运蛋白。尽管纳米技术领域为改善治疗神经系统疾病的诊断和治疗作出了巨大的努力，但纳米医学尚未在临床研究中取得成功。在这种情况下，我们认为需进一步完善纳米药物的设计和制备工艺，进而推动纳米药物产业化的进程。鉴于脑部疾病复杂的发病机制、恶劣的病理环境以及临床应用的考量，脑靶向纳米递药治疗策略不应再局限于构建具有高效脑靶向性和 BBB 渗透性的载体，而是应该通过合理设计实现多通路联合作用，争取实现载体兼具递送与治疗双重功能，辅以药物递送，深入挖掘靶向纳米递药技术的治疗潜力。目前病理机制的探索仍在进行中，随着新机制的揭示和新型纳米载体的开发设计，未来这一难题将有望得到攻克。

参考文献

[1]　Alyautdin R，Khalin I，Nafeeza M I，et al. Nanoscale drug delivery systems and the blood-brain barrier. International Journal of Nanomedicine，2014，9：795-811.

[2]　Bhowmik A，Khan R，Ghosh M K，et al. Blood-brain barrier：a challenge for effectual therapy of brain tumors. Biomed Research International，2015，2015：320941.

[3]　Wang H，Sui H，Zheng Y，et al. Curcuminprimed exosomes potently ameliorate cognitive function in AD mice by inhibiting hyperphosphorylation of the Tau protein through the AKT/GSK-3β pathway. Nanoscale，2019，11（15）：7481-7496.

[4]　Cummings J. Disease modification and neuroprotection in neurodegenerative disorders. Translational Neurodegeneration，2017，6：25.

[5]　Cummings J，Lee G，Nahed P，K et al. Alzheimer's disease drug development pipeline：2022. Alzheimers & Dementia，2022，8（1）：e12295.

[6]　Furtado D，Björnmalm M，Ayton S，et al. Overcoming the blood-brain barrier：the role of nanomaterials in treating neurological diseases. Advanced Materials，2018，30（46）：e1801362.

[7]　Panza F，Lozupone M，Logroscino G，et al. A critical appraisal of amyloid-β-targeting therapies for Alzheimer disease. Nature Reviews Neurology，2019，15（2）：73-88.

[8]　Luo Q，Lin Y X，Yang P P，et al. A self-destructive nanosweeper that captures and clears amyloid β-peptides. Nature Communications，2018，9（1）：1802.

[9]　Lu Y，Guo Z，Zhang Y，et al. Microenvironment remodeling micelles for Alzheimer's disease therapy by early modulation of activated microglia. Advanced Science，2018，6（4）：1801586.

[10]　Gospodarska E，Kupniewska-Kozak A，Goch G，et al. Binding studies of truncated variants of the Aβ peptide to the V-domain of the RAGE receptor reveal Aβ residues responsible for binding. Biochimica et Biophysica Acta，2011，1814（5）：592-609.

[11]　Madaan K，Kumar S，Poonia N，et al. Dendrimers in drug delivery and targeting：drug-dendrimer interactions and toxicity issues. Journal of Pharmaceutical Sciences，2014，6（3）：139-150.

[12]　Gothwal A，Kumar H，Nakhate K T，et al. Lactoferrin coupled lower generation PAMAM dendrimers for brain targeted delivery of memantine in aluminum-chloride-induced Alzheimer's Disease in mice. Bioconjugate Chemistry，2019，30（10）：2573-2583.

[13]　Aso E，Martinsson I，Appelhans D，et al. Poly（propylene imine）dendrimers with histidine-maltose shell as novel

type of nanoparticles for synapse and memory protection. Nanomedicine，2019，17：198-209.

[14] Hu Y，Hu X，Lu Y，et al. New strategy for reducing tau aggregation cytologically by a hairpinlike molecular inhibitor，tannic acid encapsulated in liposome. ACS Chemical Neuroscience，2020，11 (21)：3623-3634.

[15] Lazar A N，Mourtas S，Youssef I，et al. Curcumin-conjugated nanoliposomes with high affinity for Aβ deposits：possible applications to Alzheimer disease. Nanomedicine，2013，9 (5)：712-721.

[16] Mancini S，Minniti S，Gregori M，et al. The hunt for brain Aβ oligomers by peripherally circulating multi-functional nanoparticles：Potential therapeutic approach for Alzheimer disease. Nanomedicine，2016，12 (1)：43-52.

[17] 孙晨华，季艺，张华清，等. 脑靶向纳米递药策略在阿尔茨海默病治疗中的研究进展. 中国医药工业杂志，2021，52 (12)：1561-1574.

[18] Misra S，Chopra K，Sinha V R，et al. Galantamine-loaded solid-lipid nanoparticles for enhanced brain delivery：preparation，characterization，*in vitro* and *in vivo* evaluations. Drug Delivery，2016，23 (4)：1434-1443.

[19] Malekpour-Galogahi F，Hatamian-Zarmi A，Ganji F，et al. Preparation and optimization of rivastigmine-loaded tocopherol succinate-based solid lipid nanoparticles. Journal of liposome research，2018，28 (3)：226-235.

[20] Vakilinezhad M A，Amini A，Akbari Javar H，et al. Nicotinamide loaded functionalized solid lipid nanoparticles improves cognition in Alzheimer's disease animal model by reducing tau hyperphosphorylation. DARU-Journal of Pharmaceutical Sciences，2018，26 (2)：165-177.

[21] Vedagiri A，Thangarajan S. Mitigating effect of chrysin loaded solid lipid nanoparticles against Amyloid β25-35 induced oxidative stress in rat hippocampal region：an efficient formulation approach for Alzheimer's disease. Neuropeptides，2016，58：111-125.

[22] Pinheiro R G R，Granja A，Loureiro J A，et al. Quercetin lipid nanoparticles functionalized with transferrin for Alzheimer's disease. European Journal of Pharmaceutical Sciences，2020，148：105314.

[23] Sanati M，Khodagholi F，Aminyavari S，et al. Impact of gold nanoparticles on amyloid β-induced Alzheimer's disease in a rat animal model：involvement of STIM proteins. ACS Chemical Neuroscience，2019，10 (5)：2299-2309.

[24] Wei J，Chen X，Shi S，et al. An investigation of the mimetic enzyme activity of two-dimensional Pd-based nanostructures. Nanoscale，2015，7 (45)：19018-19026.

[25] Liu Y，Zhou H，Yin T，et al. Quercetin-modified gold-palladium nanoparticles as a potential autophagy inducer for the treatment of Alzheimer's disease. Journal of Colloid and Interface Science，2019，552：388-400.

[26] Huat T J，Camats-Perna J，Newcombe E A，et al. Metal toxicity links to Alzheimer's disease and neuroinflammation. Journal of Molecular Biology，2019，431 (9)：1843-1868.

[27] Qi Y，Guo L，Jiang Y，et al. Brain delivery of quercetin-loaded exosomes improved cognitive function in AD mice by inhibiting phosphorylated tau-mediated neurofibrillary tangles. Drug Delivery，2020，27 (1)：745-755.

[28] Du H，Guo L，Yan S，et al. Early deficits in synaptic mitochondria in an Alzheimer's disease mouse model. Proceedings of the National Academy of Sciences of the United States of America，2010，107 (43)：18670-18675.

[29] Kwon H J，Cha M Y，Kim D，et al. Mitochondria-targeting ceria nanoparticles as antioxidants for Alzheimer's disease. ACS Nano，2016，10 (2)：2860-2870.

[30] Godoi G L，de Oliveira P L，Schulz J F，et al. Selenium compounds prevent amyloid β-peptide neurotoxicity in rat primary hippocampal neurons. Neurochemical Research，2013，38 (11)：2359-2363.

[31] Zhou X，Sun J，Yin T，et al. Enantiomers of cysteine-modified SeNPs (d/lSeNPs) as inhibitors of metal-induced Aβ aggregation in Alzheimer's disease. Journal of Materials Chemistry B，2015，3 (39)：7764-7774.

[32] Zhang J，Zhou X，Yu Q，et al. Epigallocatechin-3-gallate (EGCG) -stabilized selenium nanoparticles coated with Tet-1 peptide to reduce amyloid-β aggregation and cytotoxicity. ACS Applied Materials & Interfaces，2014，6 (11)：8475-8487.

[33] Yin T，Yang L，Liu Y，et al. Sialic acid (SA) -modified selenium nanoparticles coated with a high blood-brain barrier permeability peptide-B6 peptide for potential use in Alzheimer's disease. Acta Biomaterialia，2015，25：172-183.

[34] Sun J，Wei C，Liu Y，et al. Progressive release of mesoporous nano-selenium delivery system for the multi-channel

synergistic treatment of Alzheimer's disease. Biomaterials，2019，197：417-431.

[35] Vivero-Escoto J L，Slowing I I，Trewyn B G，et al. Mesoporous silica nanoparticles for intracellular controlled drug delivery. Small，2010，6 (18)：1952-1967.

[36] Geng J，Li M，Wu L，et al. Mesoporous silica nanoparticle-based H_2O_2 responsive controlled-release system used for Alzheimer's disease treatment. Advanced Healthcare Materials，2012，1 (3)：332-336.

[37] Chen Q，Du Y，Zhang K，et al. Tau-targeted multifunctional nanocomposite for combinational therapy of Alzheimer's disease. ACS Nano，2018，12 (2)：1321-1338.

[38] Zhao Y，Cai J，Liu Z，et al. Nanocomposites inhibit the formation，mitigate the neurotoxicity，and facilitate the removal of β-Amyloid aggregates in Alzheimer's disease mice. Nano Letters，2019，19 (2)：674-683.

[39] Yang H，Mu W，Wei D，et al. A novel targeted and high-efficiency hanosystem for combinational therapy for Alzheimer's disease. Advanced Science，2020，7 (19)：1902906.

[40] Song Q，Huang M，Yao L，et al. Lipoprotein-based nanoparticles rescue the memory loss of mice with Alzheimer's disease by accelerating the clearance of amyloid-beta. ACS Nano，2014，8 (3)：2345-2359.

[41] Zhang H，Zhao Y，Yu M，et al. Reassembly of native components with donepezil to execute dual-missions in Alzheimer's disease therapy. Journal of Controlled Release，2019，296：14-28.

[42] Iadecola C. The neurovascular unit coming of age：a journey through neurovascular coupling in health and disease. Neuron，2017，96 (1)：17-42.

[43] Zhang Q，Song Q，Gu X，et al. Multifunctional nanostructure RAP-RL rescues Alzheimer's cognitive deficits through remodeling the neurovascular unit. Advanced Science，2020，8 (2)：2001918.

[44] Gao X，Qian J，Zheng S，et al. Overcoming the blood-brain barrier for delivering drugs into the brain by using adenosine receptor nanoagonist. ACS Nano，2014，8 (4)：3678-3689.

[45] Bowman G L，Kaye J A，Moore M，et al. Blood-brain barrier impairment in Alzheimer disease：stability and functional significance. Neurology，2007，68 (21)：1809-1814.

[46] Lin Y，Lu Y，Li X. Biological characteristics of exosomes and genetically engineered exosomes for the targeted delivery of therapeutic agents. Journal of Drug Targeting，2020，28 (2)：129-141.

[47] Cacciatore I，Ciulla M，Fornasari E，et al. Solid lipid nanoparticles as a drug delivery system for the treatment of neurodegenerative diseases. Expert Opinion on Drug Delivery，2016，13 (8)：1121-1131.

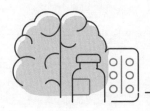

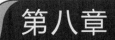

第八章

鼻腔递送制剂

》 第一节　鼻腔递送制剂概述 《

神经系统疾病（nervous system disease）的全球发病率正在不断上升，但由于血脑屏障的存在，大部分药物无法足量运送至脑部，这些药物必须以治疗量穿透血脑屏障才能达到治疗效果。因此，寻找有效的给药途径，将药物直接递送到中枢神经系统一直是治疗神经系统疾病所面临的挑战。血脑屏障功能强大，在保护和维持中枢神经系统稳态方面起着重要的作用，虽然防止外来生物的进入对保护中枢神经系统至关重要，但它也严重限制了中枢神经系统的药物应用。血脑屏障主要由脑部微血管系统的毛细血管内皮、内皮间紧密连接、基底膜、周细胞及胶质细胞突起所组成。它的特点是内皮细胞胞饮率低，腺苷三磷酸（adenosine triphosphate，ATP）结合盒转运蛋白（如 P-糖蛋白）高表达，以及具有大量细胞内紧密连接，这使得要穿过血脑屏障的药物分子质量必须小于 400Da（非极性、非多环）。然而，许多化合物不符合这种条件，98％的药物分子穿过血脑屏障的量不足以达到治疗量。因此，血脑屏障的存在严重限制了中枢神经系统治疗药物的开发。本章所介绍的是一种有效穿过血脑屏障的给药方式——鼻腔递送（nasal delivery）。

鼻腔递送是一种全身给药途径，正在被研究作为口服和非肠道给药的替代途径，通常局部应用，例如，治疗过敏性和感染性鼻炎。尽管如此，鼻腔黏膜的高血管密度和高渗透性使鼻腔递送成为全身给药的理想途径。此外，鼻腔递送是一种无创的给药途径，具有以下优点：快速进入体循环、轻松无痛给药、快速起效、非肠道药物降解、避免首过效应。鼻腔递送是代替其他给药途径的一个潜在选择，为生物制药（特别是肽和蛋白质）等药物到达脑部创造了良好的条件，具有很大的应用前景。

早在 1869 年，人们就知道注入蛛网膜下腔的染料从嗅球到嗅神经再进入鼻腔黏膜，然后进入鼻黏膜下和颈部的淋巴管中，这表明两个位于鼻内的腔之间可能存在某种形式的联系。1986 年，研究者将麦胚凝集素-辣根过氧化物酶作为示踪剂，通过鼻腔给药后，在嗅神经轴突和嗅球内发现此示踪剂。三年后，William Frey Ⅱ开发了用于鼻腔给药后直接输送到中枢神经系统进行治疗的方法，并申请了专利。从那时起，这种新的给药方法为疾病的治疗提供了新的选择，其中最常用的递送药物是胰岛素。在阿尔茨海默病（AD）动物模型和人类患者以及 AD 型痴呆和非 AD 型痴呆模型中，将胰岛素进行鼻腔给药后，都能改善注意力、记忆和认知功能。除了阿尔茨海默病的治疗外，鼻腔递送途径还可用于治疗糖尿病、肥胖等。笔者研究团队对比了侧脑室直接注射方式和鼻腔递送方式，证明鼻腔递送方式可以有效将成纤维生长因子 4（FGF4）递送至糖尿病小鼠的下丘脑部位，产生持久的血糖调控效应。机制研究表明，糖尿病小鼠下丘脑中葡萄糖敏感性神经元及其表面高表达的 FGFR1 是介导 FGF4 调控血糖持久稳态的关键靶细胞和偏好性受体亚型（图 8.1）。

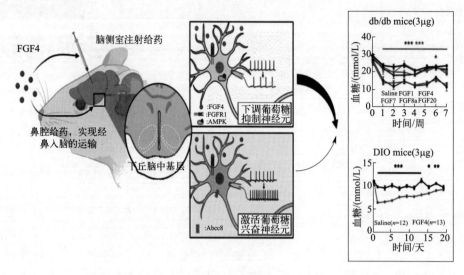

图 8.1　FGF4 通过侧脑室直接注射方式和鼻腔递送方式进入下丘脑发挥血糖调控作用

摘自：Sun H，Lin W，Tang Y, et al. Sustained remission of type 2 diabetes in rodents by centrally administered fibroblast growth factor 4. cell metabolism. 2023. DOI：https：//doi. org/10. 1016/j. cmet. 2023. 04. 018

注：db/db mice 为自发性 2 型糖尿病小鼠；DIO mice 为高脂饮食诱导肥胖小鼠。

　　现今，一些药物可以通过鼻腔递送，用于治疗疼痛、头痛、呕吐、潮热、失眠、骨质疏松、勃起功能障碍、心血管疾病、前列腺癌和流感等疾病。鼻腔内存在神经元运输和细胞内运输这两种途径，使得药物可以从鼻腔直接运输到大脑。此外，药物在大脑不同区域的分布主要是通过嗅觉和三叉神经通路递送的。因此，鼻腔可作为神经系统药物传递的一种选择，以减轻神经退行性疾病的症状（如阿尔茨海默病、帕金森病、多发性硬化症）。

　　近几年来，通过鼻腔途径实现有效脑靶向的现代纳米制剂技术取得了长足进步。这种途径易于给药，患者耐受性好，并且可在大脑中获得更高的药物浓度而无全身副作用。因此，经鼻腔进入中枢神经系统的给药方式是一种很具潜力的方法。鼻腔递送是一种非侵入性给药方法，可通过直接进入大脑的神经内和神经外通路绕过体循环。许多研究人员已成功开发鼻腔递送制剂，如负载特立氟胺（teriflunomide）的纳米乳可用于靶向脑肿瘤，并消除药物肝毒性副作用；含山萘酚的纳米乳，降低鼻黏膜的毒性并抑制脑胶质瘤的生长。然而，从鼻到脑的药物传递仍然存在一些挑战，如鼻腔酶对药物的酶降解、鼻黏膜刺激、促进剂的毒性等。这些障碍可以通过各种纳米技术克服，如固体脂质纳米粒、聚合物纳米粒、纳米结构的脂质囊泡、亚微乳、纳米乳、脂质体等。有证据表明，通过使用化学改性聚合物，可以从鼻腔直接输送到大脑。此外，纳米载体可通过封装提供稳定性，改善鼻滞留时间，延迟或维持释放。经鼻腔递送的治疗药物可有效治疗多种神经系统疾病，且纳米粒具有治疗不同类型大脑疾病的潜力。鼻腔递送制剂具有多种优点，有希望成为脑靶向药物治疗的有效途径。

》 第二节 鼻腔生理结构与功能 《

鼻是负责嗅觉和呼吸的器官。它由两个对称的空腔组成，由位于矢状面中部的间隔隔开。两腔均有黏膜层覆盖，两腔总面积约150cm²。这些空洞可以进一步分为前庭区、呼吸区和嗅觉区这三个区域，它们分别具有不同的功能（图8.2）。鼻前庭区作为一个挡板系统，位于最前方，紧邻鼻孔开口的深处。它相对较小，总表面积为0.6cm²，含有鼻毛，用于过滤吸入颗粒物。其原发细胞为鳞状，纤毛细胞很少。表面积小是药物在这一区域吸收最少的原因。

呼吸区覆盖鼻腔的侧壁，包括三个突出的鼻甲。呼吸道上皮约占鼻腔的80%～90%，这是一种假复层柱状分泌上皮［图8.3(a)］，不仅可除去微粒、微生物和过敏原，还能加热和湿润吸入的空气。人类呼吸上皮由杯状细胞、纤毛细胞、中间细胞和基底细胞组成，该区域面积最大，为130cm²，也是血管性最强的区域（图8.3）。浆液腺、浆液黏液腺和上皮内腺也

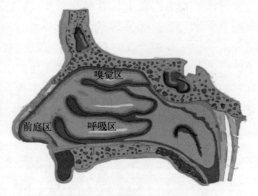

图8.2 鼻腔的生理结构

摘自：Hou H，Li Y，Xu Z，et al. Applications and research progress of traditional Chinese medicine delivered via nasal administration. Biomed Pharmacother，2023，157：113933.

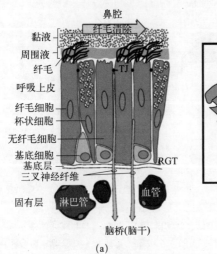

(a)

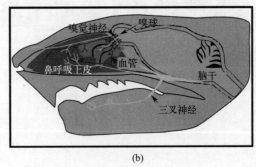

(b)

图8.3 鼻呼吸区的一般组织、三叉神经支配和脉管系统

（a）呼吸黏膜包括呼吸上皮及其固有层，三叉神经的纤维遍布鼻上皮，游离神经末梢几乎延伸到上皮表面，紧密连接（TJ）处下方；（b）三叉神经的中央投射与鼻道的血管系统

摘自：Lochhead J J，Thorne R G. Intranasal delivery of biologics to the central nervous system. Advanced Drug Delivery Reviews，2012，64（7）：614-628.

Dhuria S V，Hanson L R，Frey W H. Intranasal delivery to the central nervous system：mechanisms and experimental considerations. Journal of Pharmaceutical Sciences，2010，99（4）：1654-1673.

与鼻呼吸上皮有关。浆液黏液腺负责产生大多数鼻分泌物，而杯状细胞也分泌黏液。纤毛细胞的主要作用是利用浸没在纤毛周液中的活动纤毛，将黏液推向鼻咽，而后被吞咽或咳出。鼻呼吸上皮中的基底细胞是其他类型细胞的祖细胞。此外，鼻呼吸上皮由三叉神经的分支支配，三叉神经节细胞的纤维在鼻黏膜内广泛分支，几乎完全延伸至上皮（呼吸和嗅觉），使其游离神经末梢非常靠近上皮表面［图8.3(b)］。

嗅觉区占人类鼻上皮表面积的10%。它由位于鼻腔最上方的假复层柱状上皮组成，负责调节嗅觉。嗅觉感觉神经元（olfactory sensory neurons，OSN）有几个独特的属性：它们是唯一的一级神经元，拥有位于远端上皮的胞体，树突末端呈扩大的结节状，有几个不活动的纤毛，延伸到直接暴露于外部环境的上覆黏液层（图8.4）；OSN是在嗅纤毛质膜上具有气味反应受体的双极细胞，嗅觉上皮内黏液中的OSN受体容易接触到气味物质，这对嗅觉过程至关重要。OSN的无髓鞘轴突延伸穿过上皮基底层，与其他OSN的轴突汇合，形成

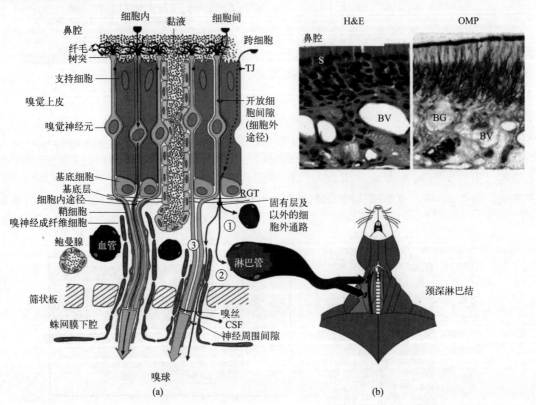

图8.4　嗅觉区的组织（见文后彩图）

(a) 嗅黏膜包括嗅上皮及其固有层。嗅觉感觉神经元的轴突汇聚成束（嗅丝束），被鞘细胞和成纤维细胞包围，然后投射到嗅球。鼻腔递送后药物通过嗅上皮的潜在途径以红色箭头显示。在吸附、受体介导或非特异性液相吞作用后，一些物质可能通过细胞内途径从嗅上皮运输到嗅感觉神经元内的嗅球。其他物质可能通过细胞旁或跨细胞运输穿过嗅上皮屏障到达固有层，在固有层可能有不同的细胞外途径分布：①吸收到嗅血管并进入一般循环；②嗅淋巴管吸收，引流至颈部颈深淋巴结；③与嗅神经束相关的隔室中的细胞外扩散或对流，以及进入颅骨隔室。(b) 用苏木精和伊红（H&E）染色或用嗅觉标记蛋白（OMP）抗体免疫染色的啮齿类动物嗅觉黏膜切片，OMP是一种仅存在于成熟嗅觉感觉神经元而非支持细胞或基底细胞的蛋白质。切片显示嗅觉上皮层、支撑细胞（S）、嗅觉感觉（受体，R）神经元的位置以及固有层内的大量血管（BV）和鲍曼腺（BG）

摘自：Lochhead J J，Thorne R G. Intranasal delivery of biologics to the central nervous system.

Advanced Drug Delivery Reviews，2012，64（7）：614-628.

称为嗅丝的神经束。此外，嗅鞘细胞（olfactory ensheathing cell，OEC）将嗅丝状体包裹在其至嗅球的连续通道中。嗅鞘细胞被嗅神经成纤维细胞的多细胞膜进一步包围，在嗅丝周围形成神经鞘样。嗅神经由嗅丝构成，嗅丝通过筛骨筛板进入大脑，终止于嗅球。嗅觉信息随后通过二尖瓣细胞和簇状细胞的轴突发送到许多区域，包括前嗅核、嗅结节、梨状皮质、杏仁核和内嗅皮质。

除 OSN 外，嗅上皮中还有其他几种类型的细胞。支持细胞从上皮顶部延伸到基底层，起到支撑作用。它们具有长而不规则的微绒毛，与 OSN 的纤毛混合。鲍曼腺细胞形成管状导管，起源于固有层，穿过基底层，产生并分泌浆液，作为气味分子的溶剂。还有水平基底细胞（horizontal basal cell，HBC）和球状基底细胞（globose basal cell，GBC）。HBC 位于基底层，作为 GBC、支持细胞以及鲍曼腺和导管的多能祖细胞。GBC 在嗅上皮中的位置略高于 HBC，并作为神经祖细胞，为 OSN 提供了来源。嗅上皮中也存在少量细胞，内衬大量微绒毛。这些细胞被称为微绒毛细胞，其功能未知。流入颈部颈深淋巴结的血管、炎症细胞和淋巴管也存在于嗅觉区的黏膜下层（固有层）。

嗅神经细胞也通过筛状孔投射轴突，筛状孔与嗅球的二尖瓣细胞形成突触。轴突被一层连续的相互连接的嗅鞘细胞（有时被称为"雪旺细胞"）包围，这些细胞从嗅上皮横跨到嗅球的整个距离。该鞘层还被嗅神经成纤维细胞（olfactory nerve fibroblast，ONF）层覆盖，最终形成神经鞘。ONF 层与覆盖大脑的脑膜是连续的，表明在鞘层和 ONF 层之间形成的神经周围空间与蛛网膜下腔是连续的。在鼻腔递送后由这些细胞层和轴突负责将药物直接输送到大脑。上皮下的固有层位于鼻腔所有区域的基底外侧，包含大量血管、鼻淋巴管（引流至颈深淋巴结），以及躯体和自主神经支配的纤维（图 8.5），还有两层腺体分泌鼻黏液的各种酶和渗透成分。此外，在固有层中发现了前哨和分泌免疫活性细胞。

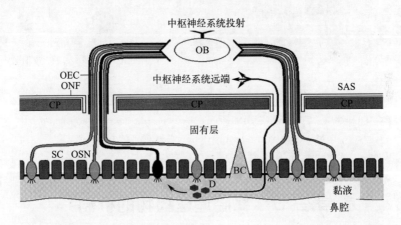

图 8.5 鼻腔内药物转运至中枢神经系统的细胞内（左半部分）和细胞外（右半部分）途径
SC—支持细胞；OSN—嗅觉感觉神经元；BC—分泌黏液的鲍曼囊；CP—筛板；
OEC—嗅鞘细胞；ONF—嗅神经成纤维细胞；SAS—蛛网膜下腔；OB—嗅球
六边形代表药物；细胞内途径显示了被投射到嗅球的神经元吸收的药物；细胞外途径显示药物通过紧密连接（TJ）、细胞旁、固有层、神经周围间隙，最终到达蛛网膜下腔，然后被输送到中枢神经系统周围的远端靶点。
摘自：Crowe T P，Greenlee M，Kanthasamy A G，et al. Mechanism of intranasal drug
delivery directly to the brain. Life Sciences，2017，195：44-52.

就生理学而言，鼻腔能起到基本的保护作用，将吸入的颗粒或微生物充分截留在鼻前庭或覆盖在呼吸道黏液层。黏液纤毛具有清除作用，纤毛浸入黏液的凝胶层，随着纤毛的运动，将凝胶层中颗粒、刺激物和药物输送到鼻咽，随后被吞咽，黏液层中截留的颗粒与之一起运输从而实现鼻腔清除（图 8.6）。鼻腔还可防止外源性物质在下呼吸道中沉积，使吸入的空气增湿和升温，并将这些物质转化为在呼出空气中容易消除的化合物。

除生理功能外，鼻腔还可作为局部用药的无创途径，如减充血剂和血管收缩剂（治疗鼻炎或鼻息肉）。由于鼻腔黏膜具有较高的血管通透性和渗透性，允许药物进入体循环，因此可用于全身给药。其中，与静脉注射和口服给药相比，鼻腔递送制剂的优势是可避免药物在第一次通过代谢过程中的损失，以确保药理学作用起效更快，即使给药剂量较低，也能以适当的治疗浓度运输到靶点。此外，鼻腔递送可以使药物直接从鼻腔运输到大脑，而不需要通过血脑屏障，这种药物向大脑运输的机制与进入嗅球并沿神经元轴突向大脑运输有关。

不过药物的理化性质也会影响其在鼻腔的吸收，这与鼻黏膜的解剖和生理特性有关，如亲水和高分子量物质（如肽、蛋白质）的固有渗透性低。同时，药物的吸收量取决于药物与鼻黏膜接触时间、药物分子代谢稳定性、药物在黏液中的溶解度、黏液纤毛的清除率等。因此，鼻腔中酶的降解、黏液纤毛清除以及给药量小等缺点，限制了鼻腔给药途径的应用。在生产鼻腔给药的药品时应当采取措施，以确保最终产品的安全性和有效性。有研究证明，可以通过防止药物被黏膜酶降解来促进药物的有效运输，也可利用鼻吸收增强剂来改善药物穿过鼻膜并到达其靶点。

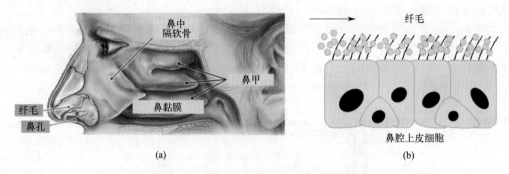

图 8.6　鼻腔结构（a）和纤毛清除（b）示意
摘自：Teitelbaum J I，Barrett D M. Nasal airway obstruction structure and function.
JAMA Otolaryngol Head Neck Surg，2020，146（5）：512.

》　第三节　鼻腔递送药物的机制　《

一、运输机制

分子从鼻腔到脑实质的运输是沿着嗅神经或三叉神经进行的。一旦这些分子被运输到大脑和脑桥的神经元，它们就能够被运送到整个大脑。这一过程主要是通过细胞内和细胞外两条途径发生。细胞内运输机制开始于嗅神经元分子的内化，细胞内的内吞囊泡被运输到神经元的投射部位，最后通过胞外作用释放。细胞外机制运输开始于药物穿过鼻上皮到达固有层，然后沿着神经元轴突的长度向外运输。轴突通向中枢神经系统，药物在中枢神经系统通过液体运动进一步分布。

1. 细胞内运输机制

(1) 胞吞作用进入神经元

鼻腔药物通过细胞内途径开始内化而运输到中枢神经系统。研究表明，嗅感觉神经元能够内吞各种物质，如流感病毒、脊髓灰质炎病毒、各种分子质量的乳酸铝（294Da）、胰岛素（5.8kDa）、金颗粒（50nm）、伊文思蓝标记白蛋白（67.4kDa）、麦胚凝集素-辣根过氧化物酶（wheat germ agglutinin-horseradish peroxidase，WGA-HRP，80kDa）等。定量研究表明，嗅神经元对 WGA-HRP 的内吞作用是经受体介导的，同时发现原 HRP 经神经元吸收不良。三叉神经通过眼支和上颌支也显示出 WGA-HRP 胞吞作用，三叉神经也被证明能被内吞病毒感染，而纳米金标记的胰岛素内化是通过受体介导进入嗅神经和嗅球，而不是通过三叉神经。

(2) 受体介导的胞吞作用

受体介导的胞吞作用是内化的另一种途径。由于胞吞分子的多样性和受体激活所需的特异性限制，受体介导的胞吞作用不是大部分物质的主要内化途径。如前所述，WGA-HRP比原生麦胚凝集素（WGA）更容易被吸收。这可能是因为大量凝集素（如 WGA-HRP）与细胞糖蛋白和碳水化合物的结合能够过度刺激胞内作用。

(3) 神经元向中枢神经系统的移位

在嗅神经元内化后，含有药物的内体通过胞体向下运输至轴突，内体是膜包裹的囊泡结构，现称为胞吐结构或转移囊泡（图 8.7）。随后，药物被输送至高尔基体，通过细胞内的顺行或逆行轴突运输向嗅球移动。经鼻腔给药后，在嗅神经元中沿着轴突可观察到含有标记示踪剂的内体，并被神经元内吞，表明存在内部运输机制。

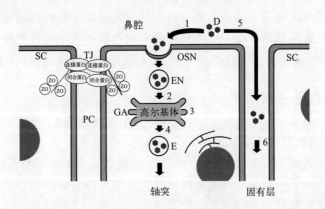

图 8.7　鼻腔药物通过细胞内和细胞外途径运输到中枢神经系统的前期过程

OSN—嗅觉感觉神经元；SC—支持细胞；D—鼻腔应用药物；EN—核内体；GA—高尔基体；
E—外体；PC—细胞旁间隙；ZO—闭塞带；TJ—紧密连接；六边形—药物

胞内途径显示胞饮/胞吞作用（1），核内体向高尔基体运输（2），按高尔基体排列（3），
最后轴突向嗅球运输（4）。胞外途径显示药物向细胞外间隙移动，并通过缺失紧密连接易位（6）

摘自：Crowe T P，Greenlee M，Kanthasamy A G，et al. Mechanism of intranasal drug
delivery directly to the brain. Life Sciences，2017，195：44-52.

神经元易位是一个非常缓慢的过程，所以一般不是分子直接运输到中枢神经系统的主要机制。轴突细胞内运输需要长达 24 小时才能到达大脑。一项使用 WGA-HRP 和嗅神经 C 纤

维（在神经束中发现的一种无髓鞘神经元）的离体研究得出结论，在 37℃ 下，外源蛋白的轴突运输有两种速度：一种是 130mm/d，另一种是 36mm/d。一旦被内吞，WGA-HRP 将在多泡体中被发现。虽然注射的 WGA-HRP 中有一小部分以更快的速度运输，但大部分蛋白质以较慢的速度移动。这种滞后很可能是由于细胞内运输发生的机制，而不是由于相关颗粒的大小，因为该物质不与运输分子相互作用。豚鼠离体迷走神经和坐骨神经中 P 物质（1.3kDa）的转运速度为 120～150mm/d。P 物质分子质量虽然约为 WGA-HRP 的 1/60，但却具有相同的速度。只有胞吞作用的速度与大小有关，囊泡运输速度与大小则无关。

在小鼠中，嗅神经长度约 4mm，三叉神经长度约 20mm。使用上述速度和距离，不考虑胞吞作用，某种物质在嗅神经的长度内运输，需要 0.74～2.67 小时。在三叉神经，则需要 3.69～13.33 小时。这些值与之前一项研究一致，该研究检测了小鼠的细胞内嗅神经传输，结果显示 WGA-HRP 在小鼠经鼻给药后 6 小时内被传输到嗅球。存活时间或内容物降解的时间估计在 6～12 小时之间，期间经过高尔基体顺式和反式液泡附近的过氧化物酶阳性液泡作用。根据以上计算的轴突转运率，经鼻给药应能在 45 分钟内到达大脑。由于其他细胞内转运机制，在实际给药过程中时间要长得多。这些包括但不限于鼻腔内的扩散、膜上的内吞作用、高尔基体小泡运输、小泡结合以进行胞吐、跨突触的扩散以及嗅球的内吞作用。虽然轴突运输在这个复杂的过程中占据了大部分空间，但它只是一个单一阶段，根据现有的实验数据，可能不到总运输时间的一半。

（4）胞吐和脑分布

在内吞和高尔基体运输之后，轴突运输将含有药物的囊泡移向嗅神经元轴突末端和大脑内的嗅球（图 8.8）。一旦小泡到达神经末梢，其内容物就会被胞吐并释放到嗅球的突触后细胞上。研究表明，WGA-HRP 存在于小鼠体内嗅球末端的小泡、突触间隙本身和嗅小球层。另一项给大鼠注射天然 WGA 并随后用免疫组织化学鉴定的体内研究发现，在突触后二尖瓣和簇状细胞中也有类似的分布。由于免疫组织化学所需的抗原特异性，可以合理地得出结论，鼻腔给药、内吞和运输的 WGA 在这一过程中基本没有发生变化，这证明了该途径的治疗潜力。

（5）二尖瓣和簇状细胞的作用

嗅球的小球层由嗅神经元的轴突终末、二尖瓣和簇状细胞的树突以及周围的支持细胞（如嗅小球周围细胞和星形胶质细胞）组成。与嗅神经元类似，在与跨高尔基体池一样深的二尖瓣细胞中发现了含有 WGA-HRP 的内体，这表明二尖瓣细胞可携带一部分药物，但是相对剂量较小。嗅球的二尖瓣和簇状细胞投射到大脑腹外侧表面的不同位置。二尖瓣细胞投射到大多数位置，主要靶点包括嗅结节、梨状丛、杏仁核、下丘脑和内嗅丛。簇状细胞主要投射到大脑的嗅核。

许多实验表明，鼻腔递送的药物几乎可以分布到大脑的每个区域，且嗅觉和三叉神经内的细胞内运输，以及它们的次级投射，是唯一的机制。此外，考虑到轴突运输的速度，这一过程将异常缓慢，分布将以天而不是以小时为单位，这与实验证据相反。因此，单凭这一机制无法解释实验数据中出现的快速反应。虽然轴突运输参与了药物的运输，但数据表明它是次要的细胞外运输。

2. 细胞外运输机制

（1）穿过鼻上皮和紧密连接

鼻腔给药的细胞外途径始于鼻腔上皮细胞旁间隙，在此过程中穿过紧密连接（tight

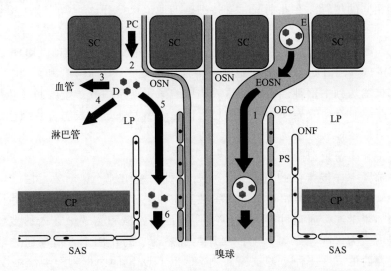

图 8.8　鼻腔药物通过细胞内和细胞外机制运输到中枢神经系统的后期过程

SC—支持细胞；PC—细胞旁裂隙；OSN—正常大小的嗅感神经元轴突；ESON—增大的

嗅感神经元轴突；E—含药外泌体；D—鼻腔递送的药物；LP—固有层；OEC—嗅鞘细胞；

ONF—嗅神经成纤维细胞；PS—神经周围间隙；CP—筛骨板；SAS—蛛网膜下腔

细胞内途径显示含药物的外泌体沿着扩大的嗅觉感觉神经元轴突向嗅球的轴突运输（1）。一旦到达嗅球，

外泌体将被胞外释放，并允许其进一步分布。细胞外途径显示细胞旁裂隙内的易位到固有层（2）。该药物

可被局部血管（3）或淋巴管（4）吸收。大部分药物通过大量流动通过嗅鞘细胞和嗅神经成纤维细胞之间的

神经周围间隙（5）。这个间隙最终通向大脑的蛛网膜下腔，药物可以进一步分布的地方（6）

摘自：Crowe T P, Greenlee M, Kanthasamy A G, et al. Mechanism of intranasal drug

delivery directly to the brain. Life Sciences, 2017, 195: 44-52.

junction，TJ）。嗅神经元和支持细胞之间的细胞旁运动，允许物质从鼻腔移动到固有层。与所有上皮一样，鼻上皮由多种细胞组成，这些细胞通过其侧面的紧密连接蛋白相互连接。大多数紧密连接蛋白是与肌动蛋白细胞骨架结合的完整蛋白质，可分为三细胞蛋白、封闭蛋白、克劳丁蛋白或连接黏附分子。每一种蛋白质都延伸到细胞旁空间，限制细胞外液中溶质的运动。除了肌动蛋白细胞骨架外，许多还附着于细胞内的外周蛋白，如闭塞带蛋白。这三种成分都是调节紧密连接蛋白表达和整体连接紧密性的靶点。

虽然一些细胞内的间隙是开放的，允许物质通过，但大多数都有紧密连接，紧密连接是决定任何特定分子通透性的主要因素。据估计，鼻上皮紧密连接与肠上皮一样紧密（$260\Omega \cdot cm^2$），甚至可能更具通透性（$40\Omega \cdot cm^2$）。作为参考，任何小于 $50\Omega \cdot cm^2$ 的电阻值都被认为是高渗透性的，只有当电阻大于 $1000\Omega \cdot cm^2$ 时，屏障才被认为是低渗透性的。亲脂性分子不受紧密连接的影响，较小的亲水性分子可以通过这些屏障扩散——尽管不同大小的分子屏障扩散限制因紧密连接蛋白质的确切组成而异。

（2）紧密连接的尺寸限制

紧密连接所带来的分子尺寸限制可能不是一个主要因素。嗅觉感觉神经元的更替率很高，平均寿命在 30～60 天之间，此时它们会发生凋亡。随着上皮细胞被替换，紧密连接形成的延迟而导致了紧密连接通透性增加，甚至紧密连接已完全不存在。在胃肠道上皮中，肠上皮细胞的替换产生了大的细胞通道，允许大颗粒通过，其大小可达 58nm。这个过程被称为多孔性吸附，也可以应用于鼻上皮。当嗅神经元转换（并发生凋亡）时，它们会生长到与

前一个神经元相同的位置。在此期间，支持细胞的通道保持开放，鼻上皮也很容易发生类似的过程。

研究表明，大分子可以通过细胞旁路通路向脑部运输。胰岛素（5.8kDa）、胰岛素样生长因子-1（IGF-1，7.5kDa）、胶质细胞源性神经营养因子（15kDa）和白蛋白（65kDa）经鼻腔递送后都被输送到中枢神经系统，这表明细胞紧密连接的分子量限制对经鼻上皮递送的药物没有显著影响。有研究表明，干细胞也可以通过鼻腔输送，表明有些细胞之间的连接并不是很紧密，可以运输大分子物质。

（3）闭塞带和闭塞蛋白磷酸化的作用

在众多修饰紧密连接蛋白的机制中，主要的机制是闭锁小带（zonula occludens，ZO）和闭锁蛋白的磷酸化，这与紧密连接的紧密性呈正相关。因此，得到一种通过降低蛋白质磷酸化程度来增加紧密连接通透性的方法，包括聚-L-精氨酸和罂粟碱在内的多种物质，已在体外显示出应用潜力。在罂粟碱（一种阿片类解痉药）的作用下，增加通透性 90 分钟后，联合给药可使吉西他滨（一种小型抗癌药物，0.263kDa）的中枢神经系统浓度增加 400%。罂粟碱的应用可使闭锁素的短暂去磷酸化和紧密连接的分解，从而增加通透性。同时，聚-L-精氨酸通过闭锁素的酪氨酸去磷酸化以及 ZO-1 的丝氨酸/苏氨酸磷酸化导致上皮细胞体外对右旋糖酐的通透性增加。其他研究表明，PKC 抑制剂可用于调节鼻上皮通透性。用 PKC 激活剂 12-O-十四碳酰胆碱 13-乙酸酯（TPA）治疗可将紧密连接屏障功能提高 4 倍，而用双吲哚马来酰亚胺（PKC 抑制剂）治疗可阻止紧密连接上调。甚至甲壳素衍生物壳聚糖也显示出增加渗透性和药物吸收的潜力。虽然确切的机制尚不清楚，但壳聚糖可以减少闭锁素和 ZO-1 的含量。也可以将壳聚糖配制成纳米结构脂质载体的阳离子涂层，纳米结构脂质载体被认为通过静电吸引到带负电的细胞膜来增加鼻腔药物吸收。除上述的例子外，更多的物质已被证明能暂时降低紧密连接的紧密性，并增加鼻腔药物对中枢神经系统的吸收。其中许多改性剂可用于治疗分子的预处理或联合处理，并可用于拓宽经鼻递送的分子类型，进一步增加治疗可能性。

通过鼻上皮的细胞旁空间，化学物质可以转移到固有层。在三叉神经周围也观察到类似的细胞旁运动（图 8.9）。三叉神经元树突不像嗅神经元那样完全穿透鼻上皮。相反，它们只是延伸到细胞旁空间，终止于上皮的顶端表面。通过细胞外间隙的易位（或胞吞作用）并不是鼻腔给药的唯一的途径。黏液平均每 20 分钟清除一次，这些药物在被黏液清除之前必须被吸收，而且药物还必须避免与黏液中的免疫球蛋白 A 结合或被酶降解。进入鼻腔后，药物通过众多动脉被吸收进入体循环，运输到血脑屏障，并穿过血脑屏障到达中枢神经系统。然而，高亲脂性分子在体循环中的大部分将通过肝脏排出，但也可以通过使用载体分子来避免这种情况。

（4）神经周围转运从固有层到脑

药物可以从固有层输送到不同的位置。为了进入中枢神经系统，药物可以通过嗅神经元鞘细胞和 ONF 之间的神经周围空间扩散。轴突被一层连续的相互连接的嗅鞘包围，覆盖至嗅上皮到嗅球的整个距离。该鞘层也被额外的 ONF 层覆盖，最终形成神经鞘。由于 ONF 层与覆盖大脑的脑膜是连续的，因此鞘层和 ONF 层之间形成的神经周围空间直接与蛛网膜下腔沟通。因此，蛛网膜下腔的脑脊液（CSF）与嗅感神经元轴突周围区域的鼻固有层细胞外液是连续的。这创造了一条将药物从一个隔间移动到另一个隔间的路径。嗅神经和三叉神经的这一通路是相同的。

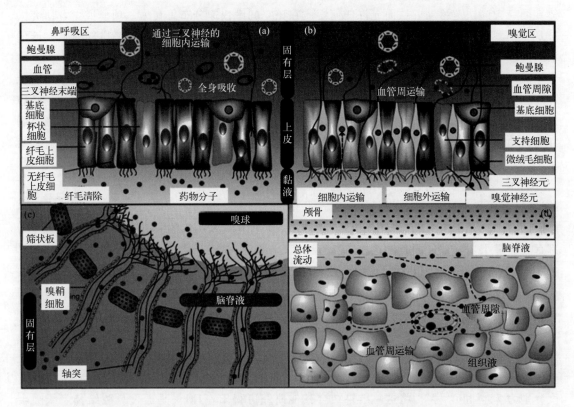

图 8.9 鼻腔的解剖结构和鼻腔药物转运到大脑的途径

（a）呼吸区的解剖结构、黏液纤毛清除、全身吸收和三叉神经运输；（b）嗅觉区的结构成分，药物的细胞内、
细胞外和血管周围运输；（c）药物通过嗅神经通路从固有层转移到脑脊液和嗅球的过程；
（d）药物通过体积流和血管周围运输在整个脑脊液及大脑区域的分布

摘自：Agrawal M，Saraf S，Saraf S，et al. Nose-to-brain drug delivery：an update on clinical challenges and
progress towards approval of anti-Alzheimer drugs. Journal of Controlled Release，2018，281：139-177.

神经周围空间的易位明显快于细胞内轴突运输。在数学上，这个速率可以通过应用菲克第二定律，简化为一维公式：

$$c(x,t) = c_0 \cdot \text{erfc} \cdot \left(\frac{x}{2\sqrt{D \cdot t}} \right)$$

式中，c 为嗅球中的浓度；c_0 为鼻上皮固有层中的浓度；erfc 为误差函数；x 为嗅觉神经元的长度；D 为扩散系数；t 为时间。在一项研究中，研究人员使用他们之前的实验数据和文献中的数值计算了轴突运输所需的时间，得出的结论为从鼻上皮扩散到嗅球需要 0.73～2.3 小时。他们还估计，同一分子从鼻上皮沿三叉神经扩散到脑桥的时间为 17～56 小时。鉴于目前可用的实验数据，这表明嗅觉通路是比三叉神经通路更可行的鼻腔递送途径。

由于布朗运动和扩散，就像轴突运输一样，速度太慢，无法解释实验结果，所以对扩散时间的估计没有考虑溶解流体中的运动（体积流）。动脉沿着嗅觉轴突束的长度运行，为神经提供所需的营养。就在动脉附近，也就是血管周围空间，液体运动的速度大于神经周围空间的其他部分。"血管周围泵"模型可解释这种现象，当高压波穿过动脉时，它会扩张一小段血管，然后压缩血管周围空间的周围液体。这在血管周围空间产生了一个类似的波，使液体在同一方向快速移动，从而允许任何溶质在该空间中快速分布。在另一项研究中，研究人员观察到罗丹明标记的白蛋白移动 1.7 分钟时（214μm/min），其在大鼠大脑软脑膜表面的血管周围空间内移动 5 厘米。根据这些结果，需要一种药物以这种速度在嗅神经上移动 33 个小时，三叉神经需要 7 小时。研究人员提出，切除头骨和开放暴露大鼠大脑降低了动脉脉冲产生的脑脊液压力梯度，并可能减缓了实际的速度。由于颅骨的切除允许充满液体的脑膜进一步扩张，并且用于扩张腔室的任何能量都不用于推动整个腔室的流体运动，所以颅骨的存在使速度降低了近一半。此外，不同位置之间可能存在不同的速率，颅神经周围的血管系统不同，使得"血管周围泵"的速度也不同。

对于从鼻腔到达固有层的分子来说，通过神经周围空间扩散到中枢神经系统并不是唯一的途径。有研究表明，蓝色染料从蛛网膜下腔转移到颈深淋巴结，再转入淋巴管。嗅觉区的固有层实际上是脑脊液的重要引流点，这种关系在包括啮齿类动物和人类在内的许多物种中都存在。鼻上皮深层的固有层也富含脉管系统，尤其是在呼吸区域。这些毛细血管与体内其他毛细血管一样存在渗透性。然而，从实验上看，这种途径的影响似乎不如淋巴或神经周围途径。多项研究表明，鼻腔递送的胰岛素（5.8kDa）到达中枢神经系统时，血糖浓度没有任何显著变化。

白蛋白（66.5kDa）也可以通过鼻腔递送到中枢神经系统，在体循环中发现的白蛋白很少。以上结果支持这样一种假设，即鼻腔黏膜下层的全身吸收不是一个重要因素。另一项研究比较了生长抑素类八肽（SS-6，0.8kDa）和 HRP（34kDa）的吸收，发现血清生物利用度分别为 73% 和 0.6%。将这一结果结合其他研究可得出，1kDa 是通过鼻腔给药系统吸收高亲水性药物的上限。

（5）神经元在整个大脑中的分布

从大脑中靠近嗅球的蛛网膜下腔的液体和脑桥中三叉神经元到脑实质的其余部分，其细胞外分布是由血管周围空间的大量流动液体介导的。多项研究表明，经鼻给药的物质，如荧光标记的胰岛素和胰岛素生长因子（[125I]-IGF-1）经鼻腔给药 30 分钟后，在整个脑实质中发现了大量分布。这再一次表明，比布朗扩散更活跃的过程必须介导易位，比如"血管周围泵"研究表明，当大鼠的心输出量较大时，注射到大鼠体内的示踪剂，如牛血清白蛋白、荧光脂质体，甚至腺相关病毒 2，在整个大脑中的分布都显著增加。虽然之前的这项研究通过对流给药促进了分布，但其他研究通过鼻腔给药也发现了类似的结果。仅给药 20 分钟后，在鼻固有层的血管周围空间和整个大脑中发现了示踪剂右旋糖酐（分别为 3 和 10kDa）。总的来说，这一证据支持"血管周围泵"是经鼻腔给药的药物能在中枢神经系统广泛分布的一个主要方面。

（6）吻侧迁移流机制

吻侧迁移流（rostral migration stream，RMS）被认为是一种细胞外运输机制，通过鼻腔递释后药物到达嗅球分布在整个中枢神经系统。RMS 可以简单地描述为一种迁移通道，神经祖细胞（也称为神经母细胞）通过它从其位于脑室下区的复制位点转移到嗅球，在嗅球中它们将分化为中间神经元。在一项手术切除 RMS 的研究中，鼻腔递送的 [125I]-促红细胞生成素和 [125I]-降钙素输送到中枢神经系统的量减少了 80% 以上，表明 RMS 发挥了重要作用。这项研究的一个局限性是使用老鼠作为研究对象，小鼠有成熟的 RMS，而在人类中 RMS 类似物的存在仍具有争议。

二、运输通路

1. 运输通路概述

药物通过鼻上皮的转运受药物分子的物理和化学特性的影响，特别是它们的分子量、亲脂性/亲水性、电离度和溶解速率，所有这些都会干扰经上皮的传代机制。鼻腔给药后，药物通过不同途径沿鼻上皮转运。一是跨细胞途径，它通过被动扩散或主动转运，或通过载体（如 P-糖蛋白）、阴离子、有机阳离子的转运蛋白，穿过细胞。二是细胞旁途径，通过鼻上皮细胞的紧密连接转运药物。这些紧密连接不仅能保证上皮细胞之间的机械黏合，还使得药物分子通过细胞旁空间进行有序运输。

通常，亲脂性药物通过跨细胞途径穿过鼻上皮，而亲水性分子则沿着细胞旁途径。分子质量大的药物在鼻黏膜中的吸收非常缓慢，而分子质量低于 300Da 的药物会被快速吸收，不受分子的其他物理化学性质的影响。药物在鼻黏液中的溶解也是吸收的一个决定因素，因为粉末状或悬浮状药物的溶解时间低于黏液纤毛引流所需的时间。此外，药物溶出速率不仅取决于药物形式，还取决于电离度和亲脂性。由于黏液主要由水组成，亲水药物在黏液中更容易溶解，但对黏液纤毛清除更敏感，因此其经上皮扩散速度降低。

到目前为止，尽管已证实药物鼻腔递送后可直接或间接到达大脑，但药物传递到中枢神经系统的确切机制尚不清楚。在间接运输中，药物进入血管系统或淋巴系统，进入循环系统，穿过血脑屏障，到达大脑。一些研究表明，鼻腔给药后，连接鼻腔通道到大脑和脊髓的神经与直接药物通道到中枢神经系统有关。在这方面，研究最多的运输途径包括嗅觉和三叉神经、血管系统、脑脊液和淋巴系统。根据配方、药物特性和传输装置的不同，可以使用一条或多条通路来有效地传输到大脑（图 8.10）。

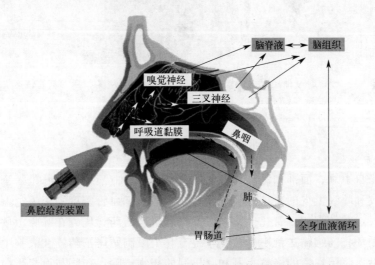

图 8.10　鼻腔递送的药物通过直接和间接途径进入脑组织

摘自：Cunha S，Amaral M H，Lobo J，et al. Lipid nanoparticles for nasal/intranasal drug delivery. Critical Reviews in Therapeutic Drug Carrier Systems，2017，34（3）：257-282.

2. 嗅神经通路

嗅神经可以通过筛板将高浓度的药物迅速输送到中枢神经的嗅球。有多项研究表明，嗅上皮内药物浓度与嗅球内药物浓度呈正相关，嗅球内药物浓度与中枢神经系统内药物浓度有关。

3. 三叉神经通路

药物可以通过三叉神经支配的呼吸和嗅觉上皮通路到达中枢神经系统（图 8.11），三叉神经通路负责将感觉信息从鼻腔、口腔、角膜和眼睑通过眼区、上颌区或下颌区传递到中枢神经系统。大多数情况下，研究者很难明确鼻腔递送的药物进入脑组织的确切通路，因为嗅神经通路、三叉神经通路或两者结合的方式，都可以递送药物到达嗅球和大脑区域。有研究表明，其他神经（如支配面部和头部的神经）也有可能参与药物在鼻-脑通路的运输。

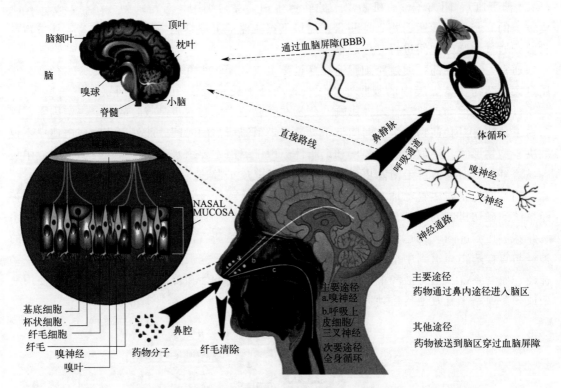

图 8.11　药物通过神经元途径（嗅神经和三叉神经）从鼻腔到大脑的转运机制

摘自：Agrawal M，Saraf S，Saraf S，et al. Nose-to-brain drug delivery：an update on clinical challenges and progress towards approval of anti-Alzheimer drugs. Journal of Controlled Release，2018，281：139-177.

4. 血管通路

鼻腔接受来自上颌、面部和眼动脉分支以及颈动脉的血液，颈动脉是一个高度血管化的区域。嗅觉上皮和呼吸上皮的血液灌流程度相似，但由于血管密度高于嗅觉上皮，因此呼吸上皮更易灌流。这种较高的血管化使得大多数经鼻给药的药物优先在呼吸上皮被吸收到血液中。通过血液循环将药物输送到中枢神经系统有几个限制妨碍了药物在大脑中的有效进入和分布，其中包括血浆蛋白酶的降解、肝和肾机制的药物清除、药物与血浆蛋白的结合、潜在的外周效应以及不易以完整和活性形式通过血脑屏障。

5. 脊髓液和淋巴管有关的通路

通过蛛网膜下腔（含有脑脊液）以及鼻淋巴管（对脑脊液引流至关重要），也可促进鼻腔递送的药物进入大脑。笔者研究团队发现，除了鼻淋巴管外，颈部（耳下部位）的淋巴通路也具有递送药物入脑的潜力。笔者研究团队采用荧光标记示踪方法应用小鼠动物实验证明了该淋巴通路的可行性。此外，神经周围间隙和脑脊液有助于鼻腔递送的药物直接进入中枢神经系统，而不需要经过血循环。研究发现，鼻腔给药方式直接将药物递送进入脑脊液，并进一步分布到中枢神经系统和脊髓的各个区域。根据药物的物理和化学特性及其分子量、亲脂性和电离程度，可以根据药物的性质运用鼻腔给药方式直接将药物有效地运输到大脑。

》 第四节　影响药物吸附的因素 《

除了药物转运的具体机制外，要经过鼻腔到达脑部，还需要避免黏液纤毛的清除和酶降解的快速消除。然而，在鼻腔内，药物分子的物理化学性质决定了吸收所需的部位和时间，这进一步决定了药物转运的主要途径和鼻腔制剂的要求。影响药物在鼻黏膜中吸收的因素，包括分子亲脂性/亲水性特征、黏液溶解能力、电离度、酶降解、药物剂型和黏液纤毛清除。此外，鼻腔配方的有效性受 pH、渗透压、粒径、黏度和物理状态的影响。因此，制剂中常添加凝胶剂、吸收促进剂、增溶剂、抗氧剂、防腐剂、保湿剂、缓冲剂和味觉掩蔽剂等赋形剂。综上，一种理想的鼻腔递送药物应具备以下特征：足够的黏液溶解度、适当剂量给药、无刺激性、快速起效、无臭无味、稳定性好。此外，给药装置也会影响药物在鼻腔内的沉积。

一、分子质量和溶解度

分子质量小的药物分子容易通过鼻上皮，而分子质量大于 1kDa 的药物分子很难通过鼻细胞之间的紧密连接。对于分子质量从 300Da 到 1kDa 的药物，亲脂性/亲水性特征是影响吸收的主要因素，因为亲脂性药物通过被动扩散，而亲水性药物通过细胞旁途径。而且，亲脂但分子质量高的药物吸收会减少。相比之下，分子质量低于 300Da 的药物除了具有亲脂性/亲水性特征外，还容易通过鼻黏膜并迅速被吸收。

在吸收之前，药物必须溶解在鼻黏液中，这取决于溶解度和溶解速度两个关键因素。当脂溶性过高时，药物无法溶解在黏液中，在鼻腔中的停留时间不足以吸收。鼻腔黏液中的黏液与高质量分子键合，会影响药物通过。此外，黏蛋白和蛋白水解酶形成的聚合物网络可以快速降解鼻腔入口的药物分子。

溶解后的药物通过两条不同的途径穿过上皮细胞：①细胞旁或细胞间，小的亲水药物通过细胞紧密连接，高分子质量的分子不能使用该路线；②跨细胞途径或通过细胞，用于亲脂药物，药物通过被动扩散进入细胞脂质双分子层。

二、黏膜纤毛清除

通过鼻腔用药时，药物制剂会被黏膜纤毛清除，在给药后 15～30 分钟内被清除。这种机制会缩短药物在鼻黏膜中的停留时间，减少吸收。给药时，药物可能沉积在鼻腔的后部或前部。对于滴鼻液，这种沉积发生在后部，药物很快被清除，因为存在大量纤毛细胞，所以清除更快。当通过鼻喷雾剂给药时，药物沉积在前部，吸收率较高。因此，与滴鼻剂相比，鼻腔喷雾剂产生了更好的治疗效果。此外，由于配方的黏度与纤毛运动直接相关，所以制剂需要有足够的黏度，黏性强的制剂配方会抑制纤毛的清除功能。

三、血流和 pH 值

由于鼻腔广泛的血管化，血流对药物吸收至关重要。因此，血管扩张剂（例如肼屈嗪和可乐定）增加吸收，而血管收缩剂（如麻黄素和苯肾上腺素）减少吸收。其他因素如湿度、病理、压力和温度可能会改变血流。

鼻黏膜的生理 pH 值为 $6.4 \sim 6.8$，鼻腔给药的 pH 值应相似，以避免刺激。由于鼻腔缓冲能力差，气候或病理（如过敏性鼻炎、鼻窦炎）可能会改变正常的 pH 值。因此，鼻腔药物吸收的程度受 pK_a 和 pH 的影响。

四、运输系统

P-糖蛋白是一种 ATP 依赖性的膜转运系统，存在于不同的部位，如鼻腔上皮的 BBB、嗅觉区和纤毛细胞，影响鼻腔药物的生物利用度。例如，鼻腔注射类固醇会增加这种转运系统的表达，从而降低药物的生物利用度。一些研究表明，P-糖蛋白限制某些抗抑郁药的摄取，阻止其吸收。

五、基础代谢

鼻腔的酶，如环氧化物水解酶、醛氢化酶、酯酶和谷胱甘肽-S-转移酶，降解给药分子。例如：细胞色素 P450 同工酶和谷胱甘肽-S-转移酶促进尼古丁、可卡因和一些减充血剂的局部代谢；肽酶和蛋白酶减少肽和蛋白质的吸收；内肽酶和羧肽酶降解一些分子，如缓激肽和神经肽。

六、渗透压和体积

鼻腔制剂的渗透压很重要，因为高渗和低渗制剂会干扰正常的纤毛运动，并有助于减少药物的鼻腔吸收。因此，鼻腔配方应为等渗配方，这一要求通常通过使用等渗调节剂实现，如甘油、氯化钠或葡萄糖。

给药制剂的体积直接影响药物的吸收。几项研究表明，黏液纤毛清除可以在药物吸收之前消除制剂，所以鼻腔制剂的体积应大于 $200\mu L$。

七、药物剂型

常用的鼻用药物剂型有滴剂和喷雾剂。滴剂由于太简单，很难量化每一滴剂中的药物量，容易导致药物过量。鼻腔喷雾剂比水滴和粉末更合适，因为它们比滴剂更安全，而且刺激性更小。因此，吸管滴鼻剂已被剂量喷雾剂所取代。但是与液体配方相比，由于固体稳定性高，更易储存和放置，粉末具有优势。然而，剂量喷雾剂可能会在下呼吸道（即肺和支气管）产生小颗粒的沉积。为了避免这种情况，喷雾装置的颗粒直径要 $\geqslant 10\mu m$。当直径在 $2 \sim 10\mu m$ 之间时，可能会出现肺部沉积。喷雾优于水滴的另一个特点与给药期间头部的位置有关。对于水滴来说，这个位置对于获得期望效果至关重要，但是对于喷雾来说，这个位置是不必要的。黏度也影响鼻腔喷雾在鼻黏膜上的沉积，半固体剂型如软膏和凝胶，增加了制剂在鼻腔的停留时间，改善了鼻吸收。

》 第五节　改善鼻腔给药的策略 《

为了克服鼻腔药物吸收的局限性，研究了几种治疗策略，并取得了令人满意的结果。为了增加药物在靶点的吸收、跨上皮转运和生物利用度，可以采取不同的方法。其中包括使用黏液黏附物质、表面蛋白和酶抑制剂，它们可以减少黏液纤毛清除对药物吸收的影响。使用增溶剂和黏液黏合剂的固体剂型，其配方的物理和化学性质可被改善。

一、黏液黏合剂

鼻腔给药后，黏液纤毛清除是药物吸收的主要障碍，因为制剂会迅速从鼻腔上皮中被去除，从而阻止药物从鼻腔传输到靶点（大脑）。黏液黏合剂、外排转运抑制剂、血管收缩剂和胶体输送系统（如纳米粒）已被用于增加药物停留时间，从而与鼻黏膜接触，减少黏液纤毛清除，扩大沿嗅神经、三叉神经、血管、淋巴通道到脑脊液的分布，以及保证药物直接进入大脑。现今，已开发出几种用于鼻腔药物递送的黏液黏合剂，包括凝集素、丙烯酸衍生物、果胶、透明质酸钠和壳聚糖，它们可以形成黏合剂和黏性凝胶，减少鼻上皮中的黏液纤毛清除。其中，壳聚糖具有较大的潜力，因为它具有阳离子电荷，可以与带负电荷的上皮细胞表面建立静电键，通过鼻上皮细胞间紧密连接的可逆性开放，增加沿嗅神经通路和三叉神经向中枢神经系统的神经元外转运。为了制备黏液黏附粉末和凝胶，通常使用壳聚糖和海藻酸钠，因为它们与鼻黏液接触时吸收水分，诱导细胞内的水流出，从而导致上皮细胞收缩，打开细胞间空间，促进药物通过。2008 年，使用壳聚糖作为吸收促进剂的鼻腔制剂被首次开发，以增强大脑对神经活性剂的吸收。含有壳聚糖的各种制剂用于改善阿尔茨海默病、帕金森病和偏头痛治疗的药物输送。这类不溶性聚合物可用于保证药物在鼻上皮中的有效吸收，基于壳聚糖盐的微球增加了细胞旁药物吸收，因为它们从黏液中吸收水分并膨胀，导致上皮细胞脱水和细胞间紧密连接的快速可逆打开。

二、表面蛋白

表面改性载体（如纳米粒）具有细胞表面的选择性配体。凝集素（如麦胚凝集素、木樨凝集素）识别嗅觉和呼吸上皮细胞表达的糖分子受体，并进行特异性结合，通过神经、血管和嗅觉途径促进鼻腔药物直接输送到中枢神经系统。其他策略包括减少因 P-糖蛋白外排或因吸收到鼻血管而导致的鼻腔清除，都能提高药物输送到中枢神经系统的有效性，同时增加药物停留时间，例如鼻腔递送 P-糖蛋白底物，其通过减少黏液纤毛清除促进大脑摄取。

三、吸收促进剂和增溶剂

吸收促进剂旨在通过改变其磷脂双层来增加上皮细胞的通透性。其安全性高，可促进鼻黏膜中快速、瞬时、可逆和可重复的药物吸收，并且与制剂中其他物质具有较高的相容性。环糊精和阳离子物质（明胶、壳聚糖）是应用最广泛的吸收促进剂。其中，壳聚糖具有理想的吸收促进剂性质：与鼻上皮具有生物相容性和生物黏附性，允许与上皮细胞和黏液层相互作用，能使紧密连接开放促进上皮膜流动性的增加。上述这些性质都能使细胞旁转运增加，而且吸收增加的只有目标药物，药物制剂和外部不良或潜在有毒化合物并不能被吸收。更常用的增溶剂是环糊精，它增加了水溶性药物在鼻腔给药中的生物利用度（如甲磺酸去铁胺）。这种环状低聚糖能够与鼻黏膜胆固醇、磷脂酰胆碱和鞘磷脂的脂质形成包合物，从而由于双分子层完整性受到干扰而导致膜流动性增加。其中 β-环糊精已被确定为合适的药物吸收促进剂，可打开紧密连接，促进肽在鼻黏膜上的吸收。

四、酶抑制剂

为了减少鼻上皮中的酶降解，从而促进药物吸收，可使用肽酶和蛋白酶抑制剂，如杆菌肽、硼亮氨酸、阿马他汀、嘌呤霉素和卡莫司他。然而，它们的作用机制并不是改善药物在上皮膜中的渗透性，需要吸收促进剂一起使用，才能显著增加药物的生物利用度。

五、紧密连接调节剂

紧密连接的调节剂，如肽和脂质，可打开上皮细胞的紧密连接，促进药物进入鼻上皮。相关研究表明，细胞穿膜肽的应用可以增加亲水大分子化合物的鼻黏膜吸收。此外，一氧化氮和 N-乙酰半胱氨酸的供体在促进药物跨上皮转运方面也具有潜在的前景，它们分别增加了药物的细胞旁通道运输、降低了黏液黏度，改善进入上皮表面的途径。虽然纳米粒从鼻腔到大脑的运输因素还不清楚，但这些策略的使用可能会促进药物通过旁细胞途径的紧密连接而进行运输。

》 第六节　用于鼻腔给药的制剂 《

近年来，许多研究表明纳米技术可改善鼻腔路径的吸收，从而有效地输送到大脑。其中研制的纳米制剂包括纳米粒、纳米结构脂质载体、亚微乳、纳米乳、聚合物胶束、脂质体等。

一、纳米粒

纳米粒为药物直接释放到大脑提供了一个平台，能防止药物外流，从而增加药物在大脑中的浓度。粒径为 10~300nm 的纳米粒有可能通过鼻腔途径将药物或其他治疗剂输送到大脑。具有疏水特性的纳米粒通过跨细胞转运进行运输，而具有亲水特性的纳米粒通过细胞旁途径进行运输。下面将讨论各种类型的纳米粒。

1. 聚合物纳米粒

有许多聚合物可以用来制备纳米粒，但这些聚合物必须是可生物降解的，并且在自然界中具有生物相容性。据报道，壳聚糖是通过鼻腔途径进行脑靶向的常用聚合物，可降低黏液纤毛清除率，增加滞留时间，具有生物黏附特性。壳聚糖纳米粒可输送各种治疗剂和核苷酸。除壳聚糖外，还有其他聚合物纳米粒，如聚乳酸-乙醇酸共聚物（PLGA），其在鼻-脑药物传递中具有很好的稳定性。PLGA 纳米粒也具有生物相容性和生物可降解性，且与壳聚糖和聚乳酸纳米粒相比，PLGA 纳米粒中可加入更多的药物。此外，聚乙二醇也具有理想的鼻腔递送制剂的特性和良好的黏液渗透能力。

2. 固体脂质纳米粒

固体脂质纳米粒（SLN）具有良好的稳定性和控释性能，具有生物相容性、可生物降解性，不会对鼻黏膜造成任何损害。SLN 由脂类（熔点高于体温）、表面活性剂、稳定剂组成，采用均匀化和超声波技术设计。固体脂质纳米粒给药后，载体保持固态。其溶解度低，使得该制剂具有高度耐受性。SLN 中装载的药物固定在亲脂性环境中，药物可以得到更好的保护。

二、纳米结构脂质载体

纳米结构脂质载体（nanostructured lipid carrier，NLC）由液体脂质和固体脂质两部分组成，作为基质或壳层，用于药物的封装。NLC 在包封率和储存量方面都优于 SLN。鼻腔递送 NLC 具有更高的药物靶向效率，而且随着黏附 NLC 的使用，治疗药物在鼻腔内停留的时间增加。NLC 的鼻脑运输是通过嗅觉上皮向大脑的跨细胞转运机制进行的。笔者研究团队制备了高效携载碱性成纤维细胞生长因子（bFGF）的纳米脂质体，通过鼻腔给药，经嗅神经入脑通路使 bFGF 富集在帕金森病、脑卒中等病灶区嗅球和纹状体中。

三、亚微乳与纳米乳

乳剂可以分为普通乳、亚微乳、纳米乳。普通乳液滴粒径一般在 $1\sim100\mu m$ 之间，亚微乳粒径一般在 $100\sim500nm$ 之间，而纳米乳（有报道称微乳）粒径在 $10\sim100nm$ 之间。纳米乳的粒径小，具有穿过血脑屏障的能力，从而可以用于增加疏水性药物在鼻上皮细胞的通透性，有利于药物实现鼻-脑的运输。

四、聚合物胶束

聚合物胶束由嵌段共聚物组成，是一种潜在的鼻-脑给药系统。两亲性分子在水溶液中形成聚集体，其中亲水头暴露在外部，而疏水段存在于内核部分。胶束的粒径范围为 $5\sim20nm$，该尺寸有助于胶束核心区域内疏水（亲脂）化合物的增溶。凭借小尺寸和优越的药物增溶性能而成为潜在的重要纳米载体，有能力结合多种药物和蛋白质类药物。聚合物胶束主要用于三叉神经和嗅神经通路。

五、脂质体

脂质体是同心的脂质囊泡，具有结合亲水性和亲脂性药物的潜力。脂质体可防止鼻黏膜中的酶降解。阳离子脂质体增加药物在鼻腔内的停留时间。聚乙二醇化脂质体还提供了更长的平均停留时间和更好的生物利用度。与静脉注射相比，通过鼻腔递送的脂质体可以在脑内获得更高浓度的药物。然而，正如表 8.1 中所描述的各种纳米载体的优缺点，脂质体制剂具有非常轻微的鼻毒性。

表 8.1　鼻-脑给药纳米载体的优缺点及应用

纳米载体	优点	缺点	应用
固体脂质纳米粒	有输送大分子、肽的能力，胶囊药物的稳定性提高，具有控释特性，对鼻黏膜无毒	滞留问题和低截留效率	氟哌啶醇、阿莫曲坦、利扎曲普坦
聚合物纳米粒	降低黏液纤毛清除率，增加嗅觉区的停留时间，促进通过鼻黏膜的渗透，靶向给药	鼻刺激和黏膜损伤	夫罗曲坦、溴隐亭、普拉克索、地文拉法辛

纳米载体	优点	缺点	应用
纳米结构脂质囊泡	良好的包封率和储存稳定性	亲水性药物载量低	利瓦斯蒂明、阿塞那平、依法韦仑
纳米乳	促进小分子疏水药物的释放,增强鼻黏膜的通透性	适用于生理的表面活性剂和助表面活性剂范围窄	利培酮、舒必利、佐米曲坦
聚合物胶束	基于配体的基因和核苷酸靶向传递	表面活性剂相关问题	—
脂质体	防止黏膜破坏和酶降解,持续的释放药物特性,具有广泛的 pK_a、亲水性的小分子和大分子的递送	轻度毒性、被动靶向	利培酮、多柔比星

» 第七节　鼻腔给药装置 «

鼻腔给药装置按照药物形态,可分为粉末给药装置、液体给药装置和半固体给药装置。有许多新型鼻腔给药装置,如雾化器、加压嗅觉给药装置、雾化器、加压计量吸入器等,其中一些给药装置已上市。

一、粉末给药装置

粉末制剂最适合通过鼻腔途径给药,可给予大剂量药物。此外,粉末颗粒由于不易溶解,与鼻黏膜接触时间较长,从而保证药效。粉末剂型不含防腐剂,提高患者依从性,且能防止微生物污染。

1. 含导管的吹入器/注射器

吹入器包含一根装有药物的管子,并与注射器连接。在没有病理原因的情况下,该装置直接将药物运输到嗅觉区域,并在吸入前同时应用减充血剂和局部麻醉剂,以帮助输送到嗅觉区域。

2. 直接吸入装置

液滴、液体喷雾剂和吸入器存在许多弊端,如吞咽药物可能导致黏膜渗透性丧失、液体易从鼻中流出、多剂量容器中需要防腐剂等。直接吸入装置有助于消除这些并发症。该装置可将极细颗粒沉积到鼻腔。将该装置的一端置入鼻前庭,患者在该装置的另一端吹气。该装置中间的波纹提供湍流,使颗粒扩散,患者的呼气力将颗粒从管中排出到鼻孔。然而,能使药物在嗅觉区域沉积的药物颗粒尺寸为 $5\mu m$,如果颗粒尺寸减小,则药物沉积在肺部。

3. 干粉吸入器

干粉吸入器(dry-powder inhaler,DPI)是一种一次性设备,药物颗粒溶解或悬浮在推进剂中。这些药物对糖尿病、哮喘、支气管炎和慢性阻塞性肺病患者有效。DPI 将恒定量的药物输送到气流中,具有精确的药物剂量,可实现单剂量和多剂量。还有一种双盖的 DPI 装置,适用于输送更高的剂量,并且可以在没有医疗监督的情况下自动操作,它里面有两个腔,可装载微克到毫克剂量范围的药物。

二、液体给药装置

这些装置包含悬浮液、溶液和乳液配方。液体配方可避免任何疾病或病理条件下的黏膜干燥。不过，由于液体配方中可能存在微生物污染，长期使用需要添加防腐剂，而防腐剂可能存在一定毒性并引起黏膜刺激。药物在鼻腔中的沉积部位和沉积模式取决于药物的理化性质、给药装置的结构和给药方式。

1. 导管滴注

鼻腔给药最简单的方法是在鼻孔内插入一根导管，通过控制导管在鼻腔内放置的位置，液体药物可在特定部位进行给药，这种给药装置常用于麻醉药和镇静剂的给药。有资料表明，可用于治疗糖尿病的去氨加压素导管在市场上是有出售的。

2. 滴剂

对于液体剂型，多年来一直使用滴剂通过鼻腔输送药物。制造过程简单，成本效益高，但是微生物污染的可能性仍然存在。滴管内充满液体配方，并插入鼻孔，要压橡胶顶部而释放药物。对于单剂量给药是足够的，而对于多剂量则要使用计量喷雾泵。

3. 挤压瓶

挤压瓶在通过鼻腔途径输送局部减充血剂方面起着重要作用。如果药物需要在鼻腔深部区域内递送，则不宜选此方法。因此，该方法仅对局部经鼻递送药物有效，而对经鼻途径的脑靶向无效。挤压瓶包含带有喷射出口和喷嘴的充气塑料瓶，剂量和液滴大小是由按压装置所需的力决定的，所以该装置不能保证药物在特定部位沉积且给药剂量不易控制。

4. 计量喷雾泵

市场上有各种各样的鼻腔产品，其中大多数是通过计量喷雾泵输送的。它具有优良的一致性和再现性。这些药物有利于抗组胺药、皮质类固醇、鼻减充血剂等的局部给药。它包含容器、执行器、泵和阀门，手动泵产生细雾，并将其注入鼻腔内。此装置可定位鼻瓣和鼻前庭，但仅有 2.5% 的药物量能到达嗅觉区域，因此不适合使用鼻-脑药物输送。

计量喷雾泵适用于多种药物，但不适用于强效药物，但单剂量或双剂量喷雾装置可作为替代品，通过正确剂量提供单剂量强效药物。Imitrex® 和 Zomig® 是上市的抗偏头痛产品。

5. 加压计量吸入器

对于哮喘、支气管炎和慢性阻塞性肺病等慢性呼吸道疾病，加压计量吸入器（PMDI）在鼻腔市场上占有重要地位。该装置有利于将具有微粉化尺寸的颗粒悬浮在液体推进剂中，驱动时形成气溶胶液滴。加压计量吸入器包含带有吹口的塑料容器、吹口盖子和加压的金属容器。加压计量吸入器既能保证药物剂量准确，又能促进药物颗粒均匀分布于鼻腔前部。

三、加压嗅觉装置

加压嗅觉装置是由适当的容器、压缩空气或氮气作为推进剂的氢氟碳化合物（HFC）组成，能够促进嗅觉上皮质输送更多的药物。气溶胶喷雾通过在带喷孔的喷头，经空气室排入鼻腔。加压嗅觉装置技术对于口服和静脉注射无效的小肽和生物制剂具有一定的意义。与滴鼻剂相比，其提供了更高的皮质-血液比率，并向大脑提供了更高的药物分布。水性配方和粉末配方均可通过该装置输送。但与水溶液相比，粉末状药物向大脑运输的浓度更高。因此，加压嗅觉装置适合通过鼻腔途径对药物进行脑靶向。

四、雾化器

雾化器是用来促进药物向鼻上部沉积和调节鼻与脑之间的神经元连接。在超声波或压缩气体的帮助下，通过雾化器将溶液和悬浮液滴转化为气溶胶液滴，可实现大脑靶向。

五、新型给药装置

目前大部分鼻腔给药装置虽然保证了给药剂量的准确，但因鼻腔解剖结构复杂，无法实现鼻腔内药物的准确定位，进入鼻腔的药物容易进入口咽部，导致药物流失和药效降低，特别是针对需要发挥脑部治疗作用的药物，无法实现鼻嗅区的准确定位给药，因此无法保证药物经鼻嗅神经进入脑部发挥有效治疗作用。

针对目前的问题，笔者研究团队根据鼻腔功能和生理特点设计了多种鼻腔专用给药装置，提升了药物制剂在鼻腔内的富集效率，克服了药物容易进入口咽部被流失等问题，并且设计了鼻嗅区给药装置，为实现药物经鼻嗅神经入脑发挥治疗作用提供了保证。

参考文献

[1] Pang Z, Gao H, Yu Y, et al. Enhanced intracellular delivery and chemotherapy for glioma rats by transferrin-conjugated biodegradable polymersomes loaded with doxorubicin. Bioconjugate Chemistry, 2011, 22: 1171-1180.

[2] Voigt N, Henrich-Noack P, Kockentiedt S, et al. Surfactants, not size or zeta-potential influence blood-brain barrier passage of polymeric nanoparticles. European Journal of Pharmaceutics and Biopharmaceutics, 2014, 87: 19-29.

[3] Ramot Y, Haim-Zada M, Domb A J, et al. Biocompatibility and safety of PLA and its Copolymers. Advanced Drug Delivery Reviews, 2016, 107: 153-162.

[4] Mahapatro A, Singh D K. Biodegradable nanoparticles are excellent vehicle for site directed *in-vivo* delivery of drugs and vaccines. Journal of Nanobiotechnology, 2011, 9: 55-66.

[5] Patel T, Zhou J, Piepmeier J M, et al. Polymeric nanoparticles for drug delivery to the central nervous System. Advanced Drug Delivery Reviews, 2012, 64: 701-705.

[6] Reis C, Neufeld R, Ribeiro A, et al. Nanoencapsulation I. Methods for preparation of drug-loaded polymeric nanoarticles. Nanomedicine: Nanotechnology, Biology and Medicine, 2006, 2: 8-21.

[7] Kumari A, Yadav S K, Yadav S C. Biodegradable polymeric nanoparticles based drug delivery Systems. Colloids and Surfaces B: Biointerfaces, 2010, 75: 1-18.

[8] Li J, Sabliov C. PLA/PLGA nanoparticles for delivery of drugs across the blood-brain Barrier. Nanotechnology Reviews, 2013, 2: 241-257.

[9] Jumaa M, Müller B. Lipid emulsions as a novel system to reduce the hemolytic activity of lytic agents: mechanism of the protective Effect. European Journal of Pharmaceutical Sciences, 2000, 9: 285-290.

[10] Kaur I P, Bhandari R, Bhandari S, et al. Potential of solid lipid nanoparticles in brain targeting. Journal of Controlled Release, 2008, 127: 97-109.

[11] Tabatt K, Kneuer C, Sameti M, et al. Transfection with different colloidal systems: comparison of solid lipid nanoparticles and liposomes. Journal of Controlled Release, 2004, 97: 321-332.

[12] Thanavel R, Paik H, An S. Application and toxicity of CNTs in human body. Toxicology and Environmental Health Sciences, 2010, 2: 94-98.

[13] Bruch G E, Cordeiro M F, Gomides L S, et al. Implications of PEGylation of carbon nanotubes for central nervous system bioavailability. CNS & Neurological Disorders - Drug Targets, 2018, 16: 983-989.

[14] Voigt N, Henrich-Noack P, Kockentiedt S, et al. Toxicity of polymeric nanoparticles *in vivo* and *in vitro*. Journal

of Nanoparticle Research，2014，16：2379-2393.

[15] Olivier J，Fenart L，Chauvet R，et al. Indirect evidence that drug brain targeting using polysorbate 80-coated poly-butylcyanoacrylate nanoparticles is related to toxicity. Pharmaceutical Research，1999，16：1836-1842.

[16] Koffie R M，Farrar C T，Saidi L J，et al. Nanoparticles enhance brain delivery of blood-brain barrier-impermeable probes for *in vivo* optical and magnetic resonance Imaging. Proceedings of the National Academy of Sciences，2011，108：18837-18842.

[17] Helm F，Fricker G. Liposomal conjugates for drug delivery to the central nervous system. Pharmaceutics，2015，7：27-42.

[18] Pardridge W. Blood-brain barrier delivery. Drug Discovery Today，2007，12 (1/2)：54-61.

[19] Pardridge W. Blood-brain barrier delivery of protein and non-viral gene therapeutics with molecular Trojan Horses. Journal of Controlled Release，2007，122：345-348.

[20] Li S，Amat D，Peng Z，et al. Transferrin conjugated nontoxic carbon dots for doxorubicin delivery to target pediatric brain tumor Cells. Nanoscale，2016，8：16662-16669.

[21] Salvati E，Re F，Sesana S，et al. Liposomes functionalized to overcome the blood-brain barrier. International Journal of Nanomedicine，2013，8：1749-1758.

[22] Jackson S，George R T，Lodge M A，et al. The effect of regadenoson on the integrity of the human blood-brain barrier，a pilot study. Journal of Neuro-Oncology，2017，132：513-519.

[23] Thomas F C，Taskar K，Rudraraju V，et al. Uptake of ANG1005, a novel paclitaxel derivative，through the blood-brain barrier into brain and experimental brain metastases of breast cancer. Pharmaceutical Research，2009，26：2486-2494.

[24] Prados M D，Schold S C，Fine H A，et al. A randomized，double-blind，placebo-controlled，phase 2 study of RMP-7 in combination with carboplatin administered intravenously for the treatment of recurrent malignant Glioma. Neuro-Oncology，2003，5：96-103.

[25] Yi T，Tang D，Wang F，et al. Enhancing both oral bioavailability and brain penetration of puerarin using borneol in combination with preparation technologies. Drug Delivery，2017，24：422-429.

[26] Razpotnik R，Novak N，Čurin Š V，et al. Targeting malignant brain tumors with antibodies. Frontiers in Immunology，2017，8：1181-1195.

[27] Kristensen M，Birch D，Mørck N H. Applications and challenges for use of cell-penetrating peptides as delivery vectors for peptide and protein cargos. International Journal of Molecular Sciences，2016，17：185-202.

[28] Cho C F，Wolfe J M，Fadzen C M，et al. Blood-brain-barrier spheroids as an *in vitro* screening platform for brain-penetrating Agents. Nature Communications，2017，8：123-156.

[29] Qu F，Wang P，Zhang K，et al. Manipulation of mitophagy by "all-in-one" nanosensitizer augments sonodynamic glioma therapy. Autophagy，2019，16：1413-1435.

[30] Pawar S，Koneru T，McCord E，et al. LDL receptors and their role in targeted therapy for glioma. Drug Discovery Today. 2021，26：1212-1225.

[31] Komarova Y，Kruse K，Mehta D，et al. Protein interactions at endothelial junctions and signaling mechanisms regulating endothelial permeability. Circulation Research，2017，120：179-206.

[32] Sahin D，Yilmaz C U，Orhan N，et al. Changes in electroencephalographic characteristics and Blood-brain barrier permeability in WAG/Rij rats with cortical Dysplasia. Epilepsy & Behavior，2017，67：70-76.

[33] Danielski L G，Giustina A D，Badawy M，et al. Brain barrier breakdown as a cause and consequence of neuroinflammation in sepsis. Molecular Neurobiology，2017，55：1045-1053.

[34] Abrahamov D，Levran O，Naparstek S，et al. Blood-brain barrier disruption after cardiopulmonary bypass：diagnosis and correlation to cognition. The Annals of Thoracic Surgery，2017，104：161-169.

[35] Wong S M，Jansen J F A，Zhang C E，et al. Measuring subtle leakage of the blood-brain barrier in cerebrovascular disease with DCE-MRI：test-retest reproducibility and its influencing factors. Journal of Magnetic Resonance Imaging，2017，46：159-166.

[36] Wang Z，Xiong G，Tsang W C，et al. Nose-to-brain delivery. Journal of Pharmacology and Experimental Therapeutics，2019，370 (3)：593-601.

[37] Lu C T, Jin R R, Jiang Y N, et al. Gelatin nanoparticle-mediated intranasal delivery of substance P protects against 6-hydroxydopamine-induced apoptosis: an *in vitro* and *in vivo* study. Drug Design Development and Therapy, 2015, 9: 1955-1962.

[38] Li X, Tsibouklis J, Weng T, et al. Nano carriers for drug transport across the blood-brain barrier. Journal of Drug Targeting, 2017, 25 (1): 17-28.

[39] Yu X C, Yang J J, Jin B H, et al. A strategy for bypassing the blood-brain barrier: facial intradermal brain-targeted delivery via the trigeminal nerve. Journal of Controlled Release, 2017, 258: 22-33.

[40] Kashyap K, Shukla R. Drug delivery and targeting to the brain through nasal route: mechanisms, applications and challenges. Current Drug Delivery, 2019, 16 (10): 887-901.

[41] Crowe T P, Greenlee M H W, Kanthasamy A G, et al. Mechanism of intranasal drug delivery directly to the brain. Life Sciences, 2018, 195: 44-52.

[42] Lochhead J J, Thorne R G. Intranasal delivery of biologics to the central nervous system. Advanced Drug Delivery Reviews, 2012, 64 (7): 614-628.

[43] Battaglia L, Panciani P P, Muntoni E, et al. Lipid nanoparticles for intranasal administration: application to nose-to-brain delivery. Expert Opinion on Drug Delivery, 2018, 15 (4): 369-378.

[44] Cunha S, Amaral M H, Lobo J M S, et al. Lipid nanoparticles for nasal/intranasal drug delivery. Critical Reviews in Therapeutic Drug Carrier Systems, 2017, 34 (3): 257-282.

[45] Agrawal M, Saraf S, Saraf S, et al. Nose-to-brain drug delivery: an update on clinical challenges and progress towards approval of anti-Alzheimer drugs. Journal of Controlled Release, 2018, 281: 139-177.

[46] Costa C, Moreira J N, Amaral M H, et al. Nose-to-brain delivery of lipid-based nanosystems for epileptic seizures and anxiety crisis. Journal of Controlled Release, 2019, 295: 187-200.

[47] Tan M S A, Parekh H S, Pandey P, et al. Nose-to-brain delivery of antipsychotics using nanotechnology: a review. Expert Opinion on Drug Delivery, 2020, 17 (6): 839-853.

[48] Long Y, Yang Q, Xiang Y, et al. Nose to brain drug delivery-a promising strategy for active components from herbal medicine for treating cerebral ischemia reperfusion. Pharmacological Research, 2020, 159: 104795.

[49] Deruyver L, Rigaut C, Lambert P, et al. The importance of pre-formulation studies and of 3D-printed nasal casts in the success of a pharmaceutical product intended for nose-to-brain delivery. Advanced Drug Delivery Reviews, 2021, 175: 113826.

[50] Ong W Y, Shalini S M, Costantino L. Nose-to-brain drug delivery by nanoparticles in the treatment of neurological disorders. Current Medicinal Chemistry, 2014, 21 (37): 4247-4256.

[51] Bourganis V, Kammona O, Alexopoulos A, et al. Recent advances in carrier mediated nose-to-brain delivery of pharmaceutics. European Journal of Pharmaceutics and Biopharmaceutics, 2018, 128: 337-362.

[52] Dhuria S V, Hanson L R, Frey W H. Intranasal delivery to the central nervous system: mechanisms and experimental considerations. Journal of Pharmaceutical Sciences, 2010, 99 (4): 1654-1673.

[53] Froelich A, Osmałek T, Jadach B, et al. Microemulsion-based media in nose-to-brain drug delivery. Pharmaceutics, 2021, 13 (2): 201.

[54] Sonvico F, Clementino A, Buttini F, et al. Surface-modified nanocarriers for nose-to-brain delivery: from bioadhesion to targeting. Pharmaceutics, 2018, 10 (1): 34.

[55] Miyake M M, Bleier B S. The blood-brain barrier and nasal drug delivery to the central nervous system. American Journal of Rhinology & Allergy, 2015, 29 (2): 124-127.

[56] Tayebati S K, Nwankwo I E, Amenta F. Intranasal drug delivery to the central nervous system: present status and future outlook. Current Pharmaceutical Design, 2013, 19 (3): 510-526.

[57] Patel A A, Patel R J, Patel S R. Nanomedicine for intranasal delivery to improve brain uptake. Current Drug Delivery, 2018, 15 (4): 461-469.

[58] Sun H, Lin W, Tang Y, et al. Sustained remission of type 2 diabetes in rodents by centrally administered fibroblast growth factor 4. Cell Metabolism, 2023. DOI: https://doi.org/10.1016/j.cmet.2023.04.018

[59] Zhao Y Z, Lin M, Lin Q, et al. Intranasal delivery of bFGF with nanoliposomes enhances *in vivo* neuroprotection and neural injury recovery in a rodent stroke model. Journal of Controlled Release, 2016, 224: 165-175.

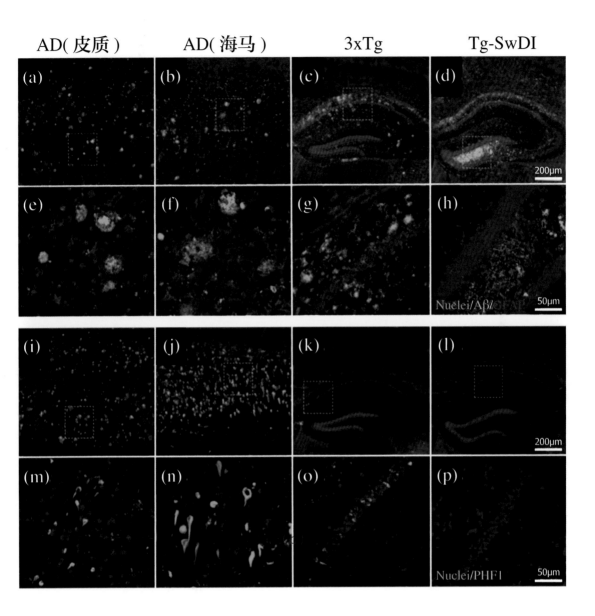

图 4.3　AD 患者与 AD 转基因小鼠模型之间的神经病理学差异

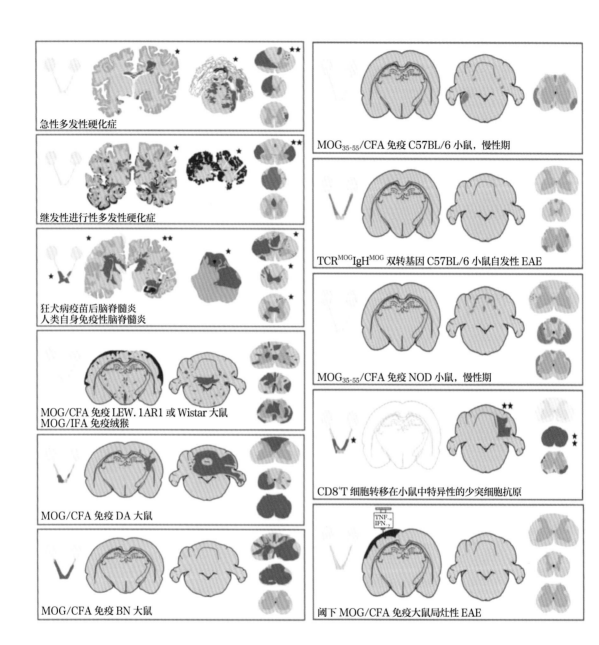

图 4.9 脱髓鞘病变在 MS 和不同 EAE 模型中的分布

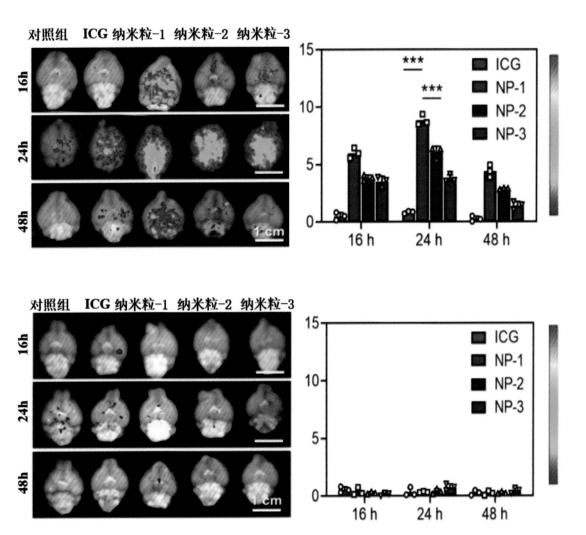

图 5.4　纳米粒在小鼠离体脑内的分布

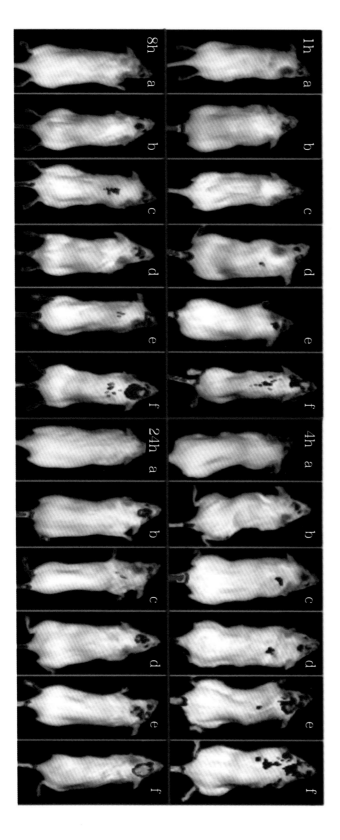

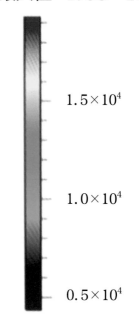

表面荧光强度
最小值 $=4.37\times10^8$
最大值 $=1.93\times10^9$

1.5×10^4

1.0×10^4

0.5×10^4

荧光强度

（a）

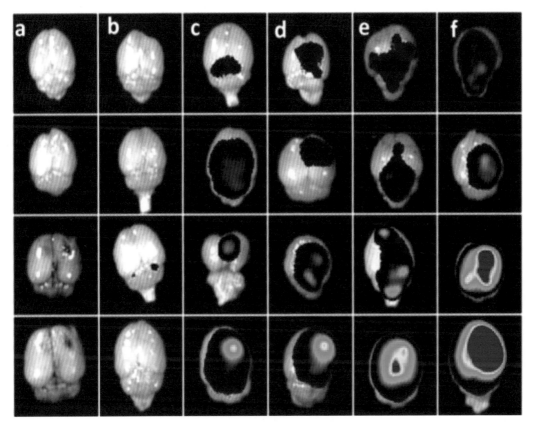

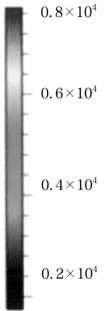

表面荧光强度
最小值 $=1.30 \times 10^8$
最大值 $=1.817 \times 10^9$

（b）

荧光强度

图 5.6　注射 DID 脂质体后小鼠颅内 C6 胶质瘤的活体图像 (a) 与体外图像 (b)

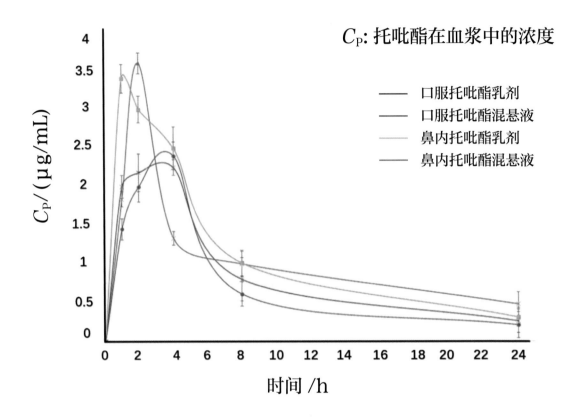

图 5.12　给予托吡酯后的血药浓度 – 时间曲线

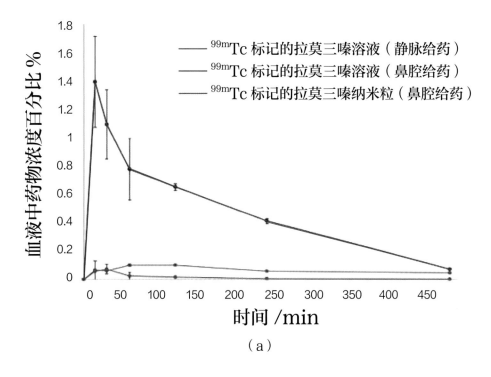

（a）

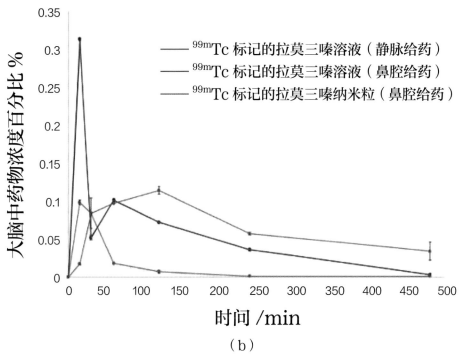

（b）

图 5.14 ^{99m}Tc 标记的拉莫三嗪溶液（鼻腔和静脉）及 ^{99m}Tc 标记的拉莫三嗪纳米粒（鼻腔）给药后，在血液（a）和脑（b）中药物浓度百分比与时间曲线

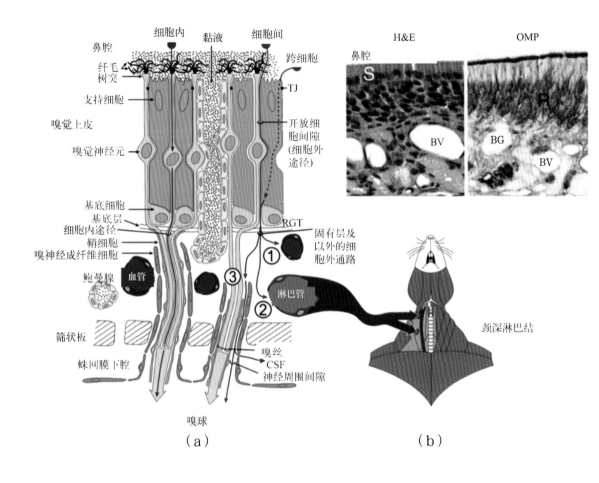

图 8.4　嗅觉区的组织